活人事证方
活人事证方后集

（宋）刘信甫　编著

李克夏　点校

中医古籍出版社

图书在版编目（CIP）数据

活人事证方；活人事证方后集/（宋）刘信甫编著．—北京：中医古籍出版社，2017. 6

ISBN 978 - 7 - 5152 - 1311 - 8

Ⅰ. ①活… Ⅱ. ①刘… ②李… Ⅲ. ①方书 - 中国 - 宋代 Ⅳ. ①R289. 344

中国版本图书馆 CIP 数据核字（2016）第 182490 号

活人事证方　活人事证方后集

（宋）刘信甫　编著

李克夏　点校

责任编辑　黄鑫

封面设计　韩博玥

出版发行　中医古籍出版社

社　　址　北京东直门内南小街 16 号（100700）

印　　刷　三河市德辉印刷有限公司

开　　本　850mm×1168mm　32 开

印　　张　17

字　　数　360 千字

版　　次　2017 年 6 月第 1 版　2017 年 6 月第 1 次印刷

印　　数　0001～4000 册

书　　号　ISBN 978 - 7 - 5152 - 1311 - 8

定　　价　38. 00 元

前　言

　　《活人事证方》《活人事证方后集》各二十卷，为南宋著名医家刘信甫所编。信甫精于医道，两部书是其平生医药知识的汇集，也是其行医实践的总结，所收集资料极为富赡，保存了大量前代和他所处时代的医药资料，在我国医药史、医学史上都是极为宝贵的。兹将两书汇为一帙，点校出版，希望对祖国医药史、医学史的研究有所裨益，更希望其中的知识在今天的医学工作中能够发挥一定的作用。

　　关于作者的生平情况，相关文献不多。综合两书小引、序跋，以及南宋陈衍《宝庆本草折衷》的记载可略知刘氏名为刘明之，字信甫，一字信父，以字行。福建桃溪（今福建龙岩市）人，故又号桃溪居士。生活于南宋嘉定年间，自幼习儒，屡摒名场，壮志难就，乃敛经济之心，转为活人之谋。远近交游，结交广泛，甚喜钻研草药，在前人基础上编纂《新编类要图注本草》四十二卷，以类相聚，草木鱼虫，图色颇详，药性制法，标列了然。在南宋，对《本草》之学加以丰富、拓展、提高方面，刘氏颇有贡献。

　　更重要的是，信甫长期痴心医道，探求方药，凡闻秘传妙方，皆随手抄录。他根据临床经验，精选良方辑成《活人事证方》二十卷，于嘉定九年（1216）由叶棠伯作序梓印。刘氏此书搜集医药资料极为丰富，编成之后即盛行于世。此后他对社会不同阶层流传的药方仍不断访求溯考，日积月累，收集复多，故续编《活人事证方后集》二十卷。《后集》一如《前集》，"每方各有事件引证，皆可取信于人。并系已试经效之方，为诸方之祖。不私于己，以广其传。"《后集》是什么时候成集的，这一问题很难确知，但陈衍在《宝庆本草折衷》中唯录《活人事证方》而未提及"后集"，就此来看，刘氏两书相距时间必在十年以上。①

需要说明的是，《活人事证方》前后两集虽非同时之作，但编撰体例基本相同，且注意到临床医治的各个方面，使知识综贯广博。且看《活人事证方》前集之分门析类为：一卷诸风门，二卷诸气门，三卷伤寒门，四卷虚劳门，五卷补益门，六卷妇人门，七卷脾胃门，八卷水肿门，九卷泻痢门，十卷喘嗽门，十一卷小肠气门，十二卷脚气门，十三卷头风门，十四卷痔漏门，十五卷痛疽门，十六卷疮疡门，十七卷补损门，十八卷小儿门，十九卷消渴门，二十卷通类门。《后集》之分门析类为：一卷中风门，二卷心气门，三卷虚损门，四卷白浊门，五卷盗汗门，六卷中暑门，七卷瘴疟门，八卷霍乱门，九卷痰饮门，十卷呕吐门，十一卷肿满门，十二卷疝气门，十三卷胎产门，十四卷淋闭门、发背门，十五卷血疾门、中毒门，十六卷咽喉门、头目门，十七卷口齿门、耳鼻门，十八卷疹痘门、汤火门，十九卷杂方门，二十卷修养门。

总体来看，两集不无重复，但相重之名目比例不大。就方药来说，稍有叠出复见，事证也有一些复述现象。这对于前后

---

① 陈衍于宝庆三年（1227）完成《宝庆本草折衷》之初稿，名为《本草精华》。此时距《活人事证方》二十卷嘉定九年（1216）梓行已经十一年了，故可肯定此时《后集》未面世。《宝庆本草折衷》淳祐八年（1248）年定稿，斯时陈氏似仍然未知《活人事证方后集》。

四十卷，取方以千计，用随采随录方式进行编辑的工作来说，是完全可以理解的。更何况，正是这样的编辑方法和结构形式，才使得各门类都保持了相对的完整性，读者予求予取都比较方便。

日本丹波元简在介绍《活人事证方》时说：该书"二十卷，目录及药性歌一卷。宋桃溪居士刘信甫撰。凡二十门，每方各有事件引证，盖许白沙《本事》之流亚也。"这里指出刘氏之书与北宋许叔微所著《类证普济本事方》相类似，颇有识见。详述药方配伍、制度、剂量、用法等固然极为重要，而分析病机、列举病例、证其有效，这种"事证"的内容对医家，甚至一般读者来说都是很感兴趣的。对"事证"我们不能仅仅从"取信于人"的角度来认识，由此应看到古代医道的"经验之学"是重视实证的。辨证与实证，是"经验"的本质和内核，也是验方的价值所在，应该给予积极的评价；而刘氏在引证之中时有商榷批正，发明己说，更具有很高的临床参考价值。

刘氏之医道在当时和后世都有较大的影响，有的直接以"刘信父方""桃溪方"称引。但《活人事证方》《活人事证方后集》都未见当时晁公武《郡斋读书志》、陈振孙《直斋书录解题》以及《宋书》的记载。近代藏书家叶德辉在《书林清话》卷二中记载"宋时又有建安余恭礼宅于嘉定丙子九年刻《活人事证方》二十卷"，亦未提及桃溪刘信甫之《后集》。显然刘氏《活人事证方》海内流传，至晚近尚有闻于书林，但《后集》似鲜为人知。所幸前后两集皆舶行东瀛，后经辗转收藏于多纪（丹波）元简任教谕的江户医学馆，最后归日本内阁文库收藏。《前集》传入日本后"性全《万安方》，有邻

《福田方》，往往援引其方。"有日本享和二年（1802）影宋抄本；后集末有"天保辛卯花朝读，元坚"字样，说明天保二年（1831）之前该书已经抄毕。

无论如何，刘信甫《活人事证方》《活人事证方后集》历经沧桑今犹可见，乃一大幸事。这份十分珍贵的古代医药、医学资源不仅应该汇入杏林宝库，而且应该得到充分利用。刘氏当年所采之方，有与局方同者，大致为世人所知而通用；有得于民间渠道者，颇有"秘不传人"之珍奇；亦有个人经过长期临床实践，切劘思考的心得，凡此都值得认真比较、研究。

为当今中医学习者、临床工作者以及研究者提供一部《活人事证方》《活人事证方后集》的点校本，是一项必须做的专业工作。我在 2003 年已点校《活人事证方后集》，由上海科学技术出版社出版。现对《活人事证方》加以点校、整理，并进一步复校《后集》，特别是将原用底本之所缺部分补充起来，使前后两集真正合为"全璧"。如此，将方便研究刘信甫其人及其医道，对宋代医学乃至中医史研究应也有所助益。当然，此为愿望而已，不逮之处尚祈方家教正。

李克夏

2016 年 5 月 8 日

点校说明

　　《活人事证方》《活人事证方后集》，是南宋刘信甫先后编撰的方书，在中医、中药事业发展史上具有重要影响。两集俱为二十卷，分门析类，形成完整体系；录方甚多，辅以事证，具有重要价值。但宋本早已佚失，今所传世者为影宋抄本。两书缮写皆未可称精善，鱼鲁豕亥之讹时有可见；而抄手多人，又每乱体例。因此需要精校详核，重新整理。

　　这次校勘，《活人事证方》以日本内阁文库收藏享和二年（1802）影宋抄本为底本，《活人事证方后集》以日本内阁文库收藏"元坚"寓目影宋抄本为底本，参校有关方书和史料记载。《活人事证方后集》有台湾故宫珍藏影宋抄本，但显然这是一个"再抄本"，与日本内阁文库藏本相比，该本误书、衍文与阙字都较多，不足为底本之用。但其间亦有可补正日本内阁文库藏本之处，自然应作为重要的参校文本。

　　关于点校整理工作，有以下几点尚需说明：

　　一、两集均以尊重原书面貌为基本原则，《活人事证方》虽有"前集"之义，然不加"前集"之名。两集目录形式均较特殊，稍显繁琐，但不加改动，为宋代方书存其体例。为阅读方便，在两集之前编制了一个全书目录。

　　二、底本或因抄手随意，不少药方将方名、所治之疾与用方取效的事证连写。现处理为：先列方名与所治，以及验方来源，次用用药机理与事证，再列配方与剂量，复列用法与注意事项。如此以清眉目。原书有些方名表述不规范，但语义联系紧密，或为当时常用说法，便依照底本，不作改动。

三、影宋本原稿有漫漶不清处，凡莫辨之字以"□"表示，加脚注说明。《后集》卷十一底本与台湾故宫珍藏影宋抄本俱缺两页，其方名和治证据所存目录补写，以保持整体连贯，使全书最大限度地接近完整，呈现刘氏之著的原貌。

四、因抄手不一，有数卷之中部分门类不书方名而直接缮写治证等内容，今据目录补录方名，以使全书体例统一。目录中或阙者，则依底本。

五、有少数药方漏书剂量，凡能确知取方来源，原书尚传者，皆核检添补，并于注释中说明所参校之文献依据。

六、凡生僻字，加以注音。为兼顾学术研究、临床参考和知识性阅读，对部分知识点进行了注释，释义力求简明，不作繁琐引证。

七、因原书为繁体竖排，依例每有"右"如何如何，其"右"字今统改为"上"。

八、底本中之明显错字，径改；异体字或假借字一般径改为规范字，不复出校语。

九、凡底本正文中文字脱漏或有明显讹误处，参校相关文献作必要的据补、据改，并出校语说明；明显之衍文删之。

十、底本文字虽存一定疑义，但其意尚可理解者，悉依底本；有疑误尚无以校核者，亦不擅改，在注释中作适当提示。

目　录

活人事证方

活人事证药方总目[①]

余幼习儒医，长游海外。凡用药救人取效者，及秘传妙方，随手抄录，集成部帙，分为门类，计二十余卷。每方各有事件引证，皆可取信于人，并系已试经效之方，为诸方之祖。不私于己，以广其传，庶使此方以活天下也。桃溪居士刘信甫编。

---

① 按，书名自宋代始，皆著录为《活人事证方》，此处称"药方"，与本书他处以及《后集》不统一，但尊重底本，照录之。

　　医家之攻疾，如兵家之攻敌，其术一也。是以古之善用兵者，决机制胜，虽若纵横出于己①，然求其谋计之所施，无不暗合古法，如韩信之背水②，虞诩之增灶③，往往皆祖孙、吴之故智。此无他，取事之已然者以为证，果何往而不收效耶？兵家且然，而况于医家之疗病者哉！考之往昔，以医名世者，无出扁鹊、和、缓之右④。观其望齐侯而退走，辞晋侯而弗治，亦不过按疾在骨髓、膏肓而为之辞，然后知不证以古方而尝试以私意者，皆非三折肱之良医也⑤。

　　桃溪居士刘君信父，本儒家者流，屡摈名场⑥，而壮志弗

---

①　己，底本为"已"。

②　韩信，西汉开国功臣，与萧何、张良并列为"汉初三杰"。在楚汉战争中，韩信平定了魏国，又背水一战，击败了代、赵。

③　虞诩，东汉时期名将。任武都太守时，以"增灶计"大破羌军，安定以郡。

④　春秋时期秦国良医和与缓的并称。

⑤　三折肱为良医：古代名言。几次断臂，就能懂得医治断臂的方法。喻对某事阅历多，便富有经验。

⑥　摈，音 bìn，排除、遗弃。

就，乃敛活国之手，而为活人之谋。既而思之，囊有妙剂，仅可以济一隅，曷若鸠千金之秘方，足以惠天下之为博也。于是此书作焉。夫作非己私，而证以成效，欲使观者有据，而用者不疑。仁矣哉，信父之用心也！予尝怪世之庸医，未必得《周官》十全之术，设或遇人危笃之疾，反欲自珍其药，以为要利之媒，贪心未厌。虽匕剂而不轻试，尚何望其以秘诀而授人哉！斯人也，其不为孙思邈之罪人者，几希矣。正尔伤夫医道之趋薄，而深有感于刘君之近厚，此所以伻①来谒序而不敢辞。

时嘉定丙子腊月朔旦，从政郎新监行在惠民和剂局叶麟之棠伯书。

建安余恭礼宅刻梓

---

① 伻，音 bēng，使者，仆人。

桃溪刘居士活人事证方目录

药有金石、草木、鱼虫、禽兽等物，其出温凉寒热、酸咸甘苦、有毒无毒、相反相恶之类。切虑《本草》浩繁，卒难检阅，今将常用药性四百余件附于卷首，庶得易于辨药性也。

卷之一

诸 风

---

① 正文中为"草乌头圆"。
② 遍，底本为"偏"。

白散子治风痰上壅头痛眩①晕

如圣膏治紫白癜风辅汉卿方

退风丹治大风等疾华宫使方

苦参散治大风皮肤裂皴出汗

大圣一粒金丹治中风不省人事

龙虎丹治二十年左瘫右痪疾

回阳丹治卒暴中风手足不遂

二生散治体虚有风外受寒湿

救急稀涎散治上鬲②涎壅气闭

洗蘸方治手足中风伸屈不得

活络汤治风湿臂痛诸药不效

圣饼子治头风化痰涎清头目

五虎汤治中风𤺅曳③目睛上视

灵效丹治男子妇人一切风痛

神应丹④治风痫羊颠⑤暗风等疾

三建汤治中风⑥涎盛不省人事

牛黄圆大治诸风左瘫右痪疾

---

① 眩，底本为"旋"。

② 鬲，通膈。下同。

③ 𤺅，音 duò；曳，音 yè。下垂貌。此处指中风后步伐拖拽。《巢氏病原·风𤺅曳候》载："经脉虚则筋肉懈惰，故风邪搏于筋而使𤺅曳也"。

④ 正文为"神应圆"。

⑤ 颠，通"癫"。

⑥ 风，底本为"汤"。

卷之二

诸　气

陈橘皮煎治气紫微山吕光进①

十四友圆治心气不宁补虚败

抱胆圆治惊气入心癫狂风疾

石莲圆治心气不足脚心出血

真珠母圆治肝受风邪惊悸不睡

化滞圆治脾气滞水饮食不下

血竭圆治一切气块刺痛不可忍

补气散②治一切气虚败四肢无力

惊气圆治惊失神丧志如痴风

万安圆治风劳气冷心腹胀满

香参散治一切心气不足虚怯惊悸

牵牛圆治肾气虚腰痛不能伸

治忧虑过多心气不足发狂疾

治心气常惊悸忘前失后不定

丁香神曲散建脾胃消酒进食

橘红圆治消化滞气进美饮食

大效香橘散治一切气筑心痛

枳壳散治五种③积气三焦痞塞

膈气圆治气食忧劳思虑五噎

---

① 紫微山，各地名紫微山之地甚多，未详所指何处。吕光：人名，即吕玄光。

② 正文为"补气散子"。

③ 种，底本为"肿"。

大乌沉汤和一切气除一切冷

卷之三

伤 寒

伤寒赋、伤寒诗具①载证候歌括

张仲景载伤寒阴阳用药治②法

伤寒十劝不可妄灸误投药饵

辨沙③病不可妄灸当用艾汤试

伤寒不辨证候妄投热药杀人

华佗④辨伤寒虚实二证当汗下

麻黄汤治伤寒发热头痛恶风

小承气汤治寒发热头痛内实

伤寒劫汗速于取效后果作卒

桂枝加厚朴杏子汤治伤寒发喘

中和散解利四时伤寒一切疾

圣散子治一切伤寒阴阳二证

神授香苏散治伤寒瘟疫等疾

保真汤治伤寒疫气不拘阴阳

神术散治四时瘟疫头痛发热

老君神白散治阴证伤寒等疾

桂枝附子汤治伤寒发汗不止

---

① 具,通"俱"。

② 治,底本为"活"。

③ 沙,通"痧"。

④ 佗,底本为"他"。

僧伽应梦人参散治伤寒痰壅

神授太乙散治时气瘟疫妄行

滑石汤治伤寒当汗不汗衄血

姜橘饮治伤寒身热头痛昏重

两感方主伤寒证传诸脏表①

白虎加人参汤治暑相搏头痛

龙须散治中暑迷闷不省人事

胃苓散治伏暑水泻头痛体安

甘草散治冒暑伏热心鬲躁闷

却暑饮治伏暑作渴闷绝欲死

夺命丹治伤寒阴阳二证不分

香芎散治感冒寒邪解表发散

万②金散截四时伤寒阴阳二证

顺解散治乍暴伤寒表里不分

卷之四

虚　劳

遇仙方治传尸劳瘵杀虫之疾③

剪草膏治久年劳嗽肺损唾血

槟榔圆治劳瘵等疾杀一切诸虫

制虫解劳悦泽肌肤去劳退热

---

① 此条底本缺，根据正文补充。

② 万，底本为"方"，现据正文"万金散"改。

③ 劳瘵，又名传尸、尸注、殗殜、复连、骨蒸等。见《圣济总录·骨蒸传尸门》。

明月丹治劳瘵等疾孙敏公方

柴胡散治骨蒸劳疾肺痿咳嗽①

黄芪建中汤治虚劳手足烦热

蒲术圆治心肾气不足遗精疾

人参紫苑散治虚劳唾血痰嗽

秦艽扶羸汤治肺痿骨蒸劳嗽

青蒿散治虚劳骨蒸咳嗽潮热

兔②丝子圆治男子妇人虚劳等疾

孙好古方治遗精白浊治脾进食

固真丹治遗精漏泄不禁之疾

金锁丹治小便白浊华宫使方

术③苓散治脾虚盗汗华宫使方

椒麸散治虚劳盗汗华宫使方

天门冬圆润肺治嗽止吐血疾

黄芪散因嗽血成劳四肢无力

扁④豆散治久嗽咯血成肺痿疾

卷之五

补　益

青娥圆治肾气虚弱腰痛无力

琼玉膏能填精补髓返老还童

---

① 肺痿，是阴虚肺伤的慢性衰弱疾患。
② 兔丝子，即菟丝子。
③ 术，底文为"木"。
④ 扁，底本为"匾"。

二黄圆生精补血可延年益筭①

还少丹大补心肾治一切虚败

不老汤刘君锡此寿至九十岁

龙珠丹补精气服之返老还童

神仙换骨丹治五劳七伤补虚

双补圆治下部虚冷平补不燥

十精圆治上虚下②盛升降阴阳

双芝圆③平日专服此至老不衰

法炼金液丹④壮气养神真仙方

养肾散治腰脚筋骨疼痛不止

六逸圆能老换少壮悦色驻颜

不老圆⑤大能温养荣卫润三焦

三仙丹能活血驻颜搜风顺气

敕赐神仙应效丹治一切诸疾

交感丹铁瓮申先生授此秘方

降气汤沸汤点服嚼下前药

揩牙法每夜临睡以少许灌漱⑥

---

① 筭，古同"算"，延年益筭，即延年增寿。
② 下，底本为"上"。
③ 正文为"补益双芝圆"。
④ 正文为"神仙法炼金液丹"。
⑤ 正文为"神仙不老圆"。
⑥ 漱，底本为"嗽"。

卷之六

妇 人

　　论妇人证候多因①月经不调受病

　　孕妇食药禁忌动胎破血等物

　　孕妇食物禁忌兔肉鸡子等物

　　紫苏饮治怀胎近上谓之子悬

　　诜诜②圆治子宫久冷胎孕不成

　　佛手散治孕妇胎损疑贰之间

　　黄芪劫劳散治劳嗽发热盗汗

　　积德丹治妇人久病服之有子

　　地黄圆治妇人月经淋沥不止

　　香附散治下血不止成五色漏

　　君臣散治妇人室女月脉不调

　　六合散治经脉凝滞气块刺痛

　　抽刀散治妇人血风血气等疾

　　小柴胡加地黄汤治伤寒发热

　　滑胎枳壳散治妇人易产最妙

　　朴消③散治产妇子死腹中不下

　　催生如意散治横生倒生不顺

────────────

　　① 因，底本为"固"。

　　② 诜，音 shēn。众多貌。《诗·周南·螽斯》曰："螽斯羽，诜诜兮；宜尔子孙，振振兮。"毛传载："诜诜，众多也。"郑玄笺云："凡物有阴阳情欲者，无不妒忌。维蜙蝑不耳，各得受气而生子，故能诜诜然众多。"此喻孕育能力提升，"宜尔子孙"。

　　③ 朴消，即朴硝，下同，不再出注。

八味散滑胎易产入月方可服

五积散治妇人产难胎衣不下

一捻金治妇人生产数日不下

七圣散治妇人产难催生甚妙

水银圆治子死腹中水吞即下

半夏白蔹①汤治子死及胎衣不下

香附子汤治妇人血崩不止神效

黑神散治产后一切疾加减于后

清魂散治产后血运②不省人事

紫桂散治产后恶露不尽腹痛

蜜道煎③治产后大便秘结不通

乌梅汤治产后血渴烦热口干

卷之七

脾　胃

观音应梦散治翻胃呕吐不止

神效安脾散治翻胃吐食咽酸

正胃散治翻胃吐逆结肠不食

八仙剉散壮胃进食饮酒不醉

六丁圆治翻胃如神沈存中方

暖胃散治心气脾疼痛不可忍

草果散治生冷所伤遂成脾疾

---

① 蔹：底本为"敛"。

② 血运，即血晕。

③ 正文为"蜜煎导法"。

糜脐圆治脾虚不食但能饮酒

姜术散温脾止痛兼治妇人气痛

天下受拜平胃散治脾胃不和

厚朴煎圆温中下气去疾进食

手拈散治一切脾疼刺痛神妙

乳蛎散治脾疼神效兼治心痛

附子仓廪汤补虚生胃气逐冷

枇杷叶散定呕吐利胸膈去痰

扶老强中圆磨脾进食养胃气

碧霞丹治寒疟神效朱子新方

施疟丹谢直阁知四明①传方

尊重食药②进食快气去积消胀

阿魏圆治一切寒疟不问年深

生熟饮子治寒疟疾升降阴阳

独胜散治脾寒气滞呕逆恶心

大安散治疟寒热久成劳瘵疾

黑虎散治一切寒疟极有神效

混元丹治久年寒疟只一服愈

人参散治五般寒疟不吐不泻

辰砂圆治疟寒热神验不吐痰

---

① 四明，代指明州，即今宁波。

② 正文为"尊贵食药"。

卷之八

水肿　水气、浮肿、水蛊附

神功圆治十种水气出神仙秘方

次用此补方用忌房室并盐毒

海上方治水肿气虚浮胀发喘

双和散治水蛊腹胀一切等疾

五皮散治脾虚受湿面目浮肿

枳壳茯苓散治浮肿水气等疾

木香饼子治水气面目四肢虚肿

次用此补方用忌甘草盐醋物

枳壳散治水蛊腹胀如鼓喘急

神助散治十种水气浮肿喘急

神仙万金圆治水肿气上喘满

雄黄汤治腹中坚痞如石下蛊

雄黄解毒圆下蛇蛊毒物杀虫

冬瓜散治十种水气大有神效

治浮肿俞少卿家传得效甚多

桃仁散治脾虚气秘水道不利

木通散治膨胀大小便秘作肿

附子茯苓散治水肿退后调补

麝香绵灰散治腹肿四肢不肿

茯苓汤治脾气不实手足浮肿

十水圆治十种水气四肢肿满

卷之九

泻痢

痢疾有阴阳证不可一概用药

服驻车圆法用多服食见功效

虞丞相梦壁间韵方治痢取效

观音应梦方治久年患痢不瘥

荜拨散治气痢唐太宗得效方

百灵散治赤白痢及血痢频并

治禁①口痢及赤白痢日夜无度

肉豆蔻散治一切痢上吐下泻

地榆圆治泻痢血痢一切恶痢

木香散治血痢佛智和尚传此

平胃续断散治血痢张秘书方

四物驻车圆专治赤痢甚有效

三将军方治赤白痢累用有验

论治禁口痢不可投凉药损胃

山药饮治禁口痢不止饮食不进

仓廪汤治禁口痢疾日夜无度

石莲散治禁口恶心呕逆不食

应梦如神圣散子治泻痢等疾

蔻香圆止泻痢和脾气治脏寒

断下圆治脏寒泄泻日夜无度

---

① 禁，同"噤"。下同。

敛肠圆治久泻滑泄脏腑不固

木香白术散治水泻肠滑不禁

大防风汤治痢风足肿成鹤膝

神仙阿胶汤治五色恶痢不止

乌豆饮子治赤白痢状如鱼脑①

御米饮子治赤白痢日夜无度

参香散治腹痛下痢日夜频并

抵圣散治脾胃虚弱泄泻不止

香粟饮治下痢赤白无问寒热

开胃汤治禁口不食命危笃者

木香煮散治久痢经年不瘥者

卷之十

喘　嗽

青州白②圆子真方治风痰壅滞

知母散治远年日近诸般嗽疾

鲫鱼圆治肺经久受寒邪气喘

贝母汤治诸嗽久不瘥者一服愈

五味子汤治肺受寒邪喘嗽疾

观音人参胡桃汤治痰嗽喘急

七七散治喘嗽江西李道人传

立安散治暴嗽痰涎壅盛不止

---

① 正文为"乌豆饮"。

② 白，底本为"治"。

茯苓散治痰饮捷径无出此方

温肺汤治肺寒咳嗽声重时行

人参饮子治寒热壅嗽亦去痰

神效化痰丹兼治小儿急惊风

岳阳仙翁方治喘急止痰嗽疾

阿胶散治暴嗽庐山寺老子方

钟乳汤治肺经虚冷咳嗽痰盛

二贤散治风痰壅盛食物不下

银液散治伤风咳嗽涕唾稠粘

神效散治肺干咳嗽声音不出

玉芝圆化痰涎利胸鬲清头目

半夏圆①治伤风恶心吐痰吐食

养肺散②治肺经感寒喉中有声

阿胶圆治肺受风寒痰嗽不止

泻白散治肺气上奔胸膈喘满

香苏饮子治咳嗽声重气喘急

八味香苏饮治肺感风寒痰涎喘满

平喘汤治喘嗽气急睡卧不得

即安散治一切痰喘坐卧不宁③

葶苈散治咳嗽痰盛喘满气短

杏参散治上气喘满倚息不卧

---

① 正文为"半夏散"。

② 正文为"养肺汤"。

③ 正文为"立安散"，与前"立安散"同名不同方。

卷之十一

小肠气

治小肠寒疝膀胱伏梁奔肫①气

固真丹治元脏久冷小肠疝气

香苓散治小肠疝气偏坠疾痛

夺命丹治小肠疝气攻刺腹痛

一捻金治奔肫小肠诸气刺痛

星斗圆治小肠疝气偏坠撮痛②

如圣圆③治小肠疝气发作疼痛

治小肠气郭知县方累有取验

荆芥散治阴肾肿大如斗不散

导利散治小肠气疾服此立效

寸金丹治元阳虚冷发肿作痛

断弦散治小肠偏坠腰伸不得

徐都承方治疝气肿硬发作痛

三茱圆治小肠气外肾肿吊痛

治寒湿气小腹撮痛外肾偏大

茱萸圆治小肠气等疾发作痛

茴香金铃圆治奔豚疝气等疾

五苓散治膀胱气痛不可忍者

---

① 肫，音 tún，通"豚"，小猪。奔肫，中医古病名，见《灵枢》《难经》
等。为五积之一，属肾之积。

② 此处底本"撮痛"前有两字的空格，据正文补。

③ 正文为"如圣丸"。

硇砂圆①治小肠气吊腰伸不得

金铃子散治丈夫肾脏虚气吊

三增茴香圆治肾虚遂成寒疝

第二料第三料加添药专治肾肿

茴香三棱散专治小肠气发痛

沉香圆治膀胱久冷壮补元气

巴戟圆补益下元疗小肠气疾

七疝汤治男子七种疝气攻疰

气宝圆治一切气滞膀胱寒疝

香橘散治小肠气作攻筑疼痛

香壳散治小肠疝气偏坠刺痛

卷之十二

脚 气

椒囊法治脚气寒湿果是奇绝

换腿圆治一切脚气不拘年深

活络丹治寒湿脚筋骨手足痛

铁脚圆治脚气膝胫脚心肿痛

补泻圆治干脚气及腿膝无力

右经汤②治风湿寒毒流疰疼痛

龙蝎圆治干湿脚气骨里作疼

木瓜圆治脚气神妙金山寺方

---

① 硇，音 nǎo，古同硇，即硇砂，又称北庭砂、狄盐、黄砂、戎硇等。

② 右，底本为"左"，此据正文改。

小续命汤治干湿脚气作肿痛

紫苏子汤治脚气弱气不升降

甘遂散治脚气上攻流注作肿

治脚弱无力去杖行胡景遂方

治干脚气杨监晚年苦此取效

治湿脚气脚上生疮出汁不止

槟榔汤治脚气手足不举似风

立效丹治脚气膝肿缓弱无力

八味圆治脚气上入小腹不仁

乌药降气汤治气上攻喘满

乳香宣经汤①治风湿脚气筋痛

仙术木瓜圆治一切干湿脚气

舒筋散治血脉凝滞筋络拘挛

增爱圆治男子妇人干湿脚气②

续骨丹治两骨软弱虚羸无力

茵芋圆治风气积滞遂成脚气

薏苡人③圆治腰脚走疰疼痛

轻脚圆逐风去湿消肿行血

---

① 正文为"乳香宣经圆"。
② 此前三方仙术木瓜圆、舒筋散、增爱圆正文在八味圆之前。
③ 人，通"仁"。

卷之十三

头风① 眼目、口齿、咽喉附入

　　黄连羊肝圆治眼目诸疾障翳

　　羊肝圆治内障去膜镇肝明目

　　又方治内障去眼中翳膜涩痒

　　地黄圆②治肝虚眼生黑花视物恍忽③

　　蛴螬治久年患瞽目视物不见

　　金水膏治眼上翳膜点去如神

　　退翳散治内障眼生翳膜不见

　　覆盆子汤治烂眩风眼久不瘥者

　　黛青散治风热攻眼赤肿泪痛

　　光明膏治内外障眼不覩④光明

　　龙树镇肝圆治肝肾俱虚眼暗

　　洗眼珊瑚散治风气内外瘴眼

　　一抹膏治烂眩风眼不问新旧

　　还睛菩萨水点眼去翳膜止痛

　　麝香散治头风及偏正夹脑风

　　卷帘膏治内外障眼赤目翳膜

　　驱风散⑤治风毒上攻目涩痒痛

---

① 风，底本为"目"。
② 正文为"治眼地黄圆"。
③ 忽，通"惚"。
④ 覩，音 dǔ，看见。睹的异体字。
⑤ 正文为"神妙驱风散"。

黄连汤洗眼治一切赤眼肿涩

治烂眩风及眼赤肿疾痛眵泪

防风羌活散治风毒上攻眼痛

川芎散治头目昏眩偏正头痛

白芷圆治气虚头晕痰涎壅盛

椒豆膏治虫蛀牙痛不可忍者

黄蘗散①治上鬲有热口舌生疮

甘菊散治头风眼出冷泪头痛

桃红散治耳中出脓及治耳痛

立安散治心经积热鼻衄不止②

帐带散治喉闭喉风以备缓急③

卷之十四

肠风　痔漏

巢氏病源论肠癖为痔下血证

王翰林方治五种肠风痔漏疾

痔疾证候共二十一种变漏三种

曹五为高宗取痔官至观察使④

玉屑圆治肠风泻血过多不止

抵圣散治一切痔漏刘御医方

玉粉散治一切痔漏桂真官方

---

① 底本为"黄蘗",为误抄,据正文改。
② 与前方卷之十"立安散"名同药不同。
③ 喉闭,即喉痹,《素问·阴阳别论》云:"一阴一阳结,谓之喉痹。"
④ 正文为"取痔千金方"。

人参散治肠风脏毒孙运使方

葱蜜膏治外痔热痛唐仲举方

椿皮圆治痔疾肠风大便下血

莲子散治肠风久年下血不止

翻花痔①证大肠翻下形如羊肠

脱肛痔证下血既尽肠滑突出

内肠痔证形如槟榔登厕即下

内热痔证谷道秘涩大便不通

莲子痔证生数十枚出清白脓②

鼠奶痔证状如梅核间下鲜血

鸡冠痔证时时出汗泻血不止

外肠痔证形如槟榔不治成漏

樱桃痔证生五六枚头出汁臭

风痔证候肠伤③生疮痛如针刺

气痔证候其形如橘漏下清水

食痔证候形如虾尾大便痒痛

雀舌痔证时时滴脓或出鲜血

盘蛇痔证大肠发肿四边突起

蜂巢痔证大肠头有孔百十个

小桃痔证形如鸡卵塞谷道死

穿肠痔证粪门一窍如盏口大

冷漏血漏脓漏一冷二血三瘀

---

① 翻花痔，内痔的一种，因其经久翻出肛门外，表面不平滑，形如翻花，故名。

② 脓，底本写作"浓"，误。

③ 伤，底本误为"膓"。

苦参散宽肠圆黄芪圆川乌圆

此四药治翻花脱肛内肠热痔

蝟①皮圆大黄圆如圣散龙骨散

此四药治莲子鼠奶鸡冠外肠

卷之十五

痈疽

论痈疽发背虚实补泻针灸法

化毒排脓内补散治痈疽疮疖

此方活人甚众具载病证于后

梦授吕真人灵宝丹治痈背恶疮

五香连翘散治痈疽疮疖恶证

菩萨散治奶痈肿痛时发盗汗

胜金膏治一切痈疽疖瘰恶疮

夺命膏治肿毒发背一切痈疽

瓜蒌散治痈疽疖肿急用此药

治妇人奶痈吹奶作肿寒热痛②

十奇散治痈疽神效妙不可测

血竭膏治痈疽发背③耿师道方

治背疽已溃疮口不收欲死者

经验散④治肿毒发背一切痈疽

---

① 蝟，通猬。
② 正文为"治吹奶"。吹奶是乳痈的别名。分外吹和内吹两种。
③ 发背，痈疽之生于脊背部位的，统称"发背"。
④ 正文为"经验方"。

神应膏治诸般肿毒痈背恶疮

复元通气散治疮疖痈疽肿痛

瓜蒌酒方治一切痈疽发背毒

拔毒黄芪散治发背大便秘涩

消毒散治一切恶毒赤肿疼痛

黄芪膏治头面生疖其痛彻脑

龙须散①治痈疽疮背发作赤痛

神圣散②治五毒发背作肿赤痛

漏芦汤治痈疽发背丹疹毒疮

卷之十六

疮 疡

治膊上生疮如人面口鼻皆具

梦授金虎丹赵先生至孝感梦

班猫③散治一切顽癣金山寺方

神效散治瘰疬久年不瘥即愈

黄金膏治诸般恶疮天庆观方

治久年患顽癣开封赵怡夫方

消赤散治一时赤肿作焮④疮毒

麝香散治漏疮恶疮止痛生肌

治延皮里外臁恶疮王尚书方

---

① 正文为"龙葵散"。
② 正文为"神圣方"。
③ 班猫，斑蝥的别称，亦称斑猫，下同。
④ 焮，底本为"掀"。焮，音 xīn，烧灼、灼热之意。

治久年恶漏疮臭秽汁出不止

治缠腰瘅①赤肿作痛不可忍者

拔毒膏治臁疮②漏疮一切恶疮

乌龙膏治小儿头生恶疮不差③

治里外疮久年不差詹武子方

如圣膏治一切恶疮郑都承方

太一膏治一切恶疮李侍郎方

治足上一切恶疮毒胡上舍方

治足上一切恶臁④疮毒丁受给方

治阴囊生湿疮黄水流注疼痛

治阴疮痒痛出黄水久年不差

卷之十七

补　损

灵龟告梦方治伤筋闪骨疼痛

神授散治伤折内外补损止痛

刘寄奴敛金疮口亦治汤火⑤

妙应散治闪肭⑥动筋骨作肿痛

---

① 瘅，音 dān，此处意为热，此即指缠腰丹，俗称蛇缠腰，又称缠腰火丹、串疮等。

② 臁，音 lián，臁骨即胫骨。臁疮，指生于小腿臁骨两侧的溃疡。底本为"膁"，误，据正文改。

③ 差，同"瘥"，下同。

④ 臁，底本为"膁"。

⑤ 底本为"亦亦治汤火"。

⑥ 肭，音 nà，扭伤筋络或肌肉。

治打扑伤损筋骨断折欲死者
玉真散治破伤风肿及疗金刀
接骨散治打扑伤损翟守元方
又方治伤重微有气者亦可治
救急散治坠马落车打扑伤损
一字散治一切打扑伤损骨折
神授折伤方长安石史君传服
佛手膏筋骨皮肉损者只一服
黄金散治伤肢折骨极有神效
胡孙①姜治打扑伤损皮破骨折
取箭镞方淮西总管赵领卫传
桃红散治金疮并一切恶疮毒
内消膏治打扑伤损痈肿未破
白膏子专治接骨伤损神妙方
治打扑伤损折足者月②余能行
备急散治打扑伤损脚手断者

卷之十八

小 儿

治小儿用识证下药当辨虚实
白术散治脾不和补虚调荣卫
香瓜圆治久积疳热面黄肌瘦

---

① 胡孙，同"猢狲"。猢狲姜，中药骨碎补的别名，又称猴姜、毛姜等。
② 月，底本为"目"，据正文改。

五福圆治急惊风证最救小儿

加减四君子治众疾医者多用①

大青膏治小儿发搐频者宜服

肥儿圆治小儿疳瘦极下疳虫

千金圆治小儿五种疳气面黄

保生丹治小儿急慢惊风发搐

五倍子末治小儿脱肛久不收不入

加减四君子治众疾医者多用

吐利四肢厥逆加藿香丁香煎

脾虚胃弱生风加半夏没石子

伤风身热头痛加川芎防风煎

发渴加干葛枇杷叶去毛同煎

惊啼手足瘛瘲②加全蝎钩③藤煎

痰嗽加杏仁桑白皮半夏麨煎

赤痢加赤芍药当归入粟米煎

白痢加干姜炮入粟米少许煎

泄泻加陈皮厚朴入姜枣同煎

脾胃不和加白术一倍姜枣煎

脾困加木香缩砂人参等同煎

心神不安加神辰末枣汤调下

风热邪热加生姜荆芥煎调下

脏腑滑泄加诃子半钱末米饮调

---

① 底本目录，此条列"五倍子"后，据正文顺序调整之。

② 瘛，同瘈。瘛瘲，音 chìzòng，也叫"抽风"，指手脚痉挛、口眼歪斜的症状。

③ 钩，底本为"钓"。

经络蕴热头面生疮瓜蒌末煎

伤寒风热痰嗽加蔢①荷瓜蒌煎

多虚汗夜啼加麦门子犀角煎

疮疹已出未出便涩加瓜蒌煎

吐泻过多脾胃虚乏加白附煎

吐泻腹痛烦渴藿香干葛扁豆煎

温中和气止吐泻加陈皮枣煎

木香散治小儿脾胃虚弱泄泻

双金饮治小儿吐泻补脾进食

雷丸散治小儿诸疳杀虫消胀

升麻散②治小儿积热面③赤烦渴

紫草散治疮疹已出色不红润

活血散治小儿疮疹已出不快

黄连圆治小儿五疳黄瘦不食

消积圆治小儿食伤消磨积气

夺命散治小儿急慢惊风抽掣

抱龙圆治小儿一切惊风等疾

和解散④治小儿四时感冒寒邪

立消散治小儿阴囊肿腹胀痛

莲心散治小儿吐奶屡试甚验

史君子⑤圆治小儿五疳黄瘦疾

---

① 蔢，音 pó，蔢荷，薄荷的别称。下同。
② 正文为"升麻饮子"。
③ 面，底本为"而"。
④ 正文为"和解汤"。
⑤ 史君子，即使君子。

七宝睡惊圆治小儿急慢惊风

肉豆蔻膏治小儿夹惊伤寒候

神功散治小儿病后肠滑不收

卷之十九

消　渴

录验方具载消渴有三种证候

千金方论消渴所当慎者有三

麝香圆治酒过度热在脾作渴

伤败消渴诗治消渴消中消肾

治消渴诸方议论金石药性热

诸方治消渴罂粟汤兔丝子圆

马气散①括蒌②散草节散黄连③圆

神授圆治消渴沈德和尚书方

参梅汤治消渴钱有文知府方

麝香浮石散治一切消渴等疾

神效散治消渴日夜饮水不止

八味肾气圆治心火上熏作渴

鹿茸圆治渴后虚乏小便数

黄芪散治小便白浊心烦躁渴

麦门冬散治渴日夜饮水不止

人参散理消中庐山寺老子方

---

① 正文为"马通散"。

② 正文为"括蒌根散"。括蒌，即瓜蒌，栝楼。

③ 连，底本为"莲。"

龙脑饮子治消渴频饮水不辍

人参洗心散治心火上升烦渴

牡蛎散治男子虚败烦渴不止

麦门冬圆①除烦渴解心火热毒

神功散治白浊虚败消渴不止

卷之二十

通　类

神仙解毒圆②为济世卫家之宝

解毒饮解一切药毒最解砒霜

治五淋髓汤治血淋茎中不利

治小便后出鲜血陈总领方载

缩砂散治骨鲠滁州蒋教授方

治小儿误吞钱又治骨鲠神妙

石榴根汤治寸白虫遇海上方

解毒无忧散治中毒江道人方

蒲黄散治舌肿满口不能出声

神授大黄散治一切汤火疮毒

立圣散变白发成黑曾南仲传

治蚊蚋③诸方翼日挂帐无蚊子

染髭发方永嘉朱四五公传之

去漆污衣服方孙盈仲曾试验

① 正文为"门冬圆"。

② 正文为"神仙解毒万病圆"。

③ 蚋，音 ruì，蚊虫类。

误服风药遍身顽麻吐泻不止

雄黄散治一切恶蛊咬着成疮

解菌毒掘地浆出《石林避暑录》①

解班猫毒以泽兰挼②汁饮之

解砒霜毒治大渴腹胀欲裂

青城山老人服椒法并歌诗诀

服苍术法大能壮气驻③颜辟邪

妙香圆休粮绝食方身轻力健

避难休粮歇食轻身壮气不饥

胜金散解河豚鱼毒钱通判方

绛雪散④治一切汤火所伤起泡

如神散治一切汤火所伤陈待制方

神仙无瑕散去油污颜色衣服

洗油法去油污绣作书画⑤衣服

贯众散此二方治一切诸骨鲠

治误吞钱铁石骨刺等不下者

---

①　《石林避暑录》，即《石林避暑录话》，南宋初叶梦得著，1999 年上海古籍出版社有影印本。

②　挼，音 ruó，搓揉。

③　驻，底本误作"注"。

④　正文为"降雪散"。

⑤　画，底本写作"尽"。

桃溪刘居士活人事证方

药性相反歌

贝母半夏并瓜蒌，白敛①白及②反乌头。

细辛狼毒五参辈，偏与藜芦结冤仇。

大戟芫花兼海藻，甘遂以上反甘草。

记取歌中十八反，莫使同行真个好。

药性相妨歌

古典先贤说药方，先须知取性平刚。

不晓只便相同使，令人服了便乖张。③

六陈歌

陈皮还须要百年，麻黄千载始堪怜。

地黄数载横叉④者，不过三年力不全。

医家只用新荆芥，木贼从来皆用鲜。

芫花本是阴家药，不怕如尘黑似烟。

---

① 白敛，即白蔹。下同。

② 白及，即白芨。下同。

③ 乖张，原来是形容人偏执，不驯服，与众不同。这里指不懂药性，给人乱用，最后引起不良效果。

④ 叉，底本为"义"。

此是六陈君记取，会者人间作地仙。

后章别有十八反，一一分明说与贤。

十八反歌

硫磺本是火之精，朴硝一见便伶俜。①

水银不是逢砒药，狼毒莫遇蜜陀僧。②

巴豆性气最为上，爱苦牵牛不顺情。

丁香莫共郁金用，牙硝不与京三棱。

川乌草乌休用犀，人参不得见灵脂。

官桂善能调理气，若逢石脂便相欺。

大凡修合看逆顺，炮炙辛勤要细微。

草木部

甘草　味甘，无毒。安和七十二种石，一千二百种草。通九窍，利百脉。恶远志，反大戟、芫花、甘遂、海藻。解百药毒。出汾州河东。

人参　味甘，平，无毒。安神定魄，解热止惊，治喘。出潞州③，河北、新罗者不及上党者佳。反藜芦。

茯苓　味甘，平，无毒。补虚开胃，通小便，止渴。畏地榆、雄黄、秦艽、鳖甲。赤茯苓破结气、退水肿。出华山。

当归　味甘，辛，大温，无毒。主妇人胎前产后，虚劳寒热。大者补血，须尾破血。

---

① 伶俜，音 língpīng，形容孤独、孤单。

② 蜜陀僧，即密陀僧。

③ 潞州：古地名，在山西省境内，包括上党地区，即现在的长治市一带。

附子　味辛，甘，大热，有毒。主风寒湿气，治腰脚冷痛，补虚劳。霍乱吐泻，腹痛阴证。伤寒腹痛，下利，手足冷。破癥堕胎。

川芎　味辛，平，无毒。主中风入脑，头痛风痹。治虚劳，补血止痛。妇人产后诸疾。

川乌　味辛，甘，大热，有毒。主中风，除寒湿痹。治诸风手足不遂，言语蹇涩，口眼㖞斜。① 堕胎。

草乌　与川乌一同，反半夏、瓜蒌、贝母、白蔹、白芨。

天雄　味辛，甘，大温，有毒。主一切风气，补虚损，益精。治湿痹，排脓止痛。干姜能制其毒。

沉香　味热，无毒。升降水火，破癥癖，去邪气，暖腰膝，调中，补五脏，益精，止吐泻，冷气腹痛。

檀香　味温，无毒。治心痛、肾气腹痛、腰痛，霍乱。

乳香　味辛，热，微毒。下气，益精，止痛，妇人产难，久泻痢。煎膏长肌肉。

木香　味辛，温，无毒。治一切气。妇人血痛，心痛，冷气痛，癖块胀痛。止泻痢，宽中进食。

丁香　味辛，温，无毒。主温脾胃，止霍乱，冷气心腹痛。消酒毒，定呕吐，快膈。

白术　味苦，甘，温，无毒。主风寒湿痹，消痰水，治水肿。消谷开胃，除心下急满，霍乱吐泻。

半夏　味平，微寒，有毒。消痰涎，开胃进食，止吐下气。治嗽伤寒热、心下痞坚。

南星　味甘，辛，有毒。主中风，化痰涎。治麻痹，下

----

① 㖞，音 wāi，㖞斜，歪斜不正。

气，消痈肿，利胸膈。治小儿急、慢惊风，治急中牙噤。①

橘皮　味苦，辛，温，无毒。主胸中瘕热逆气，利水谷，下气，止呕逆，开胃，宽膈，消痰止嗽。

枳实　味苦，酸，微寒，无毒。主风痒麻痹，除痰饮。治大便秘结，心腹结气，胁胀。性酷而速。

芍药　味苦，无毒。主邪气腹痛，除血痹，逐②败血，利膀胱，消痈肿，除寒热及脚气，去风。白补赤③泻。

苍术　味苦，甘，无毒。主风寒湿痹，温中，去痰饮。治一切风疾、五劳七伤，开胃进食，发散瘟疫时气。

厚朴　味苦，温，无毒。主中风伤寒。温中益气，厚肠胃。治腹中胀满。健④脾开胃，通水经。

藿香　味甘，微温，无毒。主脾胃呕逆，治霍乱心痛，温中快气，发散寒邪。疗风水毒肿，去恶气。

桔梗　味平，有小毒。温中消痰，下蛊毒，排脓，补内漏。治胸胁腹胀，咽喉痛，喉痹。用甘草同煎服。

柴胡　味苦，平，微寒，无毒。主伤寒烦热，五劳七伤发热，及治时气内外作热不解。治胃中结气积聚，治喘。

前胡　味苦，微寒，无毒。主疗痰⑤满，胸胁中痞，气不升降，开胃下食，去热。

麻黄　味苦，微温，无毒。主中风伤寒，发表出汗，通九

---

　① 指急性中风引起的牙关紧闭。

　② 逐，底本为"遂"。

　③ 赤，底本此处原为"白补□泻"，阙一字。《本草求真》载：芍药"白则有敛阴益营之力，赤则有散邪行血之意"，据改。

　④ 健，底本作"建"。

　⑤ 痰，底本为"疾"。《别录》有前胡"主疗痰满，胸胁中痞，心腹结气，风头痛，去痰实，下气。治伤寒寒热，推陈致新，明目益精。"据改。

窍，调血脉。治喘急咳嗽。根、节止汗。

黄芩 味苦，寒，无毒。主诸热黄疸。治痰热，关节烦闷。女子血闭。疗五淋。

香附子 味苦，平，无毒。理气宽中。心腹刺痛，脾湿润泄，脚气上冲。妇人一切血气。

草果 味辛，温，无毒。治疟疾，止呕吐，定霍乱。消酒毒，快脾，暖胃，温中，去恶气。

官桂 味甘、辛，大热，有小毒。治心腹胁痛，伤风自汗，寒嗽喘满，霍乱转筋，产后腹痛。通血脉，能堕胎。

干姜 味辛，温，大热，无毒。逐风湿，止汗，霍乱下痢，止泻定吐。治鼻衄血，止唾血，去肾冷。

茴香 味辛，平，无毒。治膀胱、肾冷气及疝气。调中，止呕吐，开胃。治干湿脚气，诸瘘，霍乱。

莺粟壳① 味甘，平，无毒。治赤白痢。肺胃受寒，喘嗽不已，痰多胸满，语声不出。润肺开胃，治泄泻。

香薷 味辛，温。治霍乱，中暑呕逆，去热下气，止腹痛。

杏仁 味甘、苦，温，有毒。主咳气上逆。治痰，定喘，润肺，分水道②，发汗，除心腹烦闷。恶黄芩③、黄芪、葛根。④ 解锡毒。

桃仁 味甘、苦，平，无毒。主瘀血，血闭，破癥瘕，通月水、小肠气。

---

① 莺粟壳，即罂粟壳。
② 分，是通调、宣通的意思。
③ 芩，底本为"苓"。
④ 《本草经集注》载:杏仁"恶黄芩、黄芪、葛根，畏蘘草"。

胡椒　味辛，大温，无毒。主下气温中，止霍乱，心腹冷痛。壮肾气，理脾疼。①

巴豆　味辛，寒，有大毒。破癥瘕、积块、停饮、痰癖、水肿，宣一切病。疗女人血闭，落胎。主伤寒、温疟。黄连、大豆汁解毒。

芜荑　味辛，无毒。杀三虫②，逐寸白虫③。治肠风、痔漏、恶疮。

槟榔　味辛，温，无毒。除一切风，下一④切气，逐水。除痰癖，杀三虫、伏尸⑤，疗寸白。通关窍，宣利壅滞，下水肿。

猪苓　味甘，平，无毒。利水道，退肿消胀。解伤寒温热，发汗。久服必损肾气，昏人目。

杜仲　味辛，平，无毒。去风。治腰膝痛，补益精气，除阴湿，治肾冷。恶蛇皮、元⑥参。

白附子　无毒。主心痛血痹。治中风失音。治小儿慢惊、痰涎风。

---

①　脾疼，是中医脾肾虚弱，脾失健运，气血不和，筋络失养引起的症状。《世医得效方》中记载浮椒丸：治脾疼不可忍。

②　三虫，泛指人体内的寄生虫。

③　寸白虫，即绦虫的别称。又名白虫病，脾虫病，属中医九虫病之一。《诸病源候论·寸白虫候》曰："寸白者，九虫内之一虫也。长一寸，而色白，形小褊。"

④　此处疑为少"一"字，《中药大辞典·槟榔》条载，《日华子》论槟榔的功用是："除一切风，下一切气，通关节，利九窍。"

⑤　伏尸，中医病名。《诸病源候论·伏尸候》云："伏尸者，谓其病隐伏在人五脏内，积年不除。未发之时，身体平调，都如无患；若发动，则心腹刺痛，胀满喘急。"

⑥　元，底本为"去"。《本草经集注》论杜仲宜忌："恶蛇蜕皮、元参"。

连翘　味苦，平，无毒。主寒热、鼠瘘瘰疬①、痈肿、恶疮结热，虫毒②。去白虫，通五淋，除心热，排脓止痛。

常山　味甘，辛，微寒，有毒。治诸疟吐痰。去寒热，主伤寒。

芫花　味辛，苦，温，有毒。主咳逆上气、积滞。去水气，利五脏，寒痰涕唾如胶者。反甘草，不可近眼③。

葶苈　味辛，苦，寒，无毒。主癥积结气，通水道，去面目浮肿。治肺壅上气咳嗽，定喘除痰，下膀胱水。

大黄　味苦，大寒，无毒。破癥积，宿食。荡涤肠胃，推陈致新，下气除痰，宣导一切气。治女子血闭及大便秘结。

京三棱　味苦，无毒。主癥积气块。治妇人血脉不调及心腹痛。落胎，消恶血，通月经。疗气胀，散瘀血。

蓬莪茂④　味苦，辛，温，无毒。主一切气，开胃消食。治妇人血气，月经不通。消瘀血，止扑损痛，下血，奔豚气。

悬胡索⑤　味辛，温，无毒。主破血，月经不调，腹中结块疼痛，产后血晕。破癥癖、瘀血，落胎。

阿魏　味辛，平，无毒。主杀诸小虫，去臭气，除邪鬼虫毒。治心腹痛，辟温⑥气。治疟。此物极臭，而能止臭。

――――――――

①　鼠瘘瘰疬，病名。瘰疬，亦名鼠瘘、鼠疮、老鼠疮、九子疮、鼠疬、走鼠疮、蝼蛄疬、延珠瘰、野瘰、串疮等。

②　虫毒，疑应为"蛊毒"。《本草正义》曰："连翘，能散结而泄化络脉之热，《本经》治瘰疬、痈肿疮疡、瘿瘤结热、蛊毒"。

③　眼，底本为"服"。《本草经集注》云：（芫花）"用之微熬，不可近眼"。

④　茂，音shù，蓬莪茂，即莪术。

⑤　悬胡索，即玄胡索。

⑥　温，同"瘟"。

缩砂① 味辛，苦，温，无毒。主宿食不下，温脾胃，治一切气，赤白痢，腹中虚痛，霍乱转筋。安胎，久服顺气易产。

牡丹 味辛，苦，微寒，无毒。治寒热，中风，瘀血，妇人经脉不通，落胎，下胞，产后一切血气。畏菟丝子。白者补赤痢②。

泽兰 味苦，甘，微温，无毒。养血，消瘀血。主产后腹痛，气血衰败成劳，中风，水肿，身面四肢浮肿。

黄芪 味甘，微温，无毒。补虚劳，止盗汗，痰嗽发热。主痈疽发背③，排脓止痛。治妇人血崩、带下疾。恶白藓皮。

蒲黄 味甘，平，无毒。治一切血。生用，破血消肿；炒，补血止血。

防风 味甘，平，无毒。主大风，治三十六般风，头昏目暗，骨节疼痹，四肢④挛急。治男子虚劳、盗汗。解附子、川乌毒。

菟丝子 味辛，甘，平，无毒。补虚伤不足，养肌强阴，添精益髓。治五劳七伤。

牛膝 味苦，酸，平，无毒。主寒湿痹，腰膝软，筋挛，补肾填精。逐恶血及妇人水经不通。忌牛肉。

贝母 味甘，微寒，无毒。主伤寒烦热，消痰，润肺止

---

① 缩砂，即砂仁。

② 《重庆堂随笔》云："丹皮虽非热药，而气香味辛为血中气药。专于行血破瘀，故能堕胎消癥。所谓能止血者，瘀去则新血自安，非丹皮真能止血也。……惟入养阴剂中，则阴药藉以宣行而不滞，并可收其凉血之功。故阴虚火热入血分而患赤痢者，最为妙品。"

③ 此处底本缺"背"字，据文义补。

④ 肢，底本为"支"。

嗽。反草乌。

汉防己　味辛，平，温，无毒。通腠理，利九窍，主肺气喘嗽。治水肿、风肿，去膀胱热。解天雄毒。恶细辛，畏萆薢。

海藻　味甘，咸，无毒。主瘿瘤结气，下十二水肿，治疝气下坠疼痛。

天麻　味甘，平，无毒。主诸风湿痹，四肢拘挛，小儿风痫。通血脉，利关窍，利腰膝，强筋力。补五劳七伤。

藜芦　味辛，苦，微寒，有毒。主虫毒、疮疥。反细辛、芍药。

郁李人①　味酸，平，无毒。主水肿，利水道，润肠。治秘，治通泄五脏，消宿食，下气。

山豆根　味甘，寒，无毒。主解诸药毒，止痛，消疮肿。

槐花　味苦，平，无毒。治肠风，泻血，赤痢，咯血。

黄精　味苦，无毒。治五劳七伤，补益脾胃，耐寒暑。

紫草　味苦，无毒。主心腹邪气，利九窍，通水道。治腹胀胀满。治小儿疮疹已出不透，热毒黑陷。

史君子　味甘，温，无毒。主小儿五疳②，白浊。杀虫，止泻痢。

夏枯草　味苦，辛，寒，无毒。治眼赤肿、痛痒，冷泪，羞明。又疗瘰疬、鼠瘘疮，散瘿结。

木通　味甘，平，无毒。治五淋，利小便，疗水肿。退热

---

①　郁李人，即郁李仁。
②　五疳，《医学入门·外集》卷五载："疳者，干也，瘦瘁少血也。五疳病关五脏。二十岁以下曰疳，二十岁以上曰痨。"

止渴，催生下胎，女人血闭不通。

甘遂　味苦，寒，有毒。治疝瘕①，心腹胀满，面目浮肿，留饮②。利水道，下五水，散膀胱热。恶远志，反甘草。

山栀子　味苦，寒，无毒。治胃中热，疗目赤疼痛，大小肠瘀热，心中烦热，黄疸，消渴。利五淋，通小便。

蓖麻子　味辛，有小毒。治大小便不通及难产。细研七个，涂脚心，产下即去之。

金石部

金薄③　凉，无毒。镇心，去烦热，益五脏，补骨髓。主小儿惊痫，安魂定魄，止躁渴。

银薄　凉。定志，去惊痫、小儿癫疾狂走之病。安五脏，镇心，口舌生疮。

水银　味辛寒，有大毒。堕胎除热，下死胎。杀皮肤中虱。炼成粉下涎，不可多服。畏磁石。

朱砂　味甘，微寒，无毒。养精神，定魂魄，镇心。久服通明。畏磁石。出辰州。

磁石　味辛，咸，寒，无毒。主身痹，风湿，肢节中痛，除大热烦满及耳聋。杀铁毒，能吸针。恶牡丹、莽草。畏黄石脂。

雄黄　味甘，苦，平，④有毒。治疥癣，风邪癫痫。杀一

---

①　瘕，音 jiǎ，腹中结包块。此指疝气包块。

②　此处底本漏一"饮"字。《本经》云："（甘遂）主大腹疝瘕，腹满，面目浮肿，留饮宿食，破癥坚积聚，利水谷道。"

③　薄，同"箔"。下同。

④　此处底本有一"无"字，疑为衍文。

切虫、蛇、兽咬毒，辟百部鬼①。解藜芦毒。生武都山。②

硫黄③ 大热，有毒。壮阳，治腰肾久冷，补虚损泄精。杀疮癣、疥虫。畏细辛。

钟乳石 味甘，温，无毒。主咳逆上气，明目益精，利九窍，补虚损。治五劳七伤，寒嗽，壮元阳。久服有子。畏紫石英。

鹏砂④ 味苦，辛，无毒。消痰止嗽。治喉痹及焊金银器使。

硇砂 味咸，苦，辛，温，有毒。主积聚，消癥癖、气块、瘀血、痰饮。畏浆水，忌羊血。如牙硝光净者良。

黄丹⑤ 味辛，寒。主吐逆、惊痫。除热下气，止小便利⑥，止吐血及嗽。敷⑦金疮，止痛生肌。

石膏 味辛，甘，大寒，无毒。止消渴，去烦躁。治时气头痛身热，解肌发汗，下气喘壅，坠痰。畏铁。

朴消⑧ 味苦，辛，大寒，无毒。除寒热邪气，逐六腑积聚、结块、停痰、痞满。推陈致新，消肿退热。畏白姜。

白矾 味酸，寒，无毒。主泻⑨痢、恶疮。消痰，止渴。治急喉闭。久服伤人骨。恶牡蛎。

---

① 《本经》云：(雄黄)"杀精物恶鬼邪气、百虫毒。"

② 武都山，原称陇南山。《名医别录》云："雄黄生武都山谷、敦煌山之阳。采无时。"《抱朴子》云："雄黄当得武都山所出者，纯而无杂，其赤如鸡冠。"

③ 硫黄，即硫磺。

④ 鹏砂，即硼砂。

⑤ 黄丹，即铅丹，又称丹粉、朱粉、铅华。

⑥ 《别录》云："(黄丹)止小便利，除热毒脐挛，金疮溢血。"

⑦ 敷，底本为"傅"，亦通。

⑧ 朴消，即朴硝。为芒硝的粗制结晶。

⑨ 泻，底本为"泄"。

滑石　味甘，大寒，无毒。主身热，利小便，荡胃中积聚，通九窍六腑津液，去留结。

胆矾　味涩，寒，无毒。治喉痹、口疮及诸恶疮。治肠风、泻血。透明者好。

石灰　味温。治金疮，止血，止水泻，理酸酒。

花蕊石　味涩，平。治金疮，止血。疗产后血晕。攧①扑伤损，瘀血作疼，涂疮即合。

赤石脂　酸，辛，大温，无毒。补五脏虚乏，止泻痢，女子崩中漏下。治汤火伤，水调涂妙。畏芫花、松脂。

禹余粮　味甘，平，无毒。主咳逆烦满，下痢赤白。疗小腹痛。治崩中及骨节疼。畏贝母、菖蒲。

阳起石　味咸，微温，无毒。主崩中漏②下，破癥瘕结气肠痛。补气血不足、五劳七伤。令人有子。畏菟丝子。

代赭石　味甘，平，无毒。主鬼疰、虫毒。止吐血、鼻衄、肠风、痔瘘。女子月经不止、带下、小儿惊痫、疳疾。畏天雄、附子。

炉甘石　味平，无毒。治大人、小儿风毒赤眼，或痒或痛，渐生翳膜。下部生疮，津唾涂之极妙。

玄精石　味咸，温，无毒。治风冷邪气湿痹。益精气，止久痢，肠风、痔疾，妇人痼冷漏下。③

---

① 攧，音 diān，意同"跌"。

② 漏，底本为"满"。

③ 痼冷，病证名。痼，音 gù，积久难治的病。

禽兽部

麝香　味辛，温，无毒。主辟恶气，堕胎，去瘴毒。治气厥不省人事、中风痰涎潮塞，心腹暴痛。

牛黄　味苦，平，有小毒。主小儿惊痫中风，妇人血噤惊悸，阳毒发热。安魂定魄，堕胎。恶龙骨，畏牛膝、干漆。

龙齿①　涩，凉。主小儿惊痫身热，镇心安神。治烦闷骨蒸②。涩精，止白浊，妇人漏下。锦纹色、粘舌者好。

犀角　味苦，酸，微寒，无毒。主伤寒温③疫头痛，解大热，散风毒，安心，消痰镇肺，明目。生者为佳。

鹿茸　味甘，酸，微温，无毒。疗虚劳、羸瘦，补腰肾。主漏下、崩血、安胎下气。久服滋养荣卫。

虎骨　味辛，微热，无毒。主除邪恶气，杀鬼毒，止惊。治湿气足疾，筋骨风挛急痛。虎睛定魄。

阿胶　味甘，平，无毒。主心腹，内崩下血，养肺气。治咳嗽喘急，安胎益气，止泄痢。

羚羊角　味咸，无毒。主明目，益气，疗伤寒时气。治一切热毒风，中风筋挛。此羊夜宿挂树上不着地。

牛酥　微寒。补五脏，利大肠，止渴。治嗽，除肺痿吐血。

石燕④　暖，无毒。壮阳添精，补髓益气。御山岚瘴气、

---

① 龙齿为古代哺乳动物如象类、犀牛类、三趾马等的牙齿化石。
② 此处底本疑为漏一"蒸"字。骨蒸：发热似自骨髓蒸蒸而出。
③ 温，同"瘟"，下同。
④ 石燕，为古代腕足类石燕子科石燕属动物石燕等多种近缘动物的化石。

温疫。主淋。治妇人难产，两手各使①一枚便生。

牡蛎 味咸，平，无毒。主盗汗，止渴，涩大小肠。疗精洩②，喉痹，调丹毒。左顾者好。恶麻黄、吴茱萸。

蛤蚧 味咸，平，有小毒。治肺气上喘，咳嗽虚劳，肺痿声哑。下淋沥，通水道。一雌一雄、头尾全者佳。

五灵脂③ 味甘，无毒。疗心腹冷气，小儿五疳，辟疫。治肠风，妇人崩血，通利气脉。此是寒号虫屎也。

晚蚕沙④ 温，无毒。主肠鸣泄泻，风痹，瘾疹。浸酒去风痹。炒热熨之，主风偏风瘫缓⑤，及腰膝、皮肤顽麻。

白僵蚕 味咸，辛，平，无毒。主一切风疾及中风。治男子阴阳、女子崩中。恶桑螵蛸、茯苓、桔梗。

桑螵蛸⑥ 味咸，甘，平，无毒。疗男子虚损，肾经一切虚冷。通小便，治五淋，利水道。益精。主女人血闭腰痛。

真珠母⑦ 味寒，无毒。镇心，坠痰，去目中翳⑧障。绵包塞耳治耳聋。入肝经，为第一药。

鳖甲 味咸，无毒。主心腹癥瘕积块、血瘕劳瘦。下气，除骨热血气，堕胎。

黄牛角䚡⑨ 味苦，无毒。烧灰，止妇人血崩不止、带下

---

① 使，底本为"便"。
② 洩，泄的异体字。
③ 为鼯鼠科复齿鼯鼠属动物复齿鼯鼠之干燥粪便。寒号虫，鼯鼠别称。
④ 又名蚕砂、蚕屎，为蚕蛾科家蚕属动物家蚕蛾幼虫的干燥粪便。
⑤ 缓，同"痪"。
⑥ 桑螵蛸，为螳螂科属动物螳螂的卵鞘。
⑦ 真珠母，即珍珠母。
⑧ 翳，底本为"医"。
⑨ 䚡，䚡：音 saī，角中之骨。

赤白，冷痢，泻血，下闭血瘀，血痔疾。

乌雄鸡　温，无毒。止肚痛，除风湿麻痹，补虚安胎。治妇人一切带下，诸药不效者。以艾叶醋煮，焙干为末，圆如梧桐子大。百圆，米饮下，其效如神。

兔头骨　平，无毒。催生落胞，并产后余血不下。治风痓肝。治目暗头眩①，眼疼，视物不见。孕妇不可食。

水蛭　味咸，苦，平，有毒。主逐恶血、瘀血，月闭成劳。破血瘕积聚。利水道，堕胎。

班猫　味辛，寒，有毒。治寒热、鬼痓、虫毒、鼠瘘、恶疮、石癃②，破血，堕胎。疗瘰疬。

---

① 眩，底本为"旋"。

② 癃，底本为"瘾"。《本经》载：（斑蝥）"主寒热、鬼痓、蛊毒、鼠瘘、恶疮疽。蚀死肌，破石癃"。石癃：五癃病之一。

活人事证方卷之一

诸风门

论中风有阴阳证用药不一

大凡中风，切不可作一概用药。有因喜乐而中者，伤于阳；有忧戚而中者，伤于阴；多因喜怒，中得此疾。便觉涎多昏愦，牙关紧急，若作中风用药，非止不瘥，亦多杀人。有一妇人，因丧子，忧恼过多，忽一日气晕，涎壅牙噤。请一里医，便作中风用药，连投至宝丹二服，大下数行，一夕而卒。此证只可用苏合香圆四五粒，化开①灌之即醒，然后随虚实调理。

苏合香圆②

苏合香二③两　熏陆香④一两，别研　青木香剉　白术剉　丁香　白檀香剉　朱砂研　沉香剉　香附子炒，去毛　乌犀香　荜拨　安息香用灰酒一升熬膏　麝香　诃⑤黎勒煨，取皮，以⑥上二

---

① 化，底本作"此"。
② 底本原未列此方名，兹补，以合全书之体例。
③ 苏合香，底本缺剂量，据林佩琴《类证治裁》卷一补。
④ 熏陆香，即乳香。
⑤ 诃，底本误为"阿"。
⑥ 底本作"已"，同"以"。下同。

两　龙脑一两，研

上为细末，入研药匀，用安息香膏并炼白蜜和剂，每服圆如梧桐子大。

五积散　治卒急中风。

不得令病人倒卧，须用两人扶坐。急煎五积散半贴，入麝香半钱，同煎令熟。乘热服，汗透便觉轻快。如目前未即见效，却别下药，终易为力，不为废人。每见人中风便进灵宝丹，无不死者。唯是先进此药，后却依虚实加减。

陈橘皮去白　麻黄去根节，以上各六两　枳壳去瓤，麸炒，六两　芍药　川芎　当归洗，去芦①头　甘草炙，剉　茯苓　半夏汤洗七次　肉桂去粗皮　白芷以上各三两　厚朴去粗皮，姜制　干姜炮，以上各四两　桔梗去芦②头，十二两　苍术净洗，去皮，二十四两

上除桂、枳壳二味别为粗末外，一十三味同为粗末，慢火炒，令色转。摊冷。次入桂、枳壳末，令匀。每服三钱，水一盏半，入生姜三片。煎至中盏，去滓，稍热服之。

经进地仙圆

陶隐居以此方编入《道藏经》，云：是时有人母，幼年得风气攻击，发结掌痹，久不能起，屡治不瘥。卧床五十余年，肌肉消尽，仅存筋骨。乃于隐士处此方修合。日进二服。半年，是母所病顿愈，发白返黑，齿落再生。至八十岁，颜色如

---

① 芦，底本为"炉"。
② 芦，底本为"炉"。

少年人，血气筋力倍壮，耳目聪明。时家有三老婢，年皆五旬以上①，悉有娠。乃鞠问之，云：偷药与奴，因而有私。其奴已七十余岁，遇严冬御絺葛，履霜雪，无寒色。有别业，去家七十里，每使老奴往返不移时，又且皆负重，非昔时比。未几，老婢又孕。疑其为鬼物所凭，遂打杀，埋于水旁沙中。久后为恠②，遂复掘出，折其胫，见其髓尽实，如黄金色；折其臂，亦然，灵效颇异。隐居曰：此奴向若不打杀，必成地仙矣。此药不一，凡丈夫妇人，五劳七伤、肾气衰败、精神耗散、行步艰辛、饮食无味、耳焦眼昏、皮肤枯燥、妇人脏冷无子、下部秽恶、肠风痔漏、吐血泻血，诸风诸气，并皆治疗。真神仙药也！

川牛膝酒浸一宿，切、焙　肉苁蓉酒浸一宿，切、焙　川椒去目　附子炮，以上各四两　木鳖子去壳　地龙去土，以上各三两　覆盆子　白附子　菟丝子酒浸、研　赤小豆　天南星　防风去芦　骨碎补去毛　何首乌　草薢　川羌活　金毛狗脊去毛　乌药以上各二两　绵黄芪　人参各一两　川乌炮　白茯苓　白术　甘草各一两

上为细末，酒煮面糊为圆，如梧桐子大。每服三、四十圆，温酒，空心下。

去风丹　治中风，兼疗脚气、摭扑伤损及胎伤。

服过百粒，即为全人。

世传东京③开河掘得石碑，梵书无人晓。有林灵素者，逐

---

① 底本为"已上"，同"以上"，下同。
② 恠，音 guài，"怪"的异体字。
③ 东京，指宋代开封府。

字解辨，乃是治中风方，韵语乃是《浮萍》也。

> 天生灵草无根干，不在山间不在岸。
> 始因飞絮逐东风，泛梗青青浮水面。
> 神仙一味去沉疴，采时须是七月半。
> 选是瘫风与大风，铁幞①头上也出汗。

上取紫色者为上，摊于竹篦上，下着水盆晒，方得干。碾为细末，炼蜜为圆，如弹子大。每服一粒，豆淋酒化下。

《本草》具载高供奉《采萍时日歌》：②

> 不在山兮不在岸，采我之时七月半。
> 选甚瘫风与瘓风，些小微风都不算。
> 豆淋酒③内下三粒，铁幞头上也出汗。

上，黑豆半升，拣净，炒，令烟出。以酒三升，浸一伏时。去豆，取酒饮亦得。

乌犀圆　治左瘫右瘓，口目㖞斜，头眼眩④晕，手足顽麻，浑身疼痛。治一切风疾。

---

① 铁幞，音 fú，盔头，旧时只有黑色的，称"铁幞头"。

② 高供奉，底本误作"高拱奉"。此诗《全唐诗》卷881录载（作者佚名，一作高供奉），题为《本草采萍时日歌》："不在山，不在岸，采我之时七月半。选甚瘫风与瘓风，些小微风都不算。豆淋酒内下三丸，铁幞头上也出汗。"

③ 豆淋酒，别名紫汤。羌活一两，黑豆半升（炒），以酒一升，先煮羌活5～6沸，去羌活，把酒乘热沃在所炒的黑豆上，煎3～5沸，倾入瓷器中，以纸盖。

④ 眩，底本为"旋"。

此药福州何家一铺，远近服食，遂置温燠①。余二亲在日，乡里常寄来，时时服之。后来乡人林用卿常从其家子弟学，因得。

草乌六两、生 川乌三两半、炮，去尖 甘草三两 甘松一两半 麻黄一两半、去节 白芷一两 熟地黄一两半 干姜一两 当归半两 羌活半两、炒 藿香一两、去梗 藁本一两、去芦 赤小豆半两 京墨半两、煨、去胶 川芎

上为细末，别将黄秫米一十五两，捣粉，捏作饼子，煮熟，旋于钵内。入药末，捣匀。分作此○②大。每服一圆，用生姜一片，同嚼。食后，茶、酒任下。

草乌头圆

资福禅院文雅大师长老名知白，甲辰年在长芦寺僧堂挂搭宿③，患癣，遍身黑色，肌体麻木，皮肤粗涩。凡十余年，为此疾所苦。有同堂僧传授一方服之，肌肤光滑如故。文雅今年六十五，身体轻健，颜色如三、四十岁人。服药二十一年，并无下疰上攻④之患。祥符张知县，名亚之，中风后，一身麻木，服之亦瘥。

草乌头一斤，入竹箩内，水浸。用瓦砾同入箩内摇撼，洗活，去乌皮及尖，控干。用麻油四两、盐四两，同入铫⑤，炒，令黄色，至烟出为度。趁热，细捣成末。

---

① 燠，音 yù，暖、热。
② 此处是抄者用笔画的一个圆圈，如 1 公分大小。
③ 挂搭宿，指借宿修行。
④ 疰，音 zhù，病名。此处"下疰上攻"是指文雅大师无任何疾病。
⑤ 铫，音 tiāo，古代煮开水熬东西的器具。

上醋煮面糊为圆，如梧桐子大。每日午食前，空心，温酒吞下三十员①。如不饮酒，荆芥汤下。

仙方伏虎丹　专治左瘫右痪。

此方系建康府②乌衣巷有一老人，姓钟，平生好道，朝夕瞻仰茅山，缘多酒。偶患风疾，服诸药无效，忽遇一道人，言其因酒太过。传此方讫，道人遂不见。钟服此得效，乃知仙方。

草乌　天南星　踯躅花③　白胶香各一两　五灵脂半两　蔓荆子去白　白僵蚕　生干地黄以上各一两

上为细末，用半夏末煮糊为圆，如龙眼大。每一圆分作四服，酒化下。日进二服。

一井金丹方④　服之，令人髭发至老不白，见白者变白为黑，真神仙方也。兼治诸风，筋脉挛弱，腰膝沉重。干湿脚气、腰疼，服之累效。

淳安主簿李渊云：乃祖通判公，少服一井金丹，至老髭发不白。所服何药？答云：某未尝知。遂呼老药童扣⑤之，云：先和王常服一井金丹。后过庐陵，见前彬守赵鼎，八十余岁，髭发不白，众以谓润色者。令仆仔⑥细视之，非是染者。云：

---

①　员，同"圆"。

②　建康府，府治在今南京市。

③　踯躅花，音 zhízhú，即闹羊花。

④　目录为"一井金丹"，底本此处为"井金丹方"，根据文义应为"一井金丹方"。

⑤　扣，同"叩"，求教，探问。

⑥　仔，底本为"子"。

自如此。继过豫章，其子作酒官，托丘倅①叔献询之。渠云：大人平生只服一井金丹，始知此药之妙。皆得其方，但其间加减分两不同。并载于后。

何首乌水三碗②、黑豆半碗，煮，去皮　黑附子炮、去皮　肉苁蓉酒浸三日　白附子　牛膝酒浸三日　川椒去子　木鳖炮、去皮，以上各三两　舶上茴香　天南星炮　草薢黑豆煮　地龙瓦上焙、去土　防风去芦　羌活炒　金毛狗脊炙、去毛　骨碎补炙、去毛　白蒺藜炒、去刺　绵黄芪去芦、蜜炙　赤小豆生用　覆盆子炮　全蝎　五味子炒　青矾炮、去青，以上各一两　天台乌药二两

上件为细末，以无灰酒③煮糊为圆，如梧桐子大。每服五十圆，浸五味子汤，空心，日午服。

一方减川椒一两　白附子一两　木鳖子一两　黑附子一两何首乌一两。

一方黑豆半碗，水二碗，同羌活、草薢、何首乌同一处煮熟为度。去豆，只用此三味。其他方煎五味子，酒下。

浸酒法　治男子、妇人一切诸风。骨节酸疼，行步脚软，言语蹇涩，口眼㖞斜，中风半身不遂，悉皆治之。

广州刘士彦知泗州日，中风，肩骨脱臼。吴总领杨介劝服此药，大效。未几，拜起如常。观其药，虽且平常，而有神效，乃知处方之善，其诸方远不及也。

白茯苓　续断　天麻以上各五两　菊花　瓜蒌　防风　生

---

① 倅，音 cuì。
② 碗，本书中有写"椀""盌"者，统一改成"碗"。他处不另注。
③ 无灰酒，自然发酵，不放石灰的酒。

干地黄　黄芪　菖蒲　菟丝子淘净　肉苁蓉洗、去粗皮　牡丹皮
川草薢以上各二两　晚蚕沙　牡蛎煅,各三两　人参　白术　附
子炮、去皮　狗脊去毛　苍耳取仁　虎胫骨醋炙　山茱萸以上各一
两　紫菀去苗　桔梗　羌活以上各半两　石斛五分　芍药　杜仲
去粗皮、炙　远志去心　干姜炮　蛇床子炒　牛蒡子炒,以上各三
分　牛蒡根细切　枸杞子以上各半斤　柏子仁大升　牛膝三两

上哎咀①令细,用生绢袋盛,以三㪷②无灰酒于干磁瓮内
同浸,以藤纸封头,满二七日开。每日平旦、晚食前各煖一盏
服。常令酒气在,不得过令昏醉。久患经年,服一月愈;浅者
一两见效。酒尽,将药查③阴干,捣罗为末④,炼蜜为圆,如
梧桐子大。每日空心,温酒下三十圆。

千金续命煮散　治一切风疾。不问轻重,并宜服之。

孙⑤思邈自言:予尝中风,言语謇涩,四肢觯曳。依此方
修合服,十日内日夜服不绝,立效。

麻黄去节　川芎　独活　防己　甘草炙　杏仁去皮尖、麸⑥
炒,各一两半　防风　肉桂去皮　附子炮、去皮尖　赤茯苓　川
升麻　细辛　人参以上各一两　白术　石膏各二两半　生姜三两、
细切

上细剉,用水一㪷二升煮,取四升,澄清,分作八服。空

---

① 哎咀,音 fǔjǔ。以口将药物咬碎,如豆粒大,以便煎服。是最原始的中药
加工方法。后改为将中药切片、捣碎或锉末应用,但仍沿用此名称。
② 㪷,为"斗"的俗字,下同。
③ 查,同"渣"。下同。
④ 捣罗,打粉的动作。
⑤ 孙,底本为"逊"。
⑥ 麸,底本为"夫"。下同。

心、食前，稍热服。只为粗末，每服五钱，水二盏，入生姜四片，煎至一盏，去查，空心，稍热服。一日四、五服妙。

天真圆　治男子、妇人半身不遂，手足顽麻，口眼㖞斜①，痰涎壅塞，及一切风气，他药不能疗者。小儿惊风、大人头风、妇人血风，并宜服之。

长安路上有人患风瘫痪，手足不遂。遇一黄衣道士云：何不服青州白圆子加四肉药？患者云：已服白圆子，不效。何名四肉药？因告之曰：二花蛇、白僵蚕、全蝎。因与方，得效。此方乃卢至道传。

青州白圆子　二花蛇　白僵蚕　全蝎

白散子　治风涎上厥，头痛眩晕，四肢逆冷，口眼㖞斜，语言不出，牙关紧急，如有风涎证，皆可服之。

利州宪使刘和伯常施此药，极有力效。

大附子一个，去皮、脐，生用　桂府滑石各半两　半夏七钱半，汤洗二十一次

上为细末，每服二钱，水二盏，姜钱七片，蜜半匙。煎至七分，空腹冷服。心躁加辰砂；霍乱加藿香；小便不通加灯心②、木通、茅根同煎。

如圣膏　紫、白癜风。如用药时，先浴，以生布擦患处，令红，然后依方用药。

---

① 斜，底本为“邪”。
② 心，此同“芯”。下同。

辅汉卿方。

紫癜白癜两般风，附子硫黄偏有功。

姜汁调匀茄蒂蘸，擦来两度更无纵。

退风丹　治大风疾，无如此方妙也。
华宫使方。

知母　贝母　乌梅肉　海桐皮　金毛狗脊

上各等分，为细末，炼蜜圆如梧桐子大。每日空腹，日中、临睡各三十圆。又，每夜第一次睡竟①时，急于头旁取三十圆便服，并用羊蹄根自然汁下。切忌酒及行房、一切发风之物，只食淡粥。百日，皮肤渐复旧；半年后无取忌。服药时，每夜用人就病人旁坐守，候睡竟即便扶起，服药一服。妙处在此。若不依此服食、禁忌，恐无效验。

苦参散②　治大风③。
王统领方。

苦参　地龙

上等分，为细末。察病深浅，多少随意服。茶酒任下，不拘时候。皮肤裂处，用五灵脂细末，麻油调，涂抹患处。

大圣一粒金丹　治男子、妇人一切风疾。气血俱虚，阴阳偏废，卒暴中风，不省人事，口眼㖞斜，半身不遂，屈伸不

---

① 竟，音jiào，同"觉"，此指"醒"时。
② 此方名底本缺，据目录卷一"中风门"补。
③ 大风，中医病名，又称疠风，麻风。

得。此药不问省①旧，并能治之。

又名保命丹，浙漕吕仲发传，大有神效，不可具述。

大附子一两，炮，去皮、脐　白附子一两，炮　川乌头一两，炮，去皮、脐　白矾半两，枯了，秤　没药半两，研　白蒺藜半两，炒，去刺　五灵脂半两，去石　朱砂二钱②半，研　麝香二钱半，研　细墨二钱半，磨汁　白僵蚕半两，洗，去丝

上件为细末，拌匀，用前墨汁和药。每两分作六圆，窨③干。用金箔为衣。每服一圆粒，用生姜半两和皮，捣取自然汁，将药圆④于姜汁，以⑤化尽为度。用无灰酒半盏、煖热酒二升投之，以助药力。次用衣被盖，汗出为效。轻者半圆，不拘时候。如有风疾，常服为佳。

龙虎丹　治二十年左瘫右痪，口眼㖞斜，五肿脚痛。

又名火龙圆。

郭医云：庐州李副将得此疾，以火龙圆、四生圆相间服，不一年，病尽去矣。

地龙四两，去土　玄胡索四两，生　松节二两　草乌头四两，生，不去尖　核桃肉十五个　乳香三钱　蝼蛄十四个　蜈蚣二条　蝎十四个。蝼蛄、蜈蚣、蝎三味用好酒一升，同煎十数沸，取出焙干　没药三钱

上为细末，用煮肉药酒打糊为圆，如梧桐子大。每服十

---

① 省，喻初察知之症，与旧疾相对而言。
② 钱，底本为"两"。
③ 窨，音yìn，地窨子，地下室。
④ 圆，底本为"元"。
⑤ 以，底本为"火"。

圆。左瘫右痪，麝香酒下。合时就地对南写"火"字一个，铺纸一张在上，朝东望太阳取气。次在药上用盏盖"火龙真言"三次，吹在药上。真言"唵勑①老肥偃偃婆摩诃"。

回阳丹　治丈夫、妇人，无问老少，卒暴中风，左瘫右痪，手足不遂，言语蹇涩，口眼㖞斜，筋脉挛缩，不省人事。

汉阳军章教授（名揖）传，屡用果有神效。

川乌三两，洗　草乌三两，各洗去脐中黑　地龙一两，洗去土　五灵脂一两，汤洗　天南星一两，洗　脑②麝各少许

上日干③，为细末，炼蜜为圆，如鸡头大。初服一半圆，渐加小圆至一大圆，用姜汁磨化，温酒下④，先嚼薄荷，日午夜卧，瘫痪不能履地者，服食三十圆必愈。如中风不软，只口眼㖞斜，只服入⑤三圆取效。

二生散　治体虚有风，外受寒湿，身如在空中。

张医博子发方。

生附子去皮、脐　生天南星各等分

上二味，㕮咀。每服四大钱，水一盏半，姜十片，熳⑥火煎至八分，去滓服。

---

① 勑，音 chì。
② 此指龙脑（冰片）。
③ 日干，即晒干。
④ 此处底本少一"下"字。
⑤ 入，底本为"人"字。
⑥ 熳，音 màn，同"慢"。下同。

救急稀涎散　治中风忽然昏若醉，形体昏闷，四肢不收，风涎潮于上膈，气闭不通。

孙兆方。

猪牙皂角四挺，肥实不蛀者，去黑皮　晋矾光明者，一两

上为细末，研匀。轻者半钱，重者三字匕①。温水调下。得吐涎一、二升便为佳。

洗蘸方　治手足腕中风，屈伸不得。

苍耳三斤，和子　蒴藋②三斤　小豆一升　盐四两

上水十升，煮五升，入盆内。下盐浸，手足倦，即更煖换之。

活络汤　治风湿臂痛，诸药不效者，此方专主之。

白术一两，薄切　羌活净洗，去芦，焙干，秤　当归净洗，薄切，干，秤　独活净洗　甘草炙　川芎各半两

上㕮咀。每服三大钱，水一大盏半，生姜五片，慢火煎至一盏，去滓温服。滓并煎，不拘时候。

圣饼子　治风痰，清头目。

川芎一两　防风一两　白芷一两　甘草一两　半夏半两，面③

---

① 字、匕，古代中药计量单位。匕，又称钱匕，为古代量取药末的器具名。用汉代的五铢钱币量取药末至不散落为一钱匕，约合今二克多。字，古代以铜钱抄取药末，钱面共有四字，将药末填没钱面，一字之量即称一字，约为一钱匕的四分之一弱。

② 蒴藋，音 shuòzhuó。即接骨木。

③ 面，底本为"麫"，现据《普济方》卷四十六引《余居士选奇方·圣饼子》改。

略炒　天南星炮　川乌头半两，炮，去皮、脐　天麻一两　干生姜半两

上为细末，汤泡蒸饼为圆，如梧桐子大。捏作饼子，每服五、七饼。茶清、荆芥汤任下，不计时候。梁李全总领方云。一服见效。此天下第一头风药。

五虎汤　治中风㿗曳，目睛上视，牙关紧急，涎盛昏塞，不省人事。

天南星　草乌头不去皮、尖　川乌不去皮、尖　半夏汤洗七遍　皂角去皮、弦子，以上等分并生用

上哎咀。每服一钱，水二盏，生姜十片，同煎至半盏。去滓温服，不拘时候。

灵效圆　治男子、妇人一切风痛。

钱教授闻礼。

锡磷脂甘①锅内煅通红　白胶香好，明净②者，研　五灵脂如③历青成块者　当归洗净，去芦　白附子　没药　香白芷　草乌头去皮、尖　糯米炒，令黄色　桑柴灰须是纯桑木烧，它木不可杂。各一两

上为细末，用糯米糊圆，如梧桐子大。每服三、四十圆，空心，临卧，温酒下。

神应圆　治风痫、暗风。

---

① 甘，同"坩"。
② 净，底本为"争"字。
③ 如，底本为"加"，现据《医方类聚》"灵效丸"条改。

许家方。

好腊茶①半两　白矾一两，生用

上为末，研细，蜜为圆，如梧桐子大。每服三十圆，腊茶汤下。取涎自大便出，极妙。

三建汤　治中风风涎，不省人事。

附子　天雄　乌头

上件等分，生用，去皮、脐，薄切。每药一两，生姜一两，同水三大盏，煎至一盏半，去滓，温服。

牛黄圆　大治风疾，左瘫右痪，手足麻木，风痹不仁，走痖腰脚。兼治妇人久患血风劳气，遍身疼痛。洗头风、破伤风，面浮口干，头昏脑闷，饱困多睡，并暗风，偏正头风，风痰结实如饧②，并皆治之。

雄黄研、飞　白僵蚕炒　天麻　藿香叶　川芎以上各二两　红芍药半斤　川乌炮，去皮、尖、脐　麻黄去节　防风　白芷各四两　白蒺藜去角、炒黄　细辛择净，各三两　干姜炮　甘草炙，各一两

上为细末，炼蜜为圆，如弹子大。每服一圆，细嚼，茶、酒任下，不计时候。

---

① 腊，音là，古同"腊"。《本经逢源·茶》云："陈年名腊茶，以其经冬过腊，故以命名。"

② 饧，音xíng，稀糖，软饴。

活人事证方卷之二

诸气门

陈橘皮煎

紫微山道士吕玄光进：臣久居山薮，隐道岩间，学道求仙，飡①霞服气，积有年矣。仙道未成，觉身染疾，渐渐羸瘦，命悬系发，耳聋眼暗，手足俱挛，发白如银，形体枯悴，夜卧多起，骨节疼痛，夜梦鬼交，上气咳嗽，饮食不进，腹胀膨闷，坚硬如石。若坐，须两手扶物，方始起得。初服神方，由未少损，臣重寻方录，披览丹经，检寻名方一千余卷，惟有陈橘皮煎方功之极妙。都使八味，以酒煎成。初服一剂，颜如童子，色如莲花。又再服之，发白重黑若云奔，四肢轻健，五脏安和，万病俱捐。有此神效，不敢隐秘。用药如后：

陈橘皮水浸软，刀子去穰，日干，别为末，秤半斤　当归酒洗，焙干　厚朴姜汁涂，炙　桂心　川附子炮，去皮、脐　草薢切，焙　干姜炮　京三棱湿纸裹，火煨，切片子

以上各四两。

上除陈橘皮末外，将余七味为细末，用清酒一升于银锅内。先将陈橘皮末共酒一处同熬，旋旋用柳枝子一向搅一千余

---

① 飡，cān，同"餐"。

遍，令药似饧①汁模样。候冷，即入诸药，拌搜匀为丸，如梧桐子大。每服三十五圆，用温酒或姜汤下，空心，晚食前服。

敛心气十四友圆　治一切虚疾及诸血不足，心气不宁。

胡总干言：予旧有心疾，怔忡、健忘，梦遗，夜不得睡，千怪万状，无所不有。凡世所谓心药者，无不服之，皆无效验。忽遇一良医，用此方而愈。

当归去芦②，酒浸　熟地黄洗　人参　白茯苓　黄芪不炙　阿胶用蚌粉炒　酸枣仁新者，去皮，炒香　柏子仁白者　紫石英研细，水飞　远志去心　肉桂取辛辣者，各一两③　龙齿二两，要极研细，水飞　辰砂一分研细，水飞　茯神去木，一两

上辰砂、龙齿、紫石英别研毕，都和诸药匀，炼蜜圆如梧桐子大。每服三十圆，食后、临卧，枣汤下。

抱胆圆　治男子、妇人一切癫痫风狂，惊气入心。并室女月脉通行，惊邪蕴结。此方累用有效。

忠懿王之子有疾，忽得一僧授此，服之即效。本名灵妙观音丹。忠懿得之，未敢轻信。忽有一风犬，饲以此药，立效。即破犬腹而视之，其药乃抱犬胆，因易今④名。

水银二两　朱砂一两，细研　黑铅一两半　滴乳香一两，细研　以上将黑铅入铫子内，下水银结成砂子。次下朱砂、滴乳香二味，乘热用柳木槌研匀，圆如鸡头大。每服一圆，空心，

---

① 饧，底本为"锡"。
② 芦，底本为"炉"。
③ 此处底本"取辛辣者"与"各一两"前后颠倒，径改。
④ 今，底本为"令"。

用井花水吞下。病者得睡，切莫惊动，觉来即安。再进一圆，可除根本。

石莲圆 治心气不足，肺壅，紫癜，麻手，痒眉毛，肢节生疮，面如虫行。

临江军监税仲颀，一日觉两臂俱麻，次觉头面麻，次又觉两腿麻、浑身麻，如数月却无事。忽一日觉左脚袜内湿，视之，见鲜血遍满，不知来处，旬月不已。一日去袜，但见一枚大脚趾①落在袜中，血亦如前。其血所来处，乃自脚板中心，窍如针眼也。见一僧，云有此患，遂得此一方救愈。

防风 地骨皮 人参去芦 巨胜子亦名胡麻 甘草炮 血竭 安息香 荆芥 地丁花蒲公英草也 菩萨石 金牙石 川当归 犀角末以上各半两 天麻 白附子 全蝎炒 桑枝 苦参 没药 川茗 川芎三分 琥珀半两，研

上为末，并用河水四升，银器内煎至一半，入好蜜一两半，黑鸡子清两个，再熬成膏，投入水中不散为度。圆如石莲子，日二服。每服一圆，麝香、荆芥汤化下，早晚不见日服。

真珠母圆 治肝受风邪，神气不安，惊悸多魇，睡卧不得。

绍熙间董生者患神②气不宁，才睡，魂飞扬，多惊，通夕不寐。众医皆作心病，用药不效。再召一儒医诊视。予曰：非心病也，是肝经因虚不能藏魂，所以卧则魂魄飞扬。持此议

---

① 趾，底本为"指"。
② 神，底本为"伸"。

论，众医皆服。此证古今方书并无具载，予处此方，服之即愈。

真珠母三分，同研，入肝　龙齿属木，能藏魂①　沉香　伏②神　犀角各半两　当归　熟干地黄各一两半　人参　酸枣人③栢④子仁各一两

上为细末，炼蜜为圆，如梧桐子大，辰砂为衣。每服四十圆，金银薄荷汤下，日午、夜卧服。

化滞圆　治脾气滞，水饮停积，膈痞中满，咳嗽涎壅，呕吐头昏，饮食不下。或痰气痞膈，阴阳不通，并厥口噤，昏默不省事，状似风中⑤，便以此药，服之则苏。

湖广总饷林元礼云：此方乃其乡里名医常用取效，秘而不传。后董参预体仁，逾年而亦得⑥。林亦珍重⑦，慨然传余。真有奇效矣。

京三棱　蓬莪术　桔梗　大黄　陈橘皮用温汤洗过。以上各一两　半夏一个，破作两片　白术一两，与前件并剉，如皂子大　旋覆花一两　葶苈子一两半，淘净，生绢袋盛之　鳖甲去裙，二两，作四片　紫苏叶一两　木香一分，怀干　沉香半两，剉细，生　麦

---

① 魂，底本为"泥"。
② 伏神，即茯神。
③ 人，同"仁"。
④ 栢，同"柏"。
⑤ 风中，即中风。
⑥ 此句原为"与减年而易得"，其义不通，必有误。此据《普济方》卷169《积聚门》"化滞圆"条改。
⑦ 此句《普济方》卷169《积聚门》"化滞圆"条作"林亦不再珍重"。

蘖①一两，微炒　舶上茴香半两，水淘去土，干，秤　槟榔半两，生硇砂一两半，细挫研用。瓷器内入煎药，内用米醋三升浸，重汤去二升半，取出，剉。外，鳖甲炙，令焦脆，别入。生药除木香、沉香、麦蘖、茴香、槟榔，不入醋煮。

上用煮药作一处，焙干，捣罗为末，用煮药醋调面煮糊，搜和，入石臼中多杵，圆如梧桐子。大人每服二十圆，温熟水下，茶酒亦得。小儿五、七圆，熟水下。妇人血气心痛，炒姜醋汤下。

血竭圆　治一切气块刺痛，暮夜即作，至不可忍。多因气中伤冷所致。

上陈侍御宜人，尝因不喜悦中食柑，自后遂苦心腹痛，久之腹中结块。遇痛作时，往往闷绝，移时方苏。是时侍御作辟雍②博士。京师医者皆不能治，有斋生③蜀人史堪载之，处此二方，服一两月间，遂去其根。

鳖甲去裙并膜，醋炙半两　当归去尾，一两　木香半两　青橘皮去白　枳实　人参　荆三棱各半两　没药研　血竭研　槟榔各一分　半夏二钱，生用

上为细末，醋煮稀糊，圆如绿豆子大。不计时候，白汤下十五粒。遇大府利④且止。若大府不通，即加至五十粒，以通为度。此病须服此药，令气块消去。不可骤然多服，须待积久

---

① 麦蘖，即麦苗。

② 雍，底本为痈，误。辟雍，本为西周天子所设大学。东汉以后，历代皆有辟雍，北宋末年为太学之预备学校。博士：学官名。

③ 斋生，底本为"齐生"，据《洪氏集验方》卷三改。

④ 大府利，指大便通利。

消磨，每日且只一、二服，觉得气消不痛，却旋服后补气药。

补气散子

　　人参　黄芪　当归以上各半两　白术　木香　陈橘皮去白
青橘皮去白　沉香以上各一两　甘草一两，炙

　　上为细末，每服三、四钱，以水一盏、姜钱三片同煎，取
七、八分，不计时。遇气痛时，每服添枳实末一、二豆许。

惊气圆　治惊失神。

　　戊申年，军中一人犯法，将受刃，忽遇赦恩，得放，神失
如痴。予与一粒，服讫而寐，及觉，病已失。

　　附子　南木香　白僵蚕　花蛇　橘红　天麻　麻黄各半两
干蝎一分　紫苏子一两　天南星切，姜汁浸一夕，半两　朱砂一
分，留少许作衣

　　上为末，入研脑、麝少许，同研极匀，炼蜜杵圆如龙眼
大。每服一粒，金银薄①荷汤化下，温酒亦得。

万安圆

　　许尧臣传，旧日卢大寿太丞方。

　　治一切风劳气冷，心腹胀满，脐下刺痛，口吐清水。痃
癖②气块。男子肾脏风毒，脚气冲心，四肢浮肿，头眩目晕，
胸膈胀闷，痰涎并盛。临卧，橘皮汤吞下三十圆。

---

　　①　薄，音 pó，通"薄"。
　　②　痃癖，音 xuánpǐ，指脐腹偏侧或胁肋部时，有筋脉攻撑急痛的病症。见
《外台秘要》卷十二。

木香半两　槟榔二两　人参半两　附子炮,一钱　陈皮半两
干姜二钱半　大黄半两,煨　厚朴制了,半两　荆三稜煨软,二钱
半　川芎二钱半　独活二钱半　羌活二钱半　桂皮二钱半　赤芍
药二钱半　肉豆蔻三个,生用　黑牵子①一斤,生晒,烘,碾取粉四
两止,余不用,别一处。末入众药

上为细末,众药末使一两外,秤牵牛末二两,入药末内,
炼蜜为圆如梧桐子大,服食于后。

香参散　治心气不足②
导宁苏先生仁仲,戊子年心气大作,服此而愈。
苏韬光传。

新罗参切作片,半两,湿纸煨熟　大北枣三个,用丁香纳其中,
湿纸煨熟　生姜一大块,切作两片,以青盐少许纳其中,湿纸煨

上件咬咀,以水一升,于银石器内慢火熬成一盏以下。睡
觉烦闷时顿服。若常服则每料可作数剂。

牵牛圆　治肾气虚惫,流注腰痛,不能俛③仰。
尚知府知隆兴时,朔旦与同官会集。正作揖中,忽腰伸不
得,筋吊痛楚不禁。有胡太丞用此方修合,才进一服,如人割
断绳索模样,腰即伸得。其速如此,不可作常药比之。

延胡索　破故纸炒,各一两　黑牵牛三两,炒　舶上茴香炒,
一两

---

① 即牵牛子。
② 此句底本置于"香参散"方名前,为统一体例,兹改于方名后。
③ 俛,音fú,同"俯",低头。

上为细末，煨大蒜研圆，如梧桐子大。每服三十圆，煎须汤①，空心，食前吞下。

治心气不足发狂

桂真官方。

吕少张淳熙壬寅丁家难，积忧之后，遂成狂易之疾。服此剂即定，继之以蕤仁②之类，七日而安瘳③。硕夫知府云。

辰砂半两　　麝香一钱

上为细末，好酒二升，用银瓷器内慢火煮至半升，却入麝更煎，数沸取出。随意饮之，以尽为度。心神既定，却服降心气药。

治心气常忪悸，行岭④恐惧，忘前失后不定

青牛道士封君达传鲍陂山人方。

白檀十二分　　甘草十分　　石菖蒲　　犀角　　天竺黄　　熟干地黄　　苏合香各四分　　桂心　　茯苓各十二分　　人参　　远志　　天门冬各六分

上为细末，炼蜜为圆，如樱桃子大。食后含化一粒，米饮咽下。

丁香神麴散

石大夫方。

---

① 须汤，指人须的汤。
② 蕤仁，具有清肝明目、散热安神之效，治目赤、眩晕、心烦、衄血等。
③ 瘳，音 chōu。瘳，"数种疾病一起消除"，即身体全面康复之意。
④ 岭，音 xiǎn，古同"险"，高峻的样子。

健脾和胃，消酒进食，宽胸快气。

神麯五两，炒　麦蘖炒　甘草炙　陈皮　干姜炮　乌梅去核，各二两①　茴香二两，炒　檀香一分，不见火

上为细末，入盐汤点服之，空心，食前。

橘红圆

消化滞气，进美饮食。

石大夫方。

陈皮三两　巴豆四十九个，去皮，同橘皮炒黄色，去巴豆

上为细末，水浸，蒸饼为圆，如梧桐子大。每服十圆，加至十五圆。食后，淡姜汤吞下。

大效香橘散　治一切气痛，及欲肠奔注伏梁②，筑心气痛，冷汗不止，脉欲绝者。妇人血气痛并皆治之。

乌药酒浸一宿，炒　杜茴香炒　良姜炒　青橘去穰，炒

上等分为末，二钱。男子温酒下，妇人以生姜煎，童子小便调下。

枳壳散　治五种积气，三焦痞塞，胸鬲满闷，背膂引疼，心腹膨胀，胁肋刺痛，食饮不下，噎塞不通，呕吐痰逆，口苦吞酸，羸瘦少力，短气烦闷。常服顺气宽中，消痃癖积聚，散惊忧恚气③。

---

① 此处底本左右颠倒，径改。
② 伏梁，中医古病名。是因秽浊之邪结伏肠道，阻滞气血运行，秽浊与气血搏结日久而成的积聚类疾病。
③ 恚，音 huì，怨恨，怒气。

枳壳　荆三稜　橘皮　益智仁　蓬莪术　槟榔　肉桂各一两　干姜　厚朴　甘草　青皮　肉豆蔻　木香各半两

上为细末，每服二钱，水一盏，生姜三片，枣子一个，同煎至七分，热服，盐点亦得。不拘时候。

膈气圆　治气食，忧劳，思虑，五噎。

半夏　桔梗各二两　肉桂　枳壳各一两半

上细末，姜汁糊圆，如梧桐子大。姜汤下三十圆，食后、临卧服。

大乌沉汤　和一切气，除一切冷，调中，补五脏，益精壮阳，道暖腰膝。去邪气。治吐泻转筋，癥癖疼痛，风水毒肿，冷风麻痹。及主中恶，心腹痛，蛊毒，疰忤①，鬼气，宿食不消，天行瘴疫，膀胱肾间冷气攻冲，背膂俛仰不利。及妇人血气攻击，心腹撮痛，并宜服之。

东山寺吕医僧常用此方取效。

天台乌药剉，一百②两　沉香五十两，剉　人参去芦头，三两　甘草细剉，爁③，四两半

上为末，每服半钱，入生姜三片，盐末少许，沸汤点服，空心、食前。

---

① 疰忤，音 zhùwù，中医病名，犹中恶，可见《三因极一病证方论》。
② 百，底本为"伯"。
③ 爁，音 lán，烤。

活人事证方卷之三

伤寒　伤暑附

伤寒赋　寒热之病当宗古法

　　咳嗽咳逆，恶风恶寒。身痛咽痛，肉瞤筋惕①。无汗自汗，口燥咽干。寒热往来似疟，发狂喘渴。霍乱吐泻谵语②，下利黄班③。

　　至如痞满结胸，烦躁呕哕，头汗出，可水，漱水。背恶寒，吐血衄血，多眠不眠，固有差殊；潮热发热，亦分优劣，不可汗；汗后恶寒，不可下；下后有热，热多寒少，干呕不得汗。头疼，百脉一宗；腹胀小便难，藏④结。

　　观夫伤寒脉紧，伤风脉迟。既有伤寒见风之候也，又立伤风见寒以别之。风湿中湿兮，大小便则秘利可见；风温湿温兮，发正汗则危恶难医。温毒则发斑有准，中暍⑤则自汗无疑。夏病曰热，春病曰温，晚发在于三月。风病曰痓⑥，坏病曰疟，疫疠行乎四时。

---

① 瞤，音 shùn，眼皮跳动。肉瞤筋惕，指体表筋肉不自主地抽动。
② 谵，音 zhān，同"谵"，说梦话。
③ 班，同"斑"。
④ 此处"藏"通"脏"，下同。
⑤ 暍，音 yè，伤暑也。
⑥ 痓，音 zhì，病证名。因风痰壅滞经络所致疾病。见《万病回春·痓病》。

　　因知两感病曰双传，类伤寒有四证。三阴无头疼、无身热；三阳有合病、有并病。四肢逆冷谓之厥，指头微寒谓之情。舌滑曰胎①，声重曰郑。有表寒，有里寒；有阴盛，有阳盛。顶天履地，人为物之最灵；剖腹易心，医者人之司命。

　　岂不以无求子，真一世之雄；长沙公，乃百川之宗。喜壮热止其利，曰断下。厥而利反能食，曰除中。当下而汗，为亡阳，为厥竭，为谵语；当汗而下，为痞气，为懊憹，为结胸。服麻黄汤，烦躁者，必衄血；服桂枝汤，呕逆者，必吐脓。战掉谓之振慄②，动悸一曰怔忪③。唇上生疮，狐惑④便成湿蟨⑤；饥不能食；蚘⑥厥即吐长虫。

　　大抵医有贤愚，疾无今古。阴受之则入于五脏，阳受之则入于六府⑦。无汗而烦躁者，可服青龙⑧；无汗而喜渴者，勿投白虎⑨。阳明自汗而引饮者，五苓散甚非所宜；太阳自汗而溲数者，桂枝汤不可妄与。发散属以辛甘，涌泄系乎酸苦。姜专主呕，尝稽思邈之书；桂不堕胎，请验安常之语。

　　抑又闻脾受贼邪者，大势已去；脉见离经者，其锋莫当。

------

　　①　胎，通苔。

　　②　慄，音 piāo，轻捷，急疾之意。振慄，又称振掉，中医症状名。

　　③　忪，音 zhòng。同"忡"。指心跳剧烈。

　　④　惑，底本为"感"字。

　　⑤　蟨，音 nì，古人指隐匿难见的小虫。有书写为匿虫者，指为虫蛀蚀的病。《巢氏病源·时气蟨虫利候》："蟨虫者，虫食人五脏及下部也。……若但生疮而不利者，为蟨虫也。"

　　⑥　蚘，音 huí，古字，同"蛔"。

　　⑦　府，同"腑"。

　　⑧　指小青龙汤。

　　⑨　指白虎汤。

阳毒发狂，则蹿垣上屋；日晡①潮热，或循衣摸床。口噤咬齿者，大承气②；干呕胁痛者，十枣汤。动气理中③去④白术；腹痛桂枝⑤加大黄。桂枝下咽，阳盛则毙；承气入胃，阴盛乃亡。阴脉沉细而缓，阳脉浮弦而长。伤食伤寒，须辨人迎、气口；有根、有本，必诊太豀、冲阳。⑥

断之曰：二痉⑦必咬颊车⑧，二厥⑨须看爪⑩甲。胁⑪热而利者，其肠必垢；胁⑫寒而利者，其溏似鸭。误服汤元者，食不及新；特犯禁戒者，死必不腊。宜乎古人之所以云，治伤寒则有法。

伤寒诗

凡论伤寒者，先须有定名。阳经多体热，阴证少头疼。

了了心中印，摇摇指下明。补阳须是熟，利药不嫌生。

----

① 晡，音 bǔ，申时，即午后三点至五点。

② 指大承气汤。

③ 指理中汤。

④ 去，疑误。《伤寒活人书》以及《普济方》卷122《伤寒门》云"动气理中加白术"。

⑤ 指桂枝汤。

⑥ 人迎、气口、太豀、冲阳均是人体经络穴位。

⑦ 痉，音 chì。伤寒病名。《杂病源流犀烛·痉痉》载"痉者，筋劲强直而不柔和；痉者，口噤而角弓反张。"

⑧ 穴位名称，在面颊部靠近下颌骨处。

⑨ 指阴阳二厥，亦为伤寒病名。

⑩ 爪，底本为"瓜"。

⑪ 胁，底本为"协"。

⑫ 胁，底本为"协"。

百问真条贯，千金作典刑①。前贤思济世，著论列
仙②经。

阴阳用药治③法

大凡阳病，当投酸苦之药。微则用苦，甚则兼用之。阴病
当投④辛甘之药，微则用辛甘，甚则专用辛。古人云：辛甘发
散为阳，酸苦涌泄为阴。辛甘者，桂枝、甘草、干姜、附子之
类，谓能复其阳气也。酸苦，谓苦参、苦青、葶苈、苦酒之
类，能复其阴气也。

伤寒十劝

一、头痛又身热，便是阳证，不可服热药。

伤寒传三阴三阳，共六经。内太阴病，头不疼，身不热；
少阴病有反热而无头疼。其阴病，有头疼而无发热。故知头疼
又身热，即是阳证。若医者妄热药，决然致死。

二、当直攻毒气，不可补益。

邪气在经络中，若随证早攻之，只三四日痊安。医者妄谓
先须正气，却行补气，流炽多致杀人。

三、不思饮食，不可服温脾胃药

伤寒不思饮食，自是常事，终无饿死之理。如理中圆之

---

① 此句意以《千金方》为典范。
② 仙，底本阙，据《普济方》卷122《伤寒门》补。
③ 治，底本为"活"。
④ "当投"二字，底本阙，据《医方类聚》补。

类，亦不可轻服。若阳病服之，致热气增重，或致①不救②。

四、腹痛亦有热证，不可轻服温暖药。

《难经》云：痛为实。故仲景论腹满时痛之证，有曰：痛甚者加大黄。夫痛甚而反加大黄，意可以见也。唯身冷厥逆腹痛者，方是阴证，须消息③之。每见医者多缘腹痛，便投热药而杀人。

五、自利当看阴阳证，不可例服补暖及止泄泻药。

自利，唯身不热、手足温者，属太阴；身冷四逆者，属少阴、厥阴外，其余身热下利皆是阳证，当随证依仲景法治之。每见医者多缘下利，便投暖药及止泻药而杀人。

六、胸胁痛及腹胀满，不可妄用艾灸。

常见村落间有此证，无药便用艾灸，多致毒气随火而盛，膨胀发喘以死。不知胸胁痛自属少阳，腹胀满自属太阴也。此外，唯阴证可灸。

七、手足厥冷当看阴阳，不可作阴证治。

有阳厥，有阴厥，医者少能分辨。阳厥而投热药，杀人速于用刃。盖阳病不至于极热，不能发厥，仲景所谓"热深则厥深也"是也。热深而更与热药，岂复有活之理？但看初得病而身热，至三、四日后，热气已深，大便秘，小便赤，或语言昏愦，及别有热证而反发厥者，必是阳厥也，宜急用承气汤下之。若初得病，身不热，大便不秘，自引衣盖身，或下利，或小便数，不见热证而厥逆者，即是阴厥也，方可用四逆汤之

---

① 致，底本为"至"。

② 此处底本为"杀"，原书注云："按：杀当作救，原本讹"。

③ 此处的"消息"，是说要慎察缓行。

类。二厥所使人疑者，缘为脉皆沉。然阳厥脉沉而滑，阴厥脉沉而弱。又阳厥时复，指爪却温，阴厥当冷，此为可别也。

八、病已在里，即不可用药发汗。

伤寒证须看表里。如发热恶寒，则是在表，正宜发汗。如不恶寒反恶热，即是里证。若医者一例发汗，则所出之汗，不是邪气，皆是真气。邪气未除，而真气先涸，死者多矣。又别有半在表半在里之证，及无表里之证，不唯终不可下，仍亦皆不可汗，但随证治之。

九、饮水为欲愈，不可令病人恣饮过度。

病人大渴，当之水以消热气，故仲景以饮水为欲愈。人见此说，遂令病者纵饮酒，为呕、为逆、为喘咳、为下利、为肿、为悸、为水结、为小便不利者，多矣。且如病人欲饮一碗，可与半碗之类，常令不足为佳。

十、病初瘥，不可过饱及劳动、食羊肉、行房事，与食诸骨汁并酒、面。

脾胃尚弱，饮食过饱，则不能消化，恐病再来，谓之食复。病方愈，气血尚虚，劳动太早，病若再来，谓之劳复；伤寒不①忌食羊肉。

行此十劝，乃陈漕在鄂渚刊于宣风堂，所以济人。

辨沙②病论

江南旧无，今东西皆有之。原其证，医家不载。大凡才觉

---

① 不，《覆载万安方》无此字。伤寒忌食羊肉，忌行房，医家多有指出，此处"不"字，疑为衍文。

② 沙，同"痧"。下同。

寒栗似伤寒而状似疟，但觉头痛，浑身壮热，手足厥冷。乡落多用艾灸以得沙为良。有因灸，脓血迸①流，移时而死者，诚可怜也。有雍承节印行此方云：初得病时，以饮艾汤试吐，即是其证，急用五月蚕退②纸一片，碎剪安碗中，以碟盖密，以汤泡半碗许，仍以纸封碟缝，勿令透气。良久，乘热饮之就卧，以厚衣被盖之，令汗透便愈。如此岂不胜如艾火枉害人命？敬之信之。

伤寒不辨证候，妄投热药杀人

杨惟忠病时，面赤如火，众医不能疗。子婿陈栖忧之，以问胡翛然。有蕲州谢与权，世为儒医，翛然引之视疾。既入诊脉，证已可见。杨公妻益国夫人滕氏令与众医议论，有虞、张二医曰：已下正阳丹、白泽圆加钟乳、附子矣。谢曰：此伏暑证也，宜服大黄、黄蘗等药。因示一方，众议不合。时杨公年六十余，新纳妻妾甚美。虞、张众二医意谓此得疾，不用谢药。谢辞，谓翛然曰：公往听诸人所议。才及门，众口诋谢曰：此乃一治暑方，岂可疗贵人疾耶。翛然告谢。谢曰：吾药本以治暑，今杨公病甚矣。若果服前二药，明日午时当燥渴，至晚必死。明日杨公卒，果如谢言。夫医者意也，此古语也。若不推本病证而妄投热药，此杨公所以死于庸医之手也。（出《夷坚志》）

治伤寒当辨内外虚实，用药常读《华佗③传》。有府吏倪

---

① 迸，音 bèng，爆开、溅射。
② 蚕退，即蚕蜕。
③ 佗，底本为"他"。

寻、李延共止二人，俱头痛身热，所病一同也，佗①曰：寻当下之，延当汗之。或难其异，佗②曰：寻外实，延内虚，故治之异。于医者不可不审也。

发汗麻黄汤

麻黄三两　桂二两　甘草一两　杏仁二百十枚

每服五钱，水一小盏半，煎至一盏，去滓服，覆取微汗。

下利小承气汤

大黄四两　厚朴二两　枳实大者十八片

每服四、五钱，水一小盏半，煎至一盏，去滓，量病轻重虚实服之，得下勿再服。

伤寒劫汗速于取效，后果作卒

范云初为陈武帝属官，武帝有九锡之命在旦夕矣。云忽感伤寒之疾，恐不得预庆事。召医者徐文伯诊视，以实告之曰："可使③得愈乎？"文伯曰："使④瘥甚易，但恐二年后不复起耳。"云曰："朝闻道，夕死可矣，何况二年乎？"文伯以火烧地，布桃叶设席，置云于上。须刻汗解里温，次日遂愈。云甚喜，文伯曰："不足喜也"。后二年果卒。夫取汗先以死为期，况不顾表里、不待时日，便欲速效乎。每见病家不耐，病未

---

① 佗，底本为"他"。
② 佗，底本为"他"。
③ 使，底本为"便"。
④ 使，底本为"便"。

三、四日，昼夜促汗。医者随情顺意，鲜不败事。故书此为医者之戒。(出《南史·记》)

桂枝加厚朴杏子汤 治伤寒发喘。

戊甲正月，有一武臣，为寇所执，置舡①中艎板②下，数日得脱。乘饥恣食，良久解衣扪虱。次日遂作伤寒，自汗，胸膈不利。一医作伤食下之；一医作解衣中邪汗之。杂治数日，渐觉病甚，气上喘急，医者仓惶失措。予用此方，一啜喘定，再啜絷絷③微汗，至晚身凉，而脉已平静。仲景之方，不知其如是之神。

桂枝去皮　芍药各一两　甘草六钱三字　厚朴六钱三字　杏仁去皮、尖，十七个

上剉如豆大，抄五大钱，水一盏半，生姜五片，肥枣二个擘④开，同煎至八分，温服，覆取微汗。

中和散 解利伤寒，治寒暖不节，将理失宜。或乍暖脱衣，或盛热饮水，或坐卧当风，或暴露风雨，或冲冒霜雪，呼吸冷气，致生阴湿。如此之候，皆为邪疠⑤侵伤肌肤，入于腠理⑥，令人身体沉重，肢节疼痛，项背拘急，头目不清，鼻塞声重，伸欠泪出，气壅上盛，咽渴不利，胸膈凝滞，饮食不

① 舡，音chuán，同"船"。

② 艎，音huáng，船面上的铺板。

③ 絷絷，音dié，重叠穿衣，如《文选·王命论》云"夫饿馑流隶，饥寒道路，思有短褐之絷，儋石之畜。"此处指"一阵阵"之意。

④ 擘，音bó，分开；剖裂。

⑤ 疠，底本为"厉"。

⑥ 腠理，音còulǐ，中医术语，指皮肤、肌肉、脏腑的纹理及皮肤、肌肉间隙交接处的组织。

下。凡有此证，若不解利，伏留经络，传变不已。

苍术六两　荆芥三两　甘草二两

上为粗末，每服三钱，水一盏半，煎至八分，去滓，热服。不计时候，滓再煎。应时①感冒，悉皆治之。

圣散子

苏内翰云：昔尝览《千金》三建散方②，于病无所不治，而孙思邈特为著论，以谓此方用药节度，不近人情，至于救急，其验特异，乃知神物效灵，不拘常制，至理开感，智不能知，今予所谓圣散子者，此类也。自古论病，惟伤寒为至危急，表里虚实，日数证候，应汗下之类，差之毫厘，辄至不救。若时毒流行，用圣散子者，一切不问阴阳之感，连服取瘥，盖不可与伤寒比也。若疾疫之行，平旦辄煮一釜，不问老少良贱，各一大盏，即时气不入其间。平居无病，能空腹一服，则饮食快气，百病不生，济世卫家之宝也。其方不知其所从出。而故人巢居世宝之。以治瘟疫，百不失一。予既得之，谪居黄州，连年大疫，所全活者，不可胜数。巢君初甚惜此方，指江水为盟，约不传人。余窃隘之③，以传蕲水道人庞安常。庞以医闻于世，又善著书，故以授之。且使巢君之名与此方闻之不朽。东坡居士序。

草豆蔻十个去皮，面煨令熟　木猪苓去皮　石菖蒲　茯苓
高良姜　独活去芦　附子炮，去皮、脐　麻黄去根　厚朴姜制
藁本　芍药　枳壳麸炒，去穰　柴胡　泽泻　细辛　防风去芦

---

① 时，底本为"是"。
② 三建散，底本为"三卷散"，误。据《类证活人书》改。
③ 窃，底本为"切"，误。据《类证活人书》改。

白术　藿香　半夏姜汁制，以上各半两　甘草一两，炙

上剉如麻豆大，每服五钱，水一盏半，煮取八分，去滓热服，二滓并煎。空心服之。

神授香苏散　治四时伤寒、瘟疫等疾。

有一白发老人授此方与富者家云：此方治瘟疫、时气，可依此修合救人，大有阴德。是时城中瘟疫大发，其家合施，举城瘟者皆愈。其后瘟鬼问富者，富者以实告之曰：此老已教三人矣。瘟鬼稽颡①而退。

香附子炒，去毛，四两　紫苏、叶各四两　甘草一两，炙　陈橘皮二两，去白

上为粗末，每服三钱，水一盏，煎至七分，去滓，热服，不拘时候。

保真汤　治伤寒疫气，不拘阴阳证。但初觉不快，连进三服立效。

此方系葛丞相镂板印施。

苍术制，一斤　藁本四两　川芎四两　甘草二两

上为粗末，每服三大钱，水一盏半，生姜三片，煎至八分，去滓温服。

神术②散　治四时瘟疫，头痛项强，发热憎③寒，身体疼

---

①　稽颡，音 qǐsǎng，古代一种跪拜礼，屈膝下拜，以额触地，表示极度的虔诚。

②　底本此处为"木"，据目录改。

③　憎：底本为"增"。

痛。及伤风，鼻塞声重、咳嗽、头昏，并皆治之。

　　苍术五两，米泔浸一宿　藁本去土　白芷　羌活去芦　细辛去叶、土　甘草炙　川芎各一两

　　上为细末，每服三钱，水壹盏，生姜三片，葱白三寸，同煎至七分，温服，不拘时候。或作粗末煎服尤快。微觉伤风鼻塞，只用葱茶调下。

　　老君神白散　治阴证伤寒。

　　白术　附子各二两　桔梗　细辛　甘草①

　　上为细末，白汤点服，不拘时候服之。

　　桂枝附子汤　治伤寒发汗不止，恶风，小便涩，足挛曲而不伸。

　　予诊其脉，浮而大。浮为风，大为虚。遂用此方三啜②而汗止，佐以甘草芍药汤，足便得伸。

　　桂枝　芍药各一两半　甘草一两，炙　附子炮，半两

　　上为粗末，每服五钱，水一盏半，生姜三片，枣子一个，同煎至八分，去渣温服。

　　僧伽应梦人参散　治伤寒体疼痛，及风壅痰嗽、咯血等疾③。

　　人参　白芷　干姜　桔梗　白术　青橘皮去穰，各三分之

———————————

①　底本上桔梗、细辛、甘草未书剂量。
②　啜，音 chuò，饮，吃。
③　疾，底本为"痰"字。

上为细末，每服二钱，水一盏，生姜二片，枣子二个，煎至七分，通口①。如伤寒，入豆豉，同煎热服，大有神效。不计时候。

神授太乙散　治四时气候不正，瘟疫妄行，人多疾病。

此药不问阴阳两感、风寒湿痹，并皆治之。

川升麻　白芍药　紫苏叶　香附子　干葛　香白芷　川芎
陈皮　青皮　甘草

上等分，为粗末，每服三大钱，水一盏半，生姜三片，煎至八分，去滓，通口服。不计时候，连进二服。

滑石汤　治伤寒衄血。

汤晦叔云：鼻衄者，当汗不汗所致。其血青黑时，不以多少，乃得止，且服温和药以调荣卫。才见血鲜，急以此药止之。

滑石不拘多少

上为末，以饭圆如梧桐子大，每服十圆。微嚼破，新水咽下立止。只用药末一大钱，饭少许同嚼下，亦得。老幼皆可服之。

姜橘饮　治身热，头痛昏重，未辨阴阳。夹食伤寒、暑疾宜服。

吕侍讲希哲居和州，岁疫，服者多安。

陈橘皮二两，水洗，不去白　生姜捶碎，不去皮，四两

———————

① 通口，意为全部喝下去。

上以水四碗，煎至一碗半。每服一盏，通口并服。

两感方　主伤寒传诸脏表。

木猪苓　干地黄　地骨皮　茯苓　麦门冬　人参各二①两

小麦②一升　桑白皮二两

上六味，剉，分六贴。以水三升，葱头七个，小麦、桑白皮煎，减半。内一贴煎减一升，分二服。口苦、面肿、夜睡狂语，并宜服之。

白虎加人参汤　治暑湿证。

王彦龙作毗陵仓官，季夏得疾，胸项多汗，两足逆冷。医者不晓，服药不效，已经旬日。予诊其脉，关前濡，关后数，当作暑温治。盖先受暑后受湿，暑湿相搏③，是名湿温。先以白虎加人参汤，次以白虎加苍术汤。头痛渐退，足渐温，汗渐止，三日而愈。此病名贼邪，误用药即死。

知母六两　甘草炙，六两　石膏一斤　人参三两　粳米三两

上剉如麻豆大，每服四大钱，水一盏半，煎至八分，去滓，取六分清汁，温服。

龙须散

翟参政改名濯热散。

治中暑迷闷，不省人事，及泄泻、霍乱、作渴。一服即

---

① 底本此处写作"各两"，漏书剂量。此方据《普济方》卷141补。

② 麦，底本为"夌"。

③ 搏，底本为"博"。

愈。亦能解诸物毒。

白矾半两，细研，水飞过　乌梅一两，去仁，瓦上焙干　五倍子一两，生用　甘草一两半，炙微赤。一方生用

上，为细末，入罗面四两，拌匀。每服二钱，新汲水调下服之。

胃苓散　治伏暑水泻。

向敬子一秋水泻，百药不效。初时先头痛，似觉肢体作寒热。叩①之名医，云：公是伏暑，常服此药。两日而止。

平胃散一贴　五苓散一贴

上二药拌匀，每服二大钱，水一盏，枣子二个，姜三片，煎至七分，温服，少顷再服。

甘草散　治冒暑伏热，心膈燥闷，饮水过度。

甘草一两半，炙　五倍子二两　飞箩面二两　乌梅二两，去仁，不去核　白矾一两，火枯

上五味，并为细末，每服二大钱，新汲水调下。

却暑饮　治暑渴逡巡②，闷绝不救者。

《石林避暑录》云：亲治一御马之仆，立甦。且云，沈存中尝著其说。

此方在徐州沛县城门上，板书揭之，不知何人所施。

道上热土　大蒜

---

① 叩，底本为"扣"，义亦通。
② 逡巡，音 qūnxún，有所顾虑而徘徊或不敢前进。

上等仵①多少，烂研，冷水和，去滓脚，饮之即瘥。

夺命丹　治伤寒阴阳二证不明，困重垂死者，七日以后皆可服食，万不失一。

人参一两，去芦，薄切

上水一大升，煎至一大盏，以新水沉冷服，妙甚。

香芎散　治伤风，感冒寒邪，解表发散。

卢州郭医士方，屡用得效。

香附子炒，去毛，六两　藁本去芦，四两　川芎二两　橘皮一两　甘草一两半，炙

上为细末，每服三钱，水一盏，生姜三片，煎至七分，去滓温服。不拘时候。

万金散　截四时伤寒，不问阴阳二证，和表顺里。服之百发百中，其效如神。

陈漕常合此施病者，无不效验。

桔梗十二两　川芎十二两　前胡十二两　枳壳半斤，炒②，去穣　甘草六两，炙　独活六两　苍术十二两，米泔制

上为散，每服三大钱，水一盏半，生姜五片。同煎至八分，去滓热服。连进三服，汗出即愈。

顺解散　治乍暴伤寒，阴阳二证、表里未分，皆可服之。

---

① 仵，音 wǔ，对等，相匹敌。
② 炒，底本为"沙"。

福堂陈寺正宅，常合此奉施，服者皆效。

苍术　藁本　桔梗　甘草　防风　独活_{以上各四两}　厚朴
_{姜制}　陈皮_{各二两}

上为细末，每服二钱，生姜七片，水一盏半，煎至八分，
去滓温服。

活人事证方卷之四

虚劳门

虚　劳

治传尸劳方　袁州寄居武节郎李应，先儿女三人，长子因议买宅，入看空屋无人，忽觉心动，背起寒毛，遂成劳瘵之疾，因而致死。传之次女也，女既病笃，又继之第二子，证候一同。应大恐，即祷于城隍，每日设供，以斋云水，愿遇异人，出万钱酬其医者。应因往市中，开元寺前遇一人自称贫道，踵①足而呼曰：团练宅中有患传尸劳者，贫道有方奉赠。同入寺内，问其道人名姓，竟不答。口授一方，遂假②笔录之。道人言：欲往湖南。相留一饭，云：已吃了。赠之以金，称：自有缠足。道人遂作揖而别。敬依此方修合，如法服食，须臾脏腑忽动，遂下虫七枚，色如红燠肉，腹白，约长一寸，阔七八分，前锐后方，腹下近前有口，身之四围有足，若鱼骨，细如针尖。以火焚之，铁箸③劄刺不能入。其病顿减，后再服一剂，又得小虫四枚，自后遂安。今④已十年，肌体悦

---

① 踵，音 zhǒng，脚后跟。
② 假，通"借"。
③ 箸，音 zhù，同"箸"，筷子。
④ 今，底本为"令"字。

泽，不复有疾。遇神仙方也。

天灵盖三钱，酥炙黄色，为末　虎粪肉骨一钱，就杀虎人买，大肠内取者可用，同青蛇脑和酥涂炙，色转为度。无蛇脑，只使酥炙亦得　鳖甲九助者为妙，醋炙黄色为末，秤一两　安息香半两　桃仁一分，去皮、尖，别研　槟榔一分，别为细末　青蒿取近稍三、四寸，细剉，六两　麝香一钱，别研　豉三百粒　葱根二十一枚，拍破　枫叶二十一片　桃柳枝　李桑枝此四味用取向东者各七茎，如筋大，各长七寸，剉，童子小便半盏浸

上先将青蒿、桃、柳、李、桑枝、枫叶、葱、豉，以官省升①水三升，煎至半升，去渣，入安息香、天灵盖、虎粪骨、鳖甲、桃仁，与童子小便同煎，取汁去渣，有四、五合，将槟榔、麝香同碾匀，调作一服。早晨温服，以被盖出汗。恐汗内有细虫，以帛子试之，即焚此帛。必泻下虫，如未死，用火焚之，并弃长流水中。所用药切不可令病人知。候十日后，气体平复，再进一服。此方传之枢密孙史君希道。

剪草膏　治久年劳嗽肺损，及血妄行久病，只一服愈。寻常②咳嗽咯血，每服一匙可也。

江夏黄生，患劳嗽数年，肌肉销尽，其病甚笃。是夕，劳嗽发作，睡卧不得。令其妻取药服食，误投疮疥药一贴煎服，其嗽顿愈。次日遇里医以此意闻③之，医者云：剪草本杀虫药，劳嗽日久，岂得无虫。因授此一方，修合服食，嗽不复发。

---

① 官省升，指官斛，是一种官方通用的量具。南宋时一般通行用五斗斛。

② 常，底本为"當"。

③ 闻，询问，听取意见。

剪草①一斤，用婺州者，其状如茜草，又如细辛

上，净洗为末，入生蜜一斤，和为膏，以瓷器盛之，不得犯铁。九蒸九曝，日一蒸曝。病人五更起，面东坐，不得语。用匙挑药如粥服，每服四匙。良久，用稀粟米饮压下。药冷服，粥饮亦不得热，或吐或泻不妨。

槟榔圆　治劳瘵、诸虫方。

白芜荑　槟榔各一两

上细末，蒸饼，圆如梧子大，每服十五圆至二十圆，温汤下。

制虫解劳　悦泽肌肤，去劳热

槟榔一两半　龙胆②一两　干漆半两

上为细末，炼蜜圆如梧子大，每服十圆至十五圆，熟水下。

明月丹　治劳瘵。

孙威敏公方，其曾孙孙盈仲传。名方，与《良方》少异。③

硇砂　鹏砂　雄兔粪

上三味，各等分为末，用生蜜圆如梧桐子大，每服七圆。生甘草一分，捶破，新水半盏，揉甘草浓汁吞下。每服日，须

---

① 剪草，又名翦草、四块瓦、土细辛，银线草，为金粟兰科金粟兰属植物丝穗金粟兰的全草或根。在《本草拾遗》中有记载用其治疗"劳瘵"的方法，与本文略相同。

② 龙胆，即龙胆草。

③ 底本将"方"误写为"万"，据《是斋百一选方》改。

初一日以后，十五日以前。五更时令病人起坐，须预戒令不得作声息气服之，作声即不效。或饮水冷，微温不妨。每合药时，必于八月十五日三更前合。如急要服，则就每月十五日以前，月明夜合。勿令妇人、杂人、鸡、犬、猫、畜见。合时与服药栱过，人并不得作声，切记切记。

柴胡散　治骨蒸劳、肺萎①，咳嗽唾涎，心神烦热，不欲饮食，宜服此方。

柴胡一两，去苗　麦门冬二两，去心，焙　黄芩一两　陈皮三分，汤浸去白，焙　人参一两，去芦　甘草二分，炙微赤，剉　半夏半两，汤浸七遍，去滑　桔梗半两，去芦　白茯苓三分

上件捣罗为散。每服三钱，水一中盏，生姜半分，同煎至六分，去滓，不计时候，温服。治骨蒸，小柴胡汤极佳。

黄芪建中汤　治虚劳有热，胸中烦，手足热，心忪忡，口苦咽干，咳嗽潮热等疾。服之能美饮食。

睦彦安方，唐仲举家屡效。

黄芪去芦　白术　枳壳汤浸、去穰　前胡各三分　杏仁去皮、尖　柴胡银州者　人参　白茯苓　甘草　当归　川芎　半夏汤洗七遍　黄芩　白芍药　羚羊角　生干地黄　麦门冬去心，各二分

上十七味，为粗末，每服四钱，水一大盏半，生姜四片，煎至八分，去滓服，食后，日进二服。

———————

① 萎，同"痿"。

蒲术圆　治心肾气不足，漏精遗沥。

白术六两　　石菖蒲一寸九节者，去毛，四两　　破故纸入少酒炒，三两

上为细末，炼蜜圆如梧桐子大，每服五十圆，空心，温酒、盐汤任下。或加舶上茴香二两，炒用。

人参紫菀散　治虚劳唾血，痰涎上盛，咳嗽喘重，寒热往来，肩背拘急，劳倦少力，盗汗发渴，面目浮肿。

人参去芦头　　紫菀洗，去芦头　　陈皮去白，各一两　　桑白皮　五味子　贝母去心，以上各二两　　紫苏叶四两　　白茯苓去皮　杏仁去皮、尖，麸炒　甘草炙，以上各半两

上为细末，每服三钱，水一盏，生姜五片，煎至七分，温服，不拘时候。

秦艽扶羸汤　治肺痿，骨蒸劳嗽，或寒或热，声哑，羸瘦自汗，四肢怠惰，不思饮食。

柴胡去苗，二两　　人参去芦头　　鳖甲米醋炙　秦艽　地骨皮以上各一两半　半夏汤泡、浸洗七次　　紫菀茸　甘草炙，以上各一两　当归洗，一两一分

上㕮咀，每服五钱，水一盏半，入生姜五片，乌梅一个，大枣一枚，同煎至八分，去滓，通口服，食后。

青蒿散　治虚劳骨蒸，咳嗽胸满，皮毛干枯，四肢怠惰，骨节疼痛，心中惊悸，咽燥唇焦，颊赤烦躁，涕唾腥臭，困倦少力，夜多盗汗，肌体潮热，饮食减少，日渐瘦弱。

天仙藤　鳖甲醋炙　香附子炒，去毛　桔梗去芦头　柴胡去

苗　秦艽　青蒿以上各一两　乌药半两　甘草炙，一两半　川芎二钱半

上为细末，每服二钱，水一盏，生姜三片，同煎至七分，温服，不拘时候。小儿骨蒸劳热、肌瘦减食者，每服一钱，水半盏，入小麦三十粒，同煎至三分，温服。

菟丝子圆　治妇人本虚经弱，阴阳不升降，小便泔白，便溺无度。男子精滑不固，并宜服之。

鹿角霜四两　牡蛎煅，四两　菟丝子二两，淘净，酒煮，研焙　川姜六钱，炮

上为细末，酒煮面糊为圆，如梧桐子大。每服二十圆，空心、食前，醋汤或温酒送下。渐加至三、四十圆。

孙好古方　治遗精白浊。

寻常医者只治心肾，未有见效者，《黄帝·素问》云："当先治脾"。此方屡效。

羊胫炭再炟①过，通红取出，窨杀，别研如粉，一两　厚朴去皮用肉，略使姜汁制，为细末，二两

上二件，水调面糊为圆，如梧桐子大。每服百圆，米汤下，如至三百圆。

固真丹　葛丞相传。治遗泄不禁之疾。

昔刘处厚服之得效年，以传胡参政、留丞相。

禹余粮　石中黄　赤石脂　紫石英　石燕子五件各一两，炭

---

① 炟，音 dá，火起，爆。

火煅通红，用米醋三升，淬尽为度　龙骨瓦上火煅　牡蛎盐泥固济，火煅令白，一两

上同研为细末，以白茯苓四两，人参二两，青盐一两为末，入无灰酒约度多少，打糊，拌和众药为圆，朱砂为衣，如鸡头大。每服二圆，止三圆。盐酒、食前、空心、临睡下。

金锁丹　治小便白浊。

华宫使方。

真正山茱萸红肥者，不以多少

上以大萝卜切下青蒂，剜作瓮儿，以茱萸盛，却用蒂盖，竹丁签定。就饭上蒸，令萝卜软烂为度，取出，不用萝卜。以茱萸晒干，为末，面糊圆如梧桐子大。每服三、四十圆。空心、食前，温酒、盐汤送下。

术苓散①　治脾虚盗汗。

华宫使方。

白术三两　白茯苓二两

上为粗末，每服五钱，水一盏半，生姜三片，枣子二个，煎至八分，去渣，空心、食前服。

椒麸散　又方治盗汗②

椒目　麸皮

上等分，同炒令香熟，为末，白炙猪肝掺药食之。

---

① 此方名底本缺，据目录卷之四"虚劳门"补。
② 此方名底本缺，据目录卷之四"虚劳门"补，治证以本书体例调至方名后。

天门冬圆　润肺安血止嗽。治吐血、咯血。

天门冬一两　甘草　杏仁炒　贝母　白茯苓　阿胶各半两

上细末，炼蜜圆如弹子大。咽津含化一圆，日夜可十圆，不拘时候。

黄芪散　因嗽血成劳，眼睛疼，四肢倦，脚无力。

黄芪　麦门冬　熟地黄　桔梗各半两　甘草一分　白芍药半两

上粗末，每服四钱，水一盏半，姜三片，煎七分，去滓温服，日三。

扁豆散　治久嗽咯血成肺痿，多吐白涎，胸膈满闷，不食。

白扁豆　生姜各半两　枇杷叶去毛　半夏　人参　白术各一分　白茅根三分

上细剉，水三升，煎至一升，去滓，下槟榔末一钱和匀。分四服，不拘时候。

活人事证方卷之五

补益门

青娥圆　治肾气虚弱，腰痛，俛仰不利，秘精。大益阳事。老人服此，颜色还童；少年服此，行步如飞。此方乃赵进道于广州太守于番人处得之，久服大有神效。遂作诗一绝以纪其功。

　　十年辛苦走边隅，造化工夫信不虚。

　　夺得风光归掌内，青娥不笑白髭须。

破故纸十两，以水淘过，用麻油炒如脏腑，以麦麸①炒　杜仲五两（须是六两方得五两），剉如骰子大，麦麸②炒黄色　胡桃仁五十个，以糯米粥相拌③，白内捣五、六百下，只用此粥为圆

　　上圆如梧桐子大，每服三十圆，空心，盐酒下。

琼玉膏

铁瓮先生神仙秘法。

此膏填精补髓，肠化为筋，万神具足，五脏盈溢，髓实血满，发白变黑④，返老还童，行如奔马。日进数服，或终日不

---

① 麸，底本为"夫"。
② 麸，底本为"夫"。
③ 拌，底本为"伴"。
④ 此处底本漏一"黑"字。

食亦不饥。关通强记，日诵万言，神识高迈，夜无梦想。人年二十七岁以前服此一料①，可寿三百六十岁；四十五岁以前服者，可寿二百；四十岁以上服之，可寿至百岁。服之十剂，绝嗜欲、修阴功、成地仙矣。一料分五处，可救五人痛疾；分十处，可救十人劳瘵。修合之时，沐浴志诚，勿轻示人。陈晦叔服此，果有大效。

　　新罗人参二十四两，木舂一千下，为末　生地黄一秤六十斤，九月采，捣　雪白茯苓四十九两，木臼杵一千下，为末　白沙蜜十斤

　　上件人参、茯苓为细末，蜜用生绢滤过，地黄取自然汁，捣时不得用铁器。取汁尽，去滓，用药一处拌，和匀，入银石器或好瓷器内封用。如器物小，分两处物盛。用净纸二、三十重封闭。入汤内，以桑木柴火煮六日。如连夜火，即三日夜。取出，用蜡纸数重包瓶口，入井内去火毒。一伏时取出，再入旧汤内煮一日，出水气，取出开封。取三匙，作三盏，祭天地百神，焚香设拜，至诚端心。每晨朝，以二匙温酒化服②；不饮者，白汤化之。

二黄圆　生精补血。

　　黄德延传。论曰：夫人心生血，血生气，气生精，精盛则须发不白，颜儿不衰。可以延年益寿。其夭阏③多由服热药，性燥不能滋生精血，可不悲夫！余深烛此理，以谓药之滋补，无出生、熟二地黄矣。天、麦二门冬，世人徒知服二地黄而不

---

①　料，底本为"科"。

②　"化服"后，底本有一"者"子，疑为衍文。

③　阏，音è，壅塞，阏塞。阏积。

知以门冬为引导，则服二地黄者徒过去尔。生地黄生精血，用天门冬引入所生之地；熟地黄补血，用麦门冬引入所补之地。四味无相。该说载于《本草》，可考而知。而又以人参为通气之主，使五味并归于心。药之滋补，无出于此。

　　生地黄　熟地黄①　天门冬去皮　麦门冬去心，以上各一两人参一两

　　上五味为末，炼蜜圆如梧桐子大。空心，温酒、盐汤，任下三十圆至五十圆。十日明目，又十日不渴。自此以往，可致长生，予登真人之位，此药之功也。

还少丹

西川罗赤脚传②。

大补心肾，治一切虚败，心神耗散，筋力顿衰，腰脚沉重，肢体倦怠，血气赢乏，小便混③浊。服药五日，颇觉有力；十日，精神爽健；半月，气稍壮；二十日，耳目聪明；一月，夜思饮食。久服令人身体轻健，筋骨壮盛，怡悦颜色。妇人服之，姿容悦泽，大暖子宫，去一切等疾。

　　山药　牛膝酒浸一宿，焙干，以上各二两　远志　山茱萸白茯苓　五味子　肉苁蓉酒浸一宿，切，焙干　石菖蒲　巴戟去心　楮实子　杜仲去粗皮，姜汁并酒涂　茴香以上各一两　枸杞子熟干地黄各半两

　　上为细末，炼蜜入枣肉为圆，如梧桐子大。每服三十圆，

---

① 底本此处漏一"熟"字。
② 传，底本为"才"字。
③ 混，底本为"昏"字。

温酒、盐汤下。日进三服，食前、空心服。

看证候加减用药：身热加山栀子一两；心气不宁加麦门子①一两；精液少加五味子一两；阳气弱加续断一两。

不老汤

刘君锡遇刘仲达先生授此方。仲达是时已百余岁，君锡服此方，寿亦至九十。昔闻仲达说，侵早②盥节讫③，未饮食前先服此汤，可保一日无事。常服终身无病。

香附四两，去尽黑皮　　姜黄二两，汤浸一宿，焙干　　甘草一两，炙

上为细末，每服一大钱，入盐点、空心服。

龙珠丹

林怀叔方。

补益精气，服之返老还童。

乾祐间，药市间有漆发朱颜道士，醉饮高歌曰："尾闾不禁沧溟竭，九转灵丹都谩说。惟有骊龙顶上珠，能补玉堂关下血。"有隐士丁元和异之，再拜求其诀，即此方也。

鹿茸去毛酥炙　　鹿角霜　　鹿角膏炒，以上各二两　　干熟地黄洗，焙　　柏子仁别研，以上各五两　　附子炮，去皮脐④　　菟丝子酒浸，各三两

上合为细末，炼蜜为丸，如梧桐子大。每服三十圆，温

---

① 麦门子，即麦门冬。
② 侵早，即凌晨。
③ 即盥洗完毕。
④ 脐，底本为"齐"。

酒，空心、食前吞下。湖州真济大师方去鹿茸、附子二味。

神仙换骨丹

刘郎中方。

此药秉天地，按五行，顺阴阳，通日月之精气。安和五脏，调畅三焦，治五劳七伤。补养真气，聪明耳目，活血脉，注筋骨，添精髓，祛风邪，黑髭发，延年益寿。

枸杞子天之精，拣，去梗　熟干地黄地之精，洗净，焙　柏子仁阴阳之精，拣净，研　甘菊花日月之精，拣，去梗　菟丝子金之精，酒浸　桂心木之精，不见火　肉苁蓉水之精，酒浸，焙　山茱萸土之精，去核，焙　白茯苓玉之精，去黑皮　汉椒火之精，去合口者

上，各四两，拣择好者，为细末，酒糊为圆如梧桐子大。每服五十圆，温酒、盐汤，空心下。

双补圆　治下部虚冷。平补，不热不燥。

刘上舍之祖在京师辟雍[①]，得史载之家传方，服此四十载，享年八十七。

熟地黄半斤，补血　菟丝子半斤，补精

上为细末，酒糊为圆如梧桐子大。每服五十圆，人参汤下。气不顺，沉香汤下；心气虚，茯苓汤下；心经烦躁[②]，酸枣仁汤下；小便少，车前子汤下；小便多[③]，益智仁汤下。

---

① 雍，底本为"癰"，误。辟雍，北宋末为太学之预备学校。
② 躁，底本为"燥"。
③ 此处漏一"多"字，据《类编朱氏集验医方》补。

刘子寿十精圆 治下虚上盛。平补心肾，升降阴阳，既济水火，安神定志，无不效验。

菟丝子二两，酒浸　破故纸一两，炒　青盐一两，炒，别研　远志一两，去心　白茯苓一两　当归二两，酒浸一宿　牛膝二两　山茱萸半两　益智①一两，炒　石菖蒲半两，九节者

上为细末，用獖②猪腰子一只，去膜，和酒研细，煮面糊为圆，如梧桐子大。每服十五圆，食前，盐、酒任下。小便赤少，煎车前子汤下；心气盛，麦门冬子汤下③；心虚，精神不定，茯苓汤下；烦躁④不得睡，酸枣仁末调汤下。

一方去菖蒲，加熟地黄二两，用羊腰圆。

补益双芝圆

吴兴沈待制元鼎，与其子运使德器，平日专服此药，至老不衰。自非有力者，又不能常服也。

麋茸十两　鹿茸十两　附子三两　沉香一两

上麋、鹿各燫去茸，三寸作一段，劈开酒浸，夏月一宿，春秋二宿，冬三宿，取出，慢火炙微焦。剉细，焙干，为细末。入炮去皮、脐附子肉二两⑤、沉香一两，并剉细。却以二茸末三分之一和沉香、附子一处，碾为细末，以鹿角胶六两，先一宿以浸茸酒浸一宿，次日慢火熬开，绵滤去滓渍。和药末，入石臼春数千下。如觉干，添浸药酒。圆如梧桐子大。每

---

① 益智，即益智仁。
② 獖，音 fén，同"豮"，阉割过的猪。
③ 麦门冬、麦门冬子、麦门子为同一物。
④ 躁，底本为"燥"。
⑤ 此处底本缺"两"字。

服五、七十圆，或至百圆。盐酒或盐汤，空心、食前，日一服，或二服亦得。

神仙法炼金液丹

陈莹中得此方，言：范忠宣公家法也。无问老幼，有病无病，常常服之。硫黄①虽热，被猪脂所制，不留脏腑间，壮气养真，莫妙于此。真神仙方也。

　透明硫黄四两　猪肪脂②半斤

上先将硫黄碎为小块，用沙石铫子炼猪脂为汁，去筋膜。却下硫黄，急用柳枝子搅，候消。不可炼过，便下火。先用汤一盏，以新绵罩其上，将所熬硫黄以皂角汤洗十余遍，候不粘腻，以柳木槌碎，极细如粉，水浸。蒸饼为圆，如梧桐子大。每服三、五十圆，米饮、空心下。

养肾散　治腰脚筋骨疼痛，其效如神。

太守③陈逢原，知防州时，因暑中取凉食瓜。至秋，忽然腰腿间疼痛，不能伸屈，艰于举动。凡治腰脚药，服之无效。儿子就商助教处得此服之。才一服，移刻腰脚麻痹，不数刻间，脚遂可伸屈，再服即瘥。此方传之数人，个个取效。

　苍术去皮，一两　全蝎半两　天麻三钱　草乌头去尖，二钱黑附子炮，去皮、脐，二钱

上为细末，拌④匀，每服一钱，淋黑豆酒调下。骨髓痛，

---

① 硫黄，即硫磺。下同。
② 猪肪脂，即猪的脂肪油。
③ 太守，误书为"太字"。
④ 拌，底本为"伴"。

胡桃酒嚼下。药性略麻痹，少时其痛随即散去。

六逸圆

张天师留传方。

老换少壮，轻身强记，驻颜悦色，发白变黑，开心中迷忘，聪明耳目。服至一百日，老换少容；服至半年，发黑如漆；服过二年，颜如童子；服过三年，骨髓生实；服过四年，鬼神自散。合药并服时，忌鸡、犬见。

石菖蒲九节者，能开心孔，聪明耳目，益智不忘，出声音。治耳聋，高志不老　兔丝子补不足，益气力，坚筋骨。主虚劳、燥渴，久服轻身延年　地骨皮主五脏邪气，燥热消渴。补益真气，久服轻身，坚筋骨，不老，耐寒暑　远志补不足，除邪气，益精神，聪明耳目，去皮肤中热。久服轻身难老　生干地黄填骨髓，长肌肉，去胃中宿食。补五脏，通血脉，益气力，利耳目　牛膝壮筋骨，发白变黑。治腰疼，益真气。久服轻身不老

上各用二两，并剉碎，用好酒浸，春夏五日，秋冬七日。慢火焙干，捣罗为末，炼蜜为圆，如梧桐子大。每服三十圆，温酒下。渐加至五十圆。

神仙不老圆

书林陈氏秘传[1]，金华山张先生乌须发方。

服至百日，白者变黄，黄者返黑。又且大能温养荣卫，补益五脏，调和六府，滋充百脉，润泽三焦，活血助气，添精实

---

　　[1]　书林陈氏，指陈晔，长乐（今属福建）人，庆元四年（1198）任广东提刑，勤于著述，有《家藏经验方》。

髓，大有神效。歌曰：

　　　　不老仙方功效殊，驻颜全不费工夫。

　　　　人参牛膝川巴戟，蜀地当归杜仲俱。

　　　　一味地黄生熟用，菟丝柏子石菖蒲。

　　　　更添枸杞皮兼子，细末蜜圆梧子如。

　　　　早午临眠三次服，盐汤温酒任君须。

　　　　忌餐三白并诸血，能使须乌发亦乌。

　　新罗参二两　川牛膝一两半，浸一宿　川巴戟二两，酒浸一宿　川当归二两，酒浸一宿　杜仲一两半，炒黑色，去麸　地黄生熟各一两，酒浸一宿　菟丝子二两，洗，酒浸一宿　柏子仁一两，去壳去仁　石菖蒲一两，米泔①浸一宿，切，焙　枸杞子一两，酒浸一宿，焙　地骨皮一两

　　上十二味，用慢火焙干，磨为细散，炼白蜜为圆，如梧桐子大。每日空心、午间、临卧三次服。每服七十圆，盐汤、盐酒任下。服后忌葱白、薤白、芦菔②、豆粥及藕、诸般血。盖藕能破血，诸血能解药力。合时惟忌秽浊，并妇人、孝子、鸡犬等见。药性温补见卷首。

三仙丹又名长寿圆

　　　　一乌二尤三茴香，久服令人寿命长。

　　　　善治耳聋并眼暗，尤能补肾与膀胱。

　　　　顺气搜风轻腰膝，驻颜活血鬓难苍。

　　　　空心温酒盐汤下，谁知凡世有仙方。

---

① 泔，底本为"甘"。

② 芦菔，即萝卜。

川乌头一两，去皮、尖，剉作骰子块，用盐半两炒黄　苍术二两，米泔①浸一宿，去粗皮，切作片子，用葱白一握共炒黄　茴香三两

上为细末，酒糊为圆，如梧桐子大。每服五十圆，空心、食前，温盐酒或盐汤下，一日两服。忌诸血。

神仙应效丹　杨太尉进十精圆奉圣旨救赐②　治男子元脏久冷，虚损遗精，脾胃不和，心腹刺痛。阴阳两感，寒热往来。五劳七伤，膀胱偏坠。久年劳嗽，累岁脾疼。妇人血海虚损，子宫久冷，血淋、血沥、血蛊、血崩、胎前产后月脉不调，赤白带下，倒③养死胎，室女，小儿，无病不治。医风不过三服，疗劳多是五圆。食癥气块之坚，如霜见日；积岁久年之苦，似雪逢汤。治病之功，说之罔既具④。

硫黄太阳之精　水银太阴之精　雄黄石中之精　石胆⑤铜中之精　硇砂地中之精　茯苓木中之精　鹿茸血中之精　以上七味各一分，净洗、去土　苁蓉骨中之精　附子草中之精　何首乌山中之精

上件为末，依性制度，炼蜜为浓膏，以新瓷瓶收贮，逐旋为圆，每服十五圆。各依病证，汤使服食：心气刺痛，木香汤下；伤寒等病，葱白汤下；赤眼肿痛，清米泔⑥下；妇人血气月脉不通，红花酒下；妇人赤白带，瓜蒌汤下；小儿五疳，麝香汤下；小儿急慢惊风，薄荷汤下；小儿疳，鸡肝汤下；恶心

---

① 泔，底本为"甘"。
② 此处底本为"杨太尉进十精圆奉圣旨救赐神仙应效丹"，今将药名调整至前。
③ 倒，底本为"到"。
④ 罔既具，不尽列具。
⑤ 石胆，即胆矾，性味：酸、辛、寒，有毒。归肝、胆经。具有催吐、祛腐、解毒作用。
⑥ 泔，底本为"甘"。

呕逆吐酸水，丁香汤下；妇人血气块，当归汤下；偏气疝气，天雄汤下；肾虚耳聋，附子汤下；口舌生疮，大黄汤下；四肢无力、腰疼，牛膝汤下；咳嗽痰涎多，生姜汤下；头风，绵黄芪汤下；痛风，乌豆淋酒下；热毒风，苦参汤下；浑身疼痛，毕拨①汤下；急喉风，热酒下；水气浮肿，郁李仁汤下；心腹刺痛，桂心汤下；大小便秘结，通草汤下；饮食所伤，姜皮汤下；气晕心闷，金银汤下；胎衣不下，苦荠汤下；喉风，白矾汤下；妇人血虚，牙齿痛，薄荷汤下。

交感丹

此方乃俞居易之祖通奉遗训云：予年五十一岁，遇铁瓮申先生授此秘术。确志行持，服食一年，大有补益。平日所服药，一切摒②尽；而饮食嗜好，不减壮岁。此药力之功大矣。今年八十有五，享天然之寿，瞑目无恍。此药传之，理当普愿群生，同登道果。后有牙药可同用之。

茯神四两　香附子一斤，用新水浸一宿日内插，去毛，炒令黄色

上为细末，炼蜜圆如弹子大。每服，早晨一丸，细嚼，用降气汤下。

降气汤

茯神二两　香附半两，制法如前　甘草一两半，炙黄

上为细末，每服二钱，沸汤点送下前药。

---

① 毕拨，即"荜拨"。底本原误书为"毕泼"。
② 摒，底本为"屏"。此处意为放弃。

揩牙法

香附子五两，修治如前法，捣生姜四两同淹①壹宿，炒令焦黑

青盐二两，研细拌匀，同上药收

上每夜临卧，以少许揩牙，如常法。

---

① 淹，与"浸"意同。

活人事证方卷之六

妇人诸疾门

妇人病证

夫妇人之疾，多因于血。盖以肾脏而系，胞盛五脏之精，化为血而包藏之。故每月一至，谓之经候。不然则凝而为孕。此乃调燮之常也。若不因妊孕而经血不至，必结为癥瘕，凝为块癖、膨亨①臌②胀，若怀胎之状。饮食虽无碍，而手足尪羸③。或经候及期先作搅痛，恍惚狂乱，头眩目昏，呕逆痰涎，四肢厥冷，经候既通，随即平复；或经候不至，先后爽期，虽通而多寡不匀；或黄白瘀黑异状，遂致艰于子息，妊孕不牢，倒产横生，残害性命。此盖妇人禀受阴性，以血为本。血生于肝，流注子脏。肝神好怒而喜泣，夺甘而嗜酸。木盛土衰，脾为所克，故五脏之精不顺，化为恶血，以伤海血，疾病所生，盖本于此。

蚖班④水蛭地胆蛊，乌头附子配天雄。

---

① 膨亨，又谓彭亨、膨脝。意为胀满。高湛《养生论》载："寻常饮食，每令得所，多湌令人膨亨短气，或致暴疾。"

② 臌，底本为鼓。

③ 尪羸，音 wānglèi，瘦弱。

④ 班，即斑蝥。

踯躅野葛蝼蛄类，乌喙侧子及虻虫。

牛黄水银并巴豆，大戟蛇退共蜈蚣。

牛膝藜芦加薏苡，金石锡粉对雌雄。

牙朴茫硝①牡丹桂，蝱蝎飞生更䗪虫②。

代赭蚱蝉胡脑麝，芫花薇衔③草三棱。

槐子牵牛并皂荚，桃子蛴螬和茅根。

檽根硇砂与干漆，亭长溲流䕅草④中。

瞿麦蔄茹⑤蟹爪甲，蝟皮鬼箭赤头红。

马刀石蚕衣鱼等，半夏天南通草同。

干姜蒜鸡及鸭子，驴马兔肉不须供。

切记妇人产前用，此歌宜记在胸中。

孕妇食物禁忌法

按胎教论云：不得食鸡子、鲤鱼、鲙⑥、兔、犬、驴骡、山羊肉、鱼子、鳖卵、雉雀、桑椹等物。令常居静室，多听美言，听人教论诗书，陈说礼乐。耳不听非言，目不视恶事，心不起邪念。令生男女，尨⑦厚福寿，忠孝自全。斯乃圣人所留教论，故随方状以録之。

食犬肉令子患失音，食鸡子令子疮痍，

---

① 茫硝，即芒硝。

② 䗪，音zhé，即地鳖虫，又称土鳖虫、蚵蚾虫。

③ 衔，底本为"衡"。

④ 䕅，音wǎng，禾本科以年生植物，别称䕅米，水稗子。

⑤ 蔄茹：药用草名，《本草纲目·草部六》载："生山原中，春初生苗，高二、三尺，根长大如萝卜、蔓青"。别名：兰菇，离娄、掘据。

⑥ 鲙，音kuài，鳓（lē）鱼。

⑦ 尨：音páng，古通"庞"，高大。

食兔肉令子患缺唇，食鳖肉令子患项短，

食鸭子令子患倒生，食鳝鱼令子患胎疾，

食螃蟹令子患横生，食田鸡令子患夭寿，

食羊肝令子患反厄，食雀肉令子多嬲①欲。

紫苏饮　治肺气不和，怀胎近上，胀满腹痛，谓之"子悬"。又治临产惊恐气结，连日不下。

曾有一妇人累日产不下，服遍催生药不效。必是坐草太早②，心下惊惧，气结而然。非顺不顺也。《素问》云：恐则气下。盖恐则精却，却则上焦闭，闭则气还，还则下③焦胀，气乃不行矣。得此药一服便产。及妇人六、七月子悬者，不过十服便下。

紫苏并枝叶，一两　大腹皮　人参　川芎　陈橘皮　白芍药各半两　川当归三钱　甘草一分

上㕮咀，分作三服。每服用水一盏半，生姜四片，葱白七寸，煎至七分，去滓，空心服。

诜诜圆　治妇人子宫久冷，胎孕不成，累有所损，或多漏下。皆由子脏虚弱，风冷乘之。常服养血。无病，补一切虚损。

周士言自异人见传。如都水鲁荣伯、御史孙君孚、少监韩致之，皆获其效也。服此药得效后，须广传布。异人所说如

---

① 嬲，音 yáo，嬉戏，玩乐。

② 坐草，产科名词。出《经效产宝》卷上。为临产之别称。因古时孕妇临产时，或坐在草蓐上分娩，故名。

③ 此处底本漏一"下"字。

是。刘郎中传于王云泽。

当归大者洗净，去芦，用酒浸一宿，焙，一两　熟干地黄净洗①，焙，二两　川芎大者，一两②　牡丹皮一两，去心　赤芍药一两桂去皮，不见火，一两　金钗石斛去根，一两　川白姜一两，焙

上为细末，用醋麯糊为圆，如梧桐子大。每服三十圆至四十圆，用醋汤下，温酒更妙。空心、晚食前，日可二服。欧阳庆方加玄胡索、泽兰叶各一两，尤妙。

孕妇服食药饵最难禁，其间或有破血、通③月经、坠胎换胎、动胎气等药，今④将卢医周鼎集歌附于卷首，庶得便于服食。

佛手散　治妇人妊孕五、七月日，因病损胎，或因筑磕着，或子死腹中，恶露下不已。疑贰⑤之间，用此药探之。若不损，则痛即止，子母俱安。若胎损，立便逐下。又治胎伤去血，崩中去血，金疮去血，拔牙去血，昏晕⑥欲死。此方奇妙，不可具述。

当归六两　川芎四两

上为粗末，每服三钱，水一盏，煎欲干，却投酒一大盏，再煎一沸，去滓温服。如人行五、七里，再进不过三服，即效。

---

① 洗，底本为"焙"。
② 底本此处漏书剂量，据《太平惠民和剂局方》卷九补。
③ 通，底本为"適"。
④ 今，底本为"令"。
⑤ 疑贰，即疑惑。
⑥ 晕，底本为"运"。

黄芪劫劳散　治心肾俱虚，劳嗽，时复三两声，无痰①。遇夜发热，热过即冷，时有盗汗，四肢倦怠，体劣黄瘦，饮食减少，夜卧恍惚，神气不宁，睡多异梦。此药能治微嗽有唾，唾中有红线，名曰肺痿。若上件疾不治，即便成赢劣之疾。

乡人杨元鼎女及笄②，病证甚危。一岁之间，百药俱试，无有效者。亦尝从余求治法，无有应之。偶遇名医，得此方，只服一料，遂除根。专录此方传示。

白芍药六两　绵黄芪去根，蜜炙，秤，二两　甘草炙，秤，二两　人参新罗者，去芦头，二两　白茯苓去皮，秤，二两③　熟干地黄洗净，焙干，二两　当归去芦，洗净，秤，一两　五味子拣去枝杖，净秤，二两　半夏拣大者，汤洗七遍，焙干，秤，二两，研为末，以生姜自然汁和饼子，焙干　阿胶二两，拣明净好者到成小块子。以蛤粉先炒热，下阿胶，急以物搅，候皆成珠④子，却倾出，筛去粉不用

上件药，须是先制度了，焙干方秤，恐分两⑤有走作，并为粗末。每服三大钱，水一盏半，生姜十二片，枣三枚出核，同煎至九分，去渣温服。不拘时候，日进三服。

积德丹　治妇人一切病，服之令人有子。
许尧臣方。

熟干地黄四两，洗，焙　牡丹皮二两，去骨　官桂一两二钱，

---

① 痰，底本为"疾"。
② 笄，音ㄐㄧ，古代的一种簪子。女子十五岁可以盘发插笄的年龄，即成年，谓及笄，笄年。
③ 此处底本少"两"字。
④ 珠，底本为"朱"。
⑤ 分两，此同"分量"。

去粗皮，不见火　白芍药二两

上为细末，炼蜜为圆，如梧桐子大。每服三十圆，温酒或米饮，空心、食前，日可三服。

地黄圆　治妇人月经不调，才通又数日不止，或下白带，渐渐瘦悴，饮食减少，一生不产育。

此庞老方，专治妇人白带，此第一方也。

熟干地黄一两一分　山茱萸　白芜荑　干姜　白芍药微炒代赭石醋淬，各一两　厚朴一两　白僵蚕一两

上细末，炼蜜圆如梧桐子大。每服四、五十圆，空心、温酒下，日三服。

香附散　治下血不止，或成五色崩漏。

徐朝奉内人有此疾，试遍诸方不效。后得方，服之遂愈，久服为佳。亦治产后肠痛。此乃妇人中神仙药也。

香附子不拘多少

上为细末，捣，去皮毛，略炒，为细末。每服二钱，清米饮调下。

君臣散　治妇人、室女，心腹疼痛，月脉不调。胎孕不安，产难，倒生横生，子死腹中。产后恶血上心，迷闷喘急。产后头痛。兼治脏毒下血。

当归　川芎各等分

上二味，同研为细末，每服二钱，水一盏，煎至七分，食前服。产后诸疾，温酒调下。产难，倒横，子死腹中，黑豆一大合，炒，热水一盏，入童子小便一盏，药末四钱，煎至一盏

服。脏毒下血，入槐花末半钱，同煎服。产后血迷闷喘急，加荆芥煎。

六合散　治经脉凝滞，腹内积块，疞①刺疼痛。

当归去芦，切，焙　川芎　熟干地黄　白芍药　蓬莪术　官桂去粗皮，各一两

上为粗末，每服四钱，水一盏，煎至八分，去滓②，带热服食，一日三、四服。

抽刀散　治妇人血风、血气等疾。

武兴戎司机宣候恺③云，见一道人用此方疗病，不一而足，遂以为献。真是奇妙。

五灵脂一两，炒　蓬莪术半两，碎剉，微熅　芸薹子④半两，熅　官桂半两，生用

上并为细末，每服二大钱，酒半盏，水半盏，同煎至八分。疾作时热服。

小柴胡加地黄汤　治妇人、室女伤寒发热，经水适断，昼则明了，夜则谵语，如见鬼状。亦治产后恶露方来，忽尔断绝。

柴胡一两一分　人参　半夏汤洗，七分　黄芩　甘草　生干地黄各半两

---

① 疞，音 jiǎo，腹中急痛，吴地俗语云：绞肠刮肚痛。
② 滓，底本为"滞"。
③ 宣，底本误书为"宜"，据《妇人大全良方》改。
④ 芸薹子，即油菜籽。

上粗末，每用五钱，水二盏，生姜五片，枣二枚，同煎八分，去渣温服。

孙真人滑胎枳壳散　此药抑扬降气，为众方之冠。

昔胡阳公主频有产难，每产则经旬痛不安，艰难懼产。遍寻异术，遂传此方。滑胎易产，初生胎小微黑，百日以后渐能变白。若临月之时，不得上高厕，恐儿堕也。

商州枳壳二两，去穰，剉，麸炒　甘草一两，炙

上为细末，每服二钱，百沸汤点，空心、食前，日三服。六、七月以后常服之，如神。

朴消散　下死胎。

知洪州进贤曾通仕，昔为丰城尉时，有产妇子死腹中，号哭不已。令用此药，灌之即下。后用此方以救人，无不验也。

朴消二钱

上为细末，温暖童子小便调服，死胎随即下。

催生如意散

鄂倅施汉卿方。屡使屡见功效。①

人参　乳香末各一两　朱砂末半钱②

上并研极细，三味一处和匀。临产之时，急用鸡子清一个，调匀药末，再用生姜自然汁调开，冷服。如横生、倒生，即时端顺，子母平善。

---

①　屡，底本作"娄"。
②　朱砂末，底本漏书剂量，据《妇女良方》补。

八味散　滑胎易产，神效。

太平州郭师显驻泊传。须用入月方得。服过三十日，动作宜谨，勿上高厕，不觉堕地，如此其易也。

黄芩　大豆黄卷　干姜　吴茱萸　麻子仁　大麦蘖炒，以上各四两　甘草三两，炒　桂心三钱，去粗皮

上为细末，酒服方寸匕①，汤点亦得，空心、食前服。

五积散　治妇人产难，胎衣不下，或子死腹中，腹痛。

永嘉陈无择用此方，累有神效，妙不可具述。

陈皮去白　麻黄去根节，以上各六两　只壳②去穰，麸炒，六两　芍药　川芎　当归　甘草炙　茯苓　半夏浸七次　肉桂　白芷以上各三两　厚朴姜制　干姜炮，以上各四两　桔梗十二两　苍术十四两

上为粗末，除桂、枳壳二味，余十三味慢火炒，令色转，入先二味，令匀。每服三钱，水一盏半，姜三片，煎至一盏，热服之。

一捻金　治妇人生产，数日不下，及胞衣或死胎不下。

此方乃崔元亮海上传，人但未知耳。才一搽上药，随即便下。自使常用极甚。

蓖麻子七粒

上去壳，研如泥烂，涂脚心，才下了，急洗去药。

---

① 匕，底本为"七"。
② 只壳，即枳壳。

七圣散 催生神妙。

此方凤州河池县乔医家货。每服用钱引一道。偶一士友杨斋伯得此方，广试有效，其验如神。

延胡索 没药 白矾飞过 白芷焙 姜黄焙 当归焙 官桂不见火

上各等分，为末。临产阵痛时，烧铧刃铁通赤，焠酒，调三钱，服一、二盏，立产。

水银圆① 治子死腹中不下。

水银一块如弹子大

上以枣肉研匀，圆如豆大，水吞下，立出。

半夏白蔹汤② 治子死腹中及胎衣不下。

半夏 白蔹

上各等分为末，煎瞿麦汤调下。横生，二服③；已倒生，二服；儿死，四服。

香附子汤 治血崩不止。

永嘉陈无择用此方，妙甚。勿谓药粗贱而轻之，合时当以斤计，大剂服之，方见奇效。

香附子不拘多少，去毛并黑皮，炒深黑色，焦不妨

上为细末，入盐少许，沸汤点服，不拘时候。

---

① 此方名底本缺，据目录卷之六"妇人门"补。
② 此方名底本缺，据目录卷之六"妇人门"补。
③ 服，底本为"寸"。

黑神散①　治产后一切证候危笃，无出此方要妙。

子死腹中或胎衣不下，横生逆生，并用乳香煎汤调下；

产后胸膈不快，发渴，人参煎汤下；

产后血晕，如风之状，或见鬼神，麝香汤调下；

产后腹痛泻痢，肉豆蔻末一钱，米饮调下；

产后憎②寒发热，煎黄芪汤调下；

产后小便出血、大便秘，灯心橘皮汤下；

产后血崩，恶露未尽，腹痛，入大圣散调酒下；

产后心腹膨胀，呕逆，煎南木香汤调下。

清魂散　治产后血晕③，急灌下咽，即开眼、省人事。

徐朝奉屡用有验。盖产后血晕，闷绝惊人，最为恶候，仓卒之间，失于救疗，致夭伤。

泽兰一分　人参一分　川芎半两　荆芥取穗，一两　甘草二钱，炙

上为细末，每服一钱匕，热汤、温酒各小盏，调匀，急灌下。

紫桂散　治产后恶露未尽，寒热无时，脐腹刺痛。逐恶血，养新血。

石大夫方。

牡丹皮　赤芍药各三分　川芎　当归洗，焙　牛膝酒浸一

---

① 本处未列方药，在全书中鲜见。刘信甫《活人事证方后集》卷十五《血疾门》"黑神散"所列方药为"百草霜"，可参读。

② 憎，底本为"增"。

③ 晕，底本为"运"。

宿，各半两　肉桂去粗皮　防风去芦头　蓬莪术煨香，乘热切　香
白芷　大黄湿纸裹，煨香　陈橘皮去白　桔梗去芦头　木通　前
胡　京三棱煨香，切，以上各一两

上为细末，每服三钱，水一盏，生姜三片，煎至七分，微
热服，空心、食前。

蜜煎导法

出仲景伤寒方，产家不载。

治产后大便秘结不通。多因下血过多，肠干燥，甚至旬日
以上。腹胀急痛，气喘昏迷。若攻之则致危殆，不攻则无缘
得通。

郭医云：尝用此方，随即便通，并无所损，此乃真活
法也。

蜜七合一味，内铜器中，微火煎之，稍凝似饴状，搅之勿
令焦著。欲可圆，并手捻作挺，令头锐，大如指，长二寸许。
当热时急作，冷则硬。以内谷道①中，以手急抱，欲大便时乃
去之。

乌梅汤②　治产后血渴烦热口干。

此方出《圣惠方》。"不可轻易治渴"，甚奇，恐人不知，
故录以示。

用乌梅三个，槌碎，水一盏，煎至七分，温服。不拘
时候。

---

① 谷道，即肛门。
② 此方名底本缺，据目录卷之六"妇人门"补。

活人事证方卷之七

脾胃门　霍乱　停痰　翻胃　疟疾

观音应梦散　治翻胃①。专治翻胃，呕吐不止，饮食减少。常服快利胸膈，调养脾胃，忺②进饮食。

常州一富人病，翻胃，往京口甘露寺设水陆③，泊舟岸下，梦一僧持汤一杯④与之，饮罢犹记其香味，便觉胸膈少快。早入寺，知客供汤，乃是梦中所饮者，胸膈尤快。遂求其方，修制数十服后，疾遂瘥。名曰"观音应梦散"。

干饧糟头醡⑤头，六分　　生姜四分，洗净，和皮

上相拌，捣烂，捏作饼子，或焙或晒，令干。每十两用甘草二两炙，同碾罗为末。每服二钱，入盐少许，沸汤调服，不拘时候。

神效安脾散　治翻胃，吐食咽酸，吐黄水，服诸方不瘥者。服之神效。

顷者甲申之春，以事至临安，寓止朱家桥詹翁店。詹翁年

---

① 本句底本置于"观音应梦散"之前，为统一体例，兹改于方名后。
② 忺，音 xiān，欲，想要。
③ 即做道场。
④ 杯，音 bēi，古同"杯"，盛酒、茶等的器皿。
⑤ 醡，音 zhà，酒榨的榨床。

六十，苦翻胃危殆，已治棺木在床侧。适予有宣司之辟，往别而去，其詹翁已不能言。及十一月自淮上归，过其门，意此翁已不存，为之惨然。方询问间，而此翁已出迎揖。见其颜色红润，甚惊异之。问其所以，乃云：官人是日离去，即有川官人来歇。得药数贴，服之即愈。遂授此方，后用此方无不效验。

高良姜一两，以百年壁上土二、三合，打碎，用水二碗煮干，切，焙　草果①面裹，煨、去壳　南木香　胡椒　白术　白茯苓　丁香怀干　人参　陈皮去白，以上各半两　甘草一两半，炙

上，同为末，每服二大钱，空心、食前，米饮入盐点服，盐酒调亦得。

正胃散

大智禅师方。

治翻胃吐逆，药食不进，结肠三、五日至七、八日，大便不通，如此者必死，无药可治。

甘草炒　白术各半两　茴香一两，炒　草果二个　陈皮二两

上为末，每服二钱，水一盏，姜钱三片，紫苏七叶，同煎至七分，入盐少许，空心、食前服。

八仙剉散　壮脾进食，令人饮酒不醉。

昔宣和初，有华山贡士张老人，号为铁翁居士。因入山采药，遇道人在一石崖坐共酌，约有八人，手中各出一物。亦令张翁坐，与少酒饮。饮数盃②，各赐手中之物。张翁熟视之，乃

---

① 果，底本为"叶"。底本原有一按："叶"疑"果"字。
② 盃，音 bēi，同"杯"。

八味药也，兼求其方，名曰"八仙剉散"。后亦经进，药味下项。

　　干葛纹细嫩有粉者　白豆蔻去皮、壳　缩砂仁实者　丁香大者，以上各半两　甘草粉者，一分　百药煎①一分　木瓜盐窨，加倍用　烧盐一两

　　上件八味，共细剉。人所不能饮酒者，只抄一钱，细嚼，温酒下，即能饮酒。甚妙，秘之。

六丁圆　治翻胃如神。

沈存中《笔谈》② 言之甚详。

　　母丁香一两，不见火　生辰砂一钱重　五灵脂五钱重

　　上为末，入黄狗胆、粽子尖为圆，如鸡头大，姜汤、米饮任下。每服一圆。三十年病三、两圆。

暖胃散　治心脾疼。

史丞相奉内祠，偶苦此病，痛不可忍，宣遍御医皆不效。得草泽此方，其病即愈。

　　苍术，不拘多少，用黄泥和浆煮，令透。净洗、焙干，研为细末。每服二钱，米饮、空心调下。或酒糊为丸，米饮吞下亦得。

草果散　专治脾痛。

周维高侍郎，少年随侍先人任青州倅日，后圃枣多且佳，

---

　　① 百药煎，是由五倍子同茶叶等经发酵制成的块状物，主要用于呼吸系统以及消化系统疾病的治疗与调理。

　　② 即沈括《梦溪笔谈》。

日夜饫飧①，遂成脾疾。十余年，时时发，不可忍。一日因谒②客，忽疾作，急辞起。下汤来，啜罢疾止。后求得方，合服一料断根。

草果面裹，煨香熟，去皮膜，取净肉三两　生姜半斤，洗净，不去皮，四两研烂，四两作片③　甘草三两，有粉者，细判　盐二两

上四味一处拌，和匀，将片子姜盖面盦④二宿（夏月一宿），然后焙干为末。每服沸汤点服。

麋脐圆　治脾虚⑤

王东卿运使出蜀过鄂，但饮酒而不能食。林总郎传此方，三服能啖⑥。

麋茸　腽肭脐⑦各等分

上为细末，用肉苁蓉打糊为圆，每服七十粒，温酒下。

姜术散　治脾胃虚弱，兼止妇人脾血久冷痛。

天台吕使君，自来有腹痛，疾发即闷绝，连日不瘥。有一道士制此与饮，一服遂止。每发即煎服，如失去累。与人服，无不神验。治冷泻尤妙。腹痛最难得药，此方只是温脾止痛。

高良姜炒，令熟　草豆蔻去壳，炒　缩砂⑧去壳　厚朴去粗皮

---

① 饫，音 yù，饱食；飧，音 sūn，晚饭，亦泛指熟食，饭食。
② 谒，音 yè，拜见。
③ 古时为十六两秤制，故半斤可分成两个四两。
④ 盦，音 ān，古代盛食物的器皿。
⑤ 本句底本置于"麋脐圆"方名之前，为统一体例，兹改于方名后。
⑥ 啖，音 dàn，吃。
⑦ 腽肭脐，音 wà nà qí，海狗肾，即雄性海狗或海豹的外生殖器。
⑧ 缩砂，即砂仁。

甘草炙　白术以上各一两　青皮去白，炒　诃子去核，各半两　肉桂半两①　生姜一两，切　枣肉一两，切，二味同厚朴一处用水一碗，煮令干，同杵为团，焙干用

上为细末，每服二钱，入盐少许，沸汤点，空心服。此药偏治腹痛。

天下受拜平胃散　治脾胃不和，膈气噎塞，呕吐酸水，气刺气闷，胁肋虚胀，腹痛肠鸣，胸膈痞滞，不美饮食。常服温养脾元，平和胃气，宽中进食。

此药人人常服，独此方煮透，滋味相和而美，与众不同，所以为佳也。

川厚朴去粗皮　陈橘皮汤洗，不去穰　甘草各五两　南京小枣二百枚，去核　茅山苍术五两，去皮，米泔浸一宿　生姜和皮，四两，薄切

上六味，用水五升，慢火煮干，捣作饼子，日干，再焙，碾为细末。每服二钱，入盐少许点服。如泄泻，加三钱，生姜五片，乌梅二个，盐少许，水一盏半，煎至八分服之。

厚朴煎圆

孙兆尝云：补肾不若补脾，脾胃既壮，则能饮食。饮食既进，能生荣卫。荣卫既壮，滋养骨髓，补益精血。是以《素问》云：精不足，补之以气；形不足，补之以味。宜服此温中下气，去痰进食。

厚朴极厚者，去粗皮，到，如指面大片，秤一斤　生姜一斤，不

---

① 此处肉桂后衍一"各"。

去皮，洗，切作片，二味入水五升同煮，水尽去姜，只用厚朴焙干　干姜四两，剉如骰子大　甘草二两，剉半寸长，同干姜入焙了厚朴一处，用水五升同煮，水尽去甘草，只将干姜、厚朴焙　舶上茴香四两，炒　附子二两，炮，去皮、脐

上同为细末，生姜煮枣肉为圆，如梧桐子大。每服三、五十圆，空心，米饮或酒吞下。

手拈散　治脾疼神妙。

叶石林游山至一小寺，颇觉齐整，学徒亦众。问僧所以仰给者，答云：素无常住①，亦不苦求于人，只货数药以赡，其间独脾疼药最行。求方，遂授一诗云：

　　　草果玄胡索，灵脂并没药。

　　　酒调三两钱，一似手拈却。

上四味等分，为细末，每服三钱，温酒调下。

乳蛎散　治心脾疼瘲②，人不可忍，服诸药不效者。

江陵管戎司生药铺，使臣久苦此疾，沙市蒋医一服《千金》即愈。数数厚赂，求方而不可得。偶孙医辨其药味，试之果效。《本草》亦载此治心痛，或言古方有此。

牡蛎一两，黄泥固济，煅通红取出，研细　乳香半两，默念"延胡索"，研之即细

上和匀，每服二大钱，沸汤调下，立效。

① 常住，《是斋百一选方》作"田产"。
② 瘲，音 zuò，结。此指古书上说的一种病，臂屈而不能伸。

附子仓廪①汤　补虚，生胃气，逐冷痰。和脏，快胸膈，进饮食，止泄泻。

附子八钱重者一个，炮、去皮　黄芪半两　甘草半两，微炒　人参半两　南木香一两半　白术半两　川姜二钱，微炒　半夏半两，汤浸七次，作片

上，吹咀，每服二大钱，水一盏半，入炒陈仓米②一半合，同煎八分，去滓，食前温服。

枇杷叶散　定呕吐，利胸膈。

庞老方。

枇杷叶揩拭去毛，令净　人参各一钱　茯苓　茅根切，各半两　半夏一分，汤泡七次，切

上细剉，每服四钱，水③一盏半，生姜七片，慢火煎至七分，去滓，入槟榔末半钱，和匀服。

扶老强中圆　磨脾进食，养胃逐寒。

叶景夏尝服有效。

神麴二十两，剉碎，炒　大麦蘖十两，炒　干姜五两，炮　乌梅肉五两，剉，炒　陈皮五两，去白　吴茱萸五两，洗，炒

上六味，为细末，面糊为圆，如梧桐子大。每服一百粒，不拘时候，姜汤下。

---

① 廪，底本为"米"，原有校按"目录'米'作'廪'"，据改。
② 米，底本为"术"。
③ 此处底本少一"水"字。

碧霞丹 治疟神效。

朱子新方。

巴豆东方甲乙木，取皮去油，别研　官桂南方丙丁火，去粗皮，碾　硫黄中央戊巳土，细研　白矾西方庚辛金，别研　青黛北方壬癸水，别研。以上各等分

上于五月初一修合了，用纸各包，以盘盛，依方位排定。勿令鸡犬、猫儿、妇人见。安在佛前，至端午日午时，用五家粽尖和研为圆①，如梧桐子大。用新绵裹，男左女右，塞于耳中。妇人患，男子与安之；男子患，妇人安之。一圆可治七人。未发前一日安之。如再用，醋蘸过使。神效。

施虐丹

谢直阁，知四明。

附子一个，炮，去皮、脐　朱砂半两

上为细末。和匀，以半夏麯末为糊，圆如梧桐子大。发日面东，取一口气，以井花水吞下一丸，默想药至丹田。

尊贵食药 消食快气。

广州市间道人货此药，日售数千，因求得此方。

陈米半升，久深者好　大麦蘗②一两　陈皮半两　青皮半两，去穰　缩砂仁一两　丁香皮半两　甘草一两，炙　香附子二两，去黑皮，生用　巴豆三十七粒，和陈米炒七分细，去巴不用

上八味，为细末，糊为圆，如绿豆大。每服三十圆至五十

---

① 圆，底本错为"研"字。

② 蘖，底本为"孽"。

圆，熟水吞下，嚼碎亦得。小儿有积，加添。空心，淡姜汤
送下。

阿魏圆①　治寒疟疾。

窦藏叟方。

患疟之苦，异于诸疾。世人治之，不过常山、砒霜之类，
发吐取涎而已。虽得稍安，亦损和气。夔州谭逵病疟半年，前
人方术用之已尽，皆不能效。偶邂逅故人窦先生，口授此方，
服之遂安。

辰砂有墙壁光明者　阿魏真者，各一两

上研为末，稀糊圆如皂荚子大。空心，浓煎人参汤下
一圆。

生熟饮子　治疟疾，升降阴阳。

徐叔虞传。屡②试有验。若疾作频频，服之无不随愈。

厚朴二方寸，生姜制　肉豆蔻二个　大枣二个　草果二个
大甘草二寸　生姜二块，指面大

上一半面裹煨熟，一半生用㕮咀。每服四钱，水二盏，慢
火煎一盏。未发前热服，移时再进。

独胜散　治脾寒气滞，疼痛不堪，胸膈痞闷，呕逆恶心，
可思饮食。

封州谭守过曲江传，云得之于衡守王刚夫，简而妙。

---

① 此方名底本缺，据目录卷之七"脾胃门"及文义补。
② 屡，底本为"娄"。

用生姜，不拘多少，和皮切作片子，拌生面。令片上沾粘饱足。或晒或焙，令干。秤五两，炙甘草半两，和匀，碾为细末。白汤调下，不拘时候。频服有效。

大安散　治一切寒热久而欲成劳瘵者。

杲都正①方。

草果子三个，去皮　乌梅七个　半夏一十四个，汤浸　枣子七个，去核　青皮一钱　陈皮一钱　大甘草三寸　生姜一两半　鳖甲半两，醋煮　川乌二钱半，去皮、脐

上㕮咀，作一服，用皮纸裹之凡四重，外再以湿纸裹。用慢灰火煨，闻药香即取出。用水二碗，煎至一碗，热服。如病未久，可去鳖甲、川乌二味。

黑虎散　治疟。

十一兄传，云极有效。

干姜一两　良姜一两　片子姜黄一两　巴子②三十粒，新者用二十一粒，去壳

上将上三药，剉如巴豆大，一处炒，令焦黑色，去巴豆不用，将余药碾为细末。每服三钱，于未发前一时辰，热酒调下，临发时再进一服，即愈。炒香须是焦黑，生即令人泻。

混元丹　治疟疾。

窦签判名思文云，甚有验。积年者不过两服，新者一服愈

①　杲，音 gǎo，姓。
②　巴子，即巴豆。

之。纯舍姪方同。

　　常山不以多少，鸡骨者，为细末

　　上，用鸡子清一个，入蜜一匙许，于饭甑①上蒸熟，以搜和常山末，圆梧桐子大。每服十五圆。当发日空心、冷酒吞下。忌热物一日，不吐不泻。窦签常自服取效。

人参散　治五般疟疾。服之不吐不泻，百发百中。

　　人参一分　　陈橘皮真全者，五个　　乌梅十个　　大枣十个　　甘草拇②指大五寸　　草果七个　　生姜拇③指大五寸

　　上洗，剉，为五服。每以湿纸裹一份④，入盐少许，煨，令香熟，去纸。入水一大碗，于瓷器内同煎至大盏，去滓。发日空心、食前温服。须发前服，俟不发即住服。

辰砂圆⑤

　　疟之为苦，异于诸疾，世人治之，不过常山、砒霜之类，发吐取涎而已。虽安，所损和气多矣。夔州谭逵病疟半年，前人方术用之略尽，皆不能效。邂逅故人窦藏叟先生，口授此方遂愈。

　　辰砂有墙壁光明者　　阿魏真者，各一两

　　上研匀，和稀糊圆如皂荚⑥子大。空心，浓煎人参汤下一圆。

---

　　① 甑，音 zèng，古代蒸饭的一种瓦器。
　　② 拇，底本为"母"。
　　③ 拇，底本为"母"。
　　④ 份，底本为"分"。
　　⑤ 此方与前"治寒疟疾"方同。
　　⑥ 荚，底本为"夹"。

活人事证方卷之八

水肿门 水气、浮肿、水蛊附

神功圆 治浮肿①。十肿水气。

此方出《神仙秘藏经》，人间无本。因郑炼师在天台金坛上传此方，二十余年，得效者众。凡此病有十肿，此方俱治。一瘥以后，永不再发。若能断得盐味，无不验也。昔有人患脚气十余年，遍身肿满，腹硬如石，水饮难下，喘不能卧，头不着枕二百余日，羸弱异常。因服此药，当日气散，十日后肚硬消尽，二十日气力如旧。既获神效，誓传于世。

川朴硝细研 杏仁汤浸，去皮、尖，麸②炒，各二两 川乌去皮，生用，为末 椒目微炒，为末 葶苈子淘去浮者，浸出芽，候干，慢火炒令黄色 川芒消③细研 甜葶苈纸上炒紫色，各一两 马牙硝

上件葶苈、葶苈子、杏仁等同和，先杵一千下，取大枣十枚煮，取肉，与上件药，都研令匀，然后入炼蜜和，杵一千下，却圆如梧桐子大。每服二圆，空心，桑白汤吞下。

次用此补药：

---

① "治浮肿"三字底本置于"神功圆"方名前，为统一体例，兹改于方名后。
② 麸，底本为"夫"。
③ 芒，底本为"芝"。川芒消即是芒硝。

磁石火煅赤，入醋淬十数次，研，水飞过，半两　羌活　木香
泽泻　白术　诃子肉　肉桂　川乌炮　草豆蔻　赤茯苓　黄芪
槟榔各半两　厚朴姜汁制　桑白皮别碾末　椒红　肉苁蓉酒浸，
炙　人参　附子炮　陈皮去白，各三两

　　上捣罗为末，用羊石子①或獖猪石子②（去筋膜，生）研
细和末，杵数千下，为圆。如硬，更少入酒，煮糊为圆，如梧
桐子大，焙干。一服二十圆至三十圆，用羊石子作酒下，或温
酒亦得。午前再服。百二十日内忌③房室并盐、毒物等，
立效。

治水肿气虚浮胀

　　衢州库子陈通，患此一病垂死，医者并不敢下药。偶遇一
妇人传此方，云是海上道人授此，已试有验了病。自小便而下
数桶，其便似黄冻色，遂愈。实是奇妙。

大蒜不研烂　真蛤粉各等分

　　上将蛤粉入蒜烂研，圆如梧桐子大，每服十圆，白汤下。
若气不升降，用大蒜逐瓣④入茴香七粒，湿纸煨熟，烂嚼，白
汤送下。若脏腑不止⑤，加丁香煨服。

---

　　① 羊石子，羊的睾丸，又名羊外肾、羊肾。性味功能：甘、咸、温。补肾，
益精助阳。治腰痛，疝气，消渴，阳痿，遗精，带下。
　　② 獖猪石子，即猪睾丸，又名豚卵、豚颠。性味功能：甘、温。补肾纳气。
治哮喘，疝气，癃闭。
　　③ 底本此处多一"忌"字，径去。
　　④ 瓣，底本为"辨"。
　　⑤ 此处的"脏腑不止"指大小便不止。

双和散　治水蛊腹胀。①

绍兴府朱蓁方。葛丞相但服嘉禾散，亦取效。

嘉禾散　四柱散

上二件药，各等分，和匀，依法煎服。

五皮散　治脾胃受湿，面目、四肢虚肿②。

陈世德方。

此药通利小便，切不可吃泻水药，或添五加皮亦得。盖欲肿从水道去也。渠云：大学③同舍几人患此，病势甚笃。服此并安。

大腹皮　茯苓皮　陈橘皮　桑白皮取上下者　生姜皮各等分

上为粗末，每服三大钱，水一盏半，煎至七分，日进三、四服，不计时候。忌油腻等物。

治一切浮肿　及患水气等疾。

钱昭远知县方。有一妇人患浮肿疾半载，服药无效。四肢头面悉肿，按之没指，兼以气喘，病势可畏。授此方修合服食，其肿遂退。用忌咸物。屡以此方治人，有神验，不可轻忽也。

吴茱萸　枳壳各半两　赤茯苓　白术各一两

上为粗末，分作三服。每服，水三大盏，生姜一两切碎，同煎至一盏。去滓，作两次服。不拘时候，一日三服，尽此

---

①　本句底本置于"双和散"方名前，为统一体例，兹改于方名后。

②　本句底本置于"五皮散"方名前，为统一体例，兹改于方名后。

③　大学，即太学。

一料。

木香饼子　治水气四肢肿①。

黑牵牛一两　木香　郁李仁　大戟各半两　甘遂一分

上件为细末，用瞿麦②一两、药一钱，和作饼子，煮熟服。忌甘草、盐、醋，只得吃白粥，一月日立见效。

补药

苍术四两　白术　白豆蔻　木香　人参各半两　山药二两
陈粟米二两

上为细末，每服一钱，生姜三片，枣子一枚，同煎至七分，温服，立效。

枳壳散　治水蛊，腹胀如鼓，坐卧喘急不安。③

枳壳四两，去穰，切作两指面大块，分四处。每将一两用苍术一两，同炒黄色，去苍术；一两用萝卜子一两，同炒黄色，去萝卜子；一两用干漆一两，同炒黄色，去干漆；一两用茴香一两，同炒黄色，去茴香。

上取枳壳为细末，却用原④炒药苍术等四味，同水二碗，煎至一碗，去滓，用汁煮面糊，和枳壳末为圆，如梧桐子大。每服三十圆至五十圆，食后，米饮下。

---

① 本句底本置于"木香饼子"方名前，为统一体例，兹改于方名后。
② 麦，底本为"麪"。
③ 本句底本置于"枳壳散"方名前，为统一体例，兹改于方名后。
④ 原，底本为"元"。

治浮肿议论

《经》云：平治权衡，谓察脉浮沉也。去远陈旧，谓荡涤胃中腐败也。开鬼门，谓发汗也；洁净府，利小便也。脉浮如秤衡之，在上即发汗。鬼门，汗孔①也。脉沉如秤锤之，在下则利小便。净府，小肠也。又，腰以上肿，宜发汗；以下肿，宜利小便。《千金》《外台》并有正方，不过麻黄、防己、白术、猪苓之类，世医不知此，悉用水银之属攻之，百无一生。水病易愈，难于将理。必须忌房室、喜怒之类。

神助散　仁宗皇帝赐名②治十肿水气，四肢面目浮肿，喘息不得卧，小便涩，腹中气满，并皆治之。

葶苈子炒香，三两，研　黑牵牛微炒，取末，二两半　猪苓泽泻各二两　椒目一两半

上为末，先以葱白三茎，浆水一盏，煎至半，却入酒半盏，调药末三钱。绝早，面向东服。如人行十里久，以浆水、葱白煮稀粥至葱烂，入酒五合，热啜。量人多少，须啜得一升许。不得吃盐并面。自平旦至日午，当利小便三、四升，或大便利。喘定，肿减七分，隔日再服。既平之后，必须大将息③，及断盐、房室三、二年，其病永除。

神仙万金圆　专治十肿水气，逐阴固阳，扶危正命，妙不可言。凡足膝微肿，上气喘满，小便不利，便是水气证候，速

---

① 孔，底本为"空"。

② 本句底本置于"神助散"方名前，为统一体例，兹改于方名后。

③ 将息，即调理。

合此药服之。

仙居湛道传此方云：病者不能忌盐勿服此药，徒劳无功。果欲救病，死中求生，即须依此忌盐，至诚服食。只于小便内漩去，并不动脏腑，病已①。且服此药，每日一两服，兼以温酒，调补脾元、血气药将理②。此神仙方也。

蚺③含石大而圆者三两，以新坩锅子盛，用炭火一秤，煅通红，急倾入二升酽米醋内淬，④候冷取出，研至无声止　针砂真者五两，精加拣择，水淘泠⑤净，控干　禹余粮三两，同针砂一处，入生铁铫子内，用米醋二升同煮，醋干为度。并铫子以炭火一秤，煅通红，倾在净砖上候冷，一处研至无声如粉细

以上三味为主，其次量人虚实，入下项药。凡治水气，多是冷药转下。上件药，既非甘遂、葶苈、芫花之比，又有下项药辅佐，故老人、虚人皆可服。

羌活　牛膝酒浸一宿　川芎　木香炒　白茯苓　肉豆蔻炮官桂去粗皮　茴香略炒　蓬莪术炮　干姜炮　青皮去白，炒附子炮，去皮、脐　荆三棱炮　当归酒浸一宿　白蒺藜以上各半两，更量虚实、老壮，斟酌多少，入前三味。虚人、老人全用，壮实者减半

上为细末，拌令匀，汤浸蒸饼，握去水，和药再捣匀，圆如梧桐子大。空心、食前，温酒或白汤下三、五圆。忌盐三个月。水气去后，口淡，且以醋少许调和饮食。

---

① 此"已"指病愈。
② 将理，即调理。
③ 蚺，音 shé，同蛇。
④ 底本此处多一"针"字。
⑤ 泠，音 líng，清凉。

雄黄汤　治腹中坚瘕，如石下龙蛊。

有黄门奉使交广回，周顾谓曰：此人腹中有蛟龙。上惊问曰①：卿有疾否？曰：臣驰马度大庾岭，时当热，困且渴，遂饮水。觉腹中坚硬，如铁石相似。周遂以此药服之，立吐一物，长数寸，大如指。视之，鳞甲具②全。投之水中，微顷长数尺。复以苦酒沃之，如故。以器覆之，明日又生③一龙矣。

雄黄透黄者　硝石

上二味，各等分，为末。每服一大钱，水一盏，煎服，立吐之。

雄黄解毒圆　下蛇蛊。

唐甄立言，仕为大常丞，有道人病腹痛瘑④。诊曰：腹有蛊，误食发而然。食饵雄黄一剂，少顷吐一虵，乃拇指大，无目，烧之有发气。乃愈。此杀毒虫之效也。

治水气　极有神效。

上用着中冬瓜一枚，去穣。以肉桂十两，剉，内冬瓜中，盖口，湿纸裹数重。掘地坑，簇以炭火，煅令存性，为细末。每服二钱，米饮调下，日二服。一料可绝根本。

---

① 按，此传说出自郑处诲《明皇杂录》，"上"，指唐玄宗。
② 具，同俱。
③ 生，底本作"生生"。
④ 瘑，音 mèn，烦闷，生气。

治浮肿

俞子清少卿家传方，云得效甚多。

红枣核槌破取仁　白茯苓等分

上为细末，米饮调下。

桃仁散　治脾弱下虚，气不升降，荣卫不调，水道不利，三焦不顺，面目浮虚，环脐胀肿，坐卧不安。

桃仁汤浸，去皮尖，麸炒黄　大腹子面裹，煨黄色　赤茯苓去皮　白术　紫苏叶以上各一两　木香　甘草炙，各半两

上为细末，每服二钱，煎紫苏汤调下，不计时候。

木通散　治胁肋刺痛膨胀，小便赤涩，大便不利，或作浮肿。

紫苏不去梗　木通　陈皮去白，以上各二两　甘草一两，炙

上㕮咀。每服三钱，水一盏，生姜钱三片，枣一枚，灯芯①十茎，同煎至七分，去滓温服，不拘时候。

附子茯②苓散　治水肿退后调补。常服养脾元③，消余肿，进饮食。

附子炮，去皮、脐　茯苓　川芎　人参　肉豆蔻面裹、煨　槟榔　诃子炮，去核　丁香　木香炮　沉香　桑白皮炙　官桂去粗皮　苍术泔浸　蓬莪术炮　荆三棱炮

———————

① 底本缺"芯"字。
② 底本此文前三字无，参照目录补。
③ 元，底本为"圆"。

上等分为细末。每服二钱，水一盏，姜三片，煎至七分。食前，日三服。或只肚肿，即入前药同煎服。

麝香绵灰散　治腹肿，四肢不肿，按之不没指，名臌①胀。

好绵不拘多少，瓷盒内按实，外以盐泥固济。用炭火三斤，烧通赤。侯冷取出，研为细末　麝香别研　干漆杵碎，炒，令烟出，为细末

上各抄一钱，空心，以无灰酒调下，更以清酒送下。半日来，浓煎薄荷汤，热啜。投之气泄为度，未知再服。

《千金》载："臌胀与肤胀相似，但色仓黄，腹脉起为异然。"《内经·腹中论》云："腹满，旦②食则不能暮食，名曰臌胀。与此同，令服鸡矢醴③。"

茯苓汤　治脾气不实，手足浮肿，小便秘涩，气急喘满。

赤茯苓去皮　香附子去毛　泽泻　大腹皮　干生姜　橘红　桑白皮细剉，炒。各等分

上㕮咀。每服五钱，水一盏半，煎至七分，去滓温服，不计时候。

十水圆　治十种水气，四肢肿满，面目虚浮，以手按之，

---

①　臌，底本为"鼓"。

②　旦，底本为"且"。

③　鸡矢醴，矢，即鸡屎白。鸡矢醴，古人用来治疗鼓胀的一种药酒名。《内经·腹中论》载："黄帝问曰：有病心腹满，旦食则不能暮食，此为何病？岐伯对曰：名为鼓胀。帝曰：治之奈何？岐伯曰：治之以鸡矢醴，一剂知，二剂已。"

少时方起，喘急不得安卧，小便赤涩。

远志去心　石菖蒲　肉豆蔻面裹，煨香　羌活去芦头　巴戟天去心　椒目炒，以上各一两　泽泻　木猪苓去皮　甜葶苈纸衬炒黄　白牵牛炒黄，以上各半两

上为细末，面糊为圆，如梧桐子大。每服二十圆，加至三十圆，温米饮下，空心、食前。

活人事证方卷之九

泻痢门

论痢疾有阴阳证，不可一概用药

林祭酒云：医人刘从周，治痢甚有功，议论不凡。大抵痢疾有阴、阳二证，不问赤白。若手足温热则为阳证，宜先服感应圆，次服五苓散、粟米饮调下；若手足厥冷则为阴证，当服煖药，如已寒，可服附子之类。如此，则治痢无不效者。有人下痢，日夜六、七十行，只用五苓散一服，立止。

服驻车圆法

古方驻车圆治痢，人皆知之。须是一贴作一服，浓煎陈米饮下。一时一服，三服不愈，五服定愈，毋可疑者。

虞丞相梦壁间韵语 治泻痢。

自渠州被召途中冒暑得疾，泄痢连月。因梦壁间韵语，读之数遍，其词曰：

暑毒在脾，湿气在脚。

不泄即痢，不痢即疟。

独炼雄黄，蒸饼和药。

甘草作汤，服之安乐。

别作①治疗，医家大错。

遂依此方修合，服食即愈。出《夷坚志》甲集。

观音应梦方　治久年患痢不瘥。

昔有妇人患痢，经年不瘥。祷于观音，夜梦传此，遂以为名。与前方木香散大概②相类。

南木香③一大块，约半两，黄连半两，水半升，同煮至干，去黄连，取木香薄切，焙干，为末，分作三服。第一服，炙甘草汤下；第二服，炙陈皮汤下；第三服，浓煎陈米饮下。不拘时候，日进三服。大人添药末，赤痢倍黄连，白痢倍木香。

荜拨散④　治气痢。

唐太宗得效方。出《太平广记·乳煎荜拨》。沈存中方，云用牛乳半升，荜拨末二钱，同煎至半，空心服。

百灵散　治赤白痢。

温人郑元鼎云：近日女儿病血痢，一日不下十数次，窘不可言。有客惠药，两服而止。遂求此方，以广其传。

罂粟壳蜜炙，去蒂　陈皮去白　木通　乌梅　甘草炙　黄连去须

---

① 所谓"别作"，指采用其它方药治疗。
② 概，底本为"盖"。
③ 此处底本缺"香"字。
④ 此方名底本缺，据目录卷之九"泻痢门"补。

上六味，等分，剉如此□①大。每服三大钱，水一大汤盏，姜三片，枣子二个。慢火煎八分，去滓，温服。

治赤白痢及禁口日夜无度者，只两服。

余丞相累用取效者。

黑豆　绿豆　甘草　橘皮　灯心　良姜以上各五文　糯米三文　紫苏三文　人参五十文　罂粟壳廿文，蜜炙

上为粗散，每服三大钱，水一盏半，入熟蜜少许，去渣，通口服，不拘时候。

肉豆蔻散　治赤白痢无药可治者，其效如神，上吐下泻痢者亦治。

韩子温少卿传。

肉豆蔻切作片子，炒黄色　罂粟壳捣碎，用蜜搦②拌匀，炒黑黄色　甘草切碎，炒黄黑色　干生姜切细，炒黑黄

上等分，捣罗为末，每服六钱。如赤痢，多加甘草一寸，炙黄同煎。若白痢，多加炒生姜一块，同煎。用水二大盏，煎至一盏半，通口服。不计时候，却将两服渣再煎服。无不愈者。

地榆圆　治泻痢或血痢。

陈总领父顷在括疮③，患痢踰月，得此方而愈。有士人苏

---

① 底本此处为一0.5公分大小的方块，以表示把药剉成该方块大小。

② 搦，音nuò，古同"搦"，揉、捏之意。

③ 疮，疑为"苍"字或其它字的误书。

氏，病此危甚，其归翁来告急，服此药痊安。

地榆微炒　当归微炒　阿胶秫米炒　黄连去须　诃子炮，取
肉　木香怀干　乌梅肉以上各半两

上等分为末，炼蜜为圆，如梧桐子大。每服三、五十粒，
陈米饮吞下。

木香散　治血痢。

佛智和尚传与闽中一长者家，合此济人，服之无不效验。

木香剉，炒　黄连剉，炒　罂粟壳以上各半两　生姜半两，
剉，拌罂粟炒赤，去姜　甘草一两，炙

上为细末，入麝香少许，研匀，每服二钱，陈米饮调
下服。

平胃续断散　治血痢。

张秘书字叔潜，知南剑州时，其阁①中患血痢甚危。有医
者用此方治之，遂愈。绍熙壬子，会稽时行痢疾，叔潜之子令
服此，亦验。后小儿病，服之亦效。

平胃散一两　川续断末，二钱半

上拌匀，每服二钱，水一盏，煎至七分服之，屡效。

四物驻车圆

章教授传。

专治赤痢，神妙。煎四物汤吞驻车圆，甚者驻车圆一贴，
只作一服。

---

① 阁，底本为"阁"。

三将军方　治赤白痢。

罂粟十四个，半生，半炙　大甘草一尺，半生，半炙　乌豆一小合，半生，半炒　生姜二大块，半生，半煨

上四味，同水二升，煎至一升，温服，去渣。再以一升煎渣至半升。如服尽未效，别用煎药加大枣子五个，诃子二个，一生一煨煎服。忌菘菜①、鱼腥、一切毒物，食淡为上。

治禁口痢

旧见名医言：痢疾本无禁口之名，只②缘痢药性多凉，投之过多，胃气既冷，不进粥食，所以致死。莫如每日空心、食前，先进四君子汤数服，徐投痢药。此说屡用屡效。今或所多有病禁口痢死者，故书以告人。乡村临时无四君子汤，用温胃药亦可。此说甚善，不可不知。出陈总领妙方。

山药饮③　治禁口痢。

陈知县讳祖永，守官于南康。其子年十岁，患禁口痢，数日不食，但能进药，时同官授之一方，服此遂思粥饮之属。

山药二两，一半炒黄，一半生用

上研为细末，米饮调下二钱。神妙。

仓廪汤　治禁口痢，日夜无度，病势甚者。④

---

①　菘，即白菜。
②　只，底本为"止"。
③　底本缺此方名，据目录卷之九"泻痢门"补。
④　本句底本置于"仓廪汤"方名前，为统一体例，兹改于方名后。

上以败毒散，用陈米百粒，同姜汤煎服。

出陈氏日华方。

石莲散①

孟公实侍郎传此方。

专治禁口痢，恶心呕逆不食。此乃是毒气上冲华盖，心气不通，所以嫌食。服此药后，心气即通，便能思食。

石莲不拘多少，去壳取肉并心

上为细末，每服二钱，陈米饮调服。如痢未愈，更服痢药。

如神圣散子　止泻痢，应梦。

治阴阳不和，冷热相干，腹痛泄泻，米谷不化。及荣卫虚弱，寒气内袭，下痢赤白，后重里急，并宜服之。

近日李运干二女病痢几月，母梦老僧告曰：何不赎此药。既觉，亟买服之，立愈。

绵黄芪炮　拣甘草炙　诃子炮，去核　白茯苓以上各一两
木香半两　陈橘皮一两半，去穰　御米壳②二两，去须并子，蜜炙

上七味，㕮咀，每服四钱至五钱，水一盏半，枣子二枚，煎至七分，去滓温服，不计时候。腹痛加乳香少许；血痢加黄连、木香半钱；血多白少，加乌梅一个；白痢，加③干姜、大枣。两服滓并作一服煎之。

---

① 底本此方名在后，叙述在前。
② 御米壳，即罂粟壳别名。
③ 加，底本为"如"。

蔻香圆 止泻痢。

临汀黄掌书元善三世医小儿，共①有数十方，皆妙。此其一也。

和脾气，止泻痢，治腹痛，及疗泄泻并脏寒，大便青色，腹肚虚鸣，频并不止。

木香 人参 甘草炙，各二两 罂粟壳去盖，炒赤黑色，二两 肉豆蔻十枚，醋面裹，煨黄赤色，去面不用

上为细末。炼蜜为圆，随大小加减旋圆，清粥饮化下，无时服。及疗伤冷泄泻，惊风入脾，霍乱吐泻，不纳乳食，大便不消化，痢下赤白，石榴皮煎汤化下。

断下圆 治泄泻无度。

鄂渚施淬子民传，服之屡②效。得之都下贵人。

枯白矾 诃子 牡蛎煅通红 黑附子炮裂，去皮 石榴皮醋浸软，炒。以上各二两 华阴细辛一两半，去叶、土 川干姜三两，炒 赤石脂三两，煅 龙骨三两，粘舌者

上为细末，面糊为圆，如梧桐子大。每服一百圆，食前，浓煎陈米饮下。

敛肠圆 治久泻，滑泄不止，脏腑不固，日夜频并。

姜侍郎方。

木香 丁香 附子炮，去皮、脐 缩砂仁 诃③子皮 罂粟

---

① 共，底本误书为"只"，据《普济方》卷207《泄痢门》改。

② 屡，底本为"娄"。

③ 诃，底本为"呵"。

壳炒，去穰顶　梓州厚朴姜制　肉豆蔻面裹煨　川姜炮　没石子①　白龙骨　赤石脂煅　禹余粮醋淬七遍②。以上各一两

上为细末，面糊为圆，如梧桐子大。每服七十圆，米饮下，空心、食前。

木香白术散　治水泻，肠滑不禁，脾气虚弱，不思饮食。徐元敏察院方。

南木香　缩砂仁　白术各一两　丁香半两

上剉如麻豆大。每服三、四大钱，水一盏半，煎至七分，食前，通口服。轻者三、四服，甚者五、六服。虚冷人加附子半两。

大防风汤　治痢③风。足履痿弱，遂成鹤膝。两膝肿大而痛，髀胫枯腊，但有皮骨而已，拘挛跧④卧，不能屈伸，遂成废人。

淮东赵参政甥李念七官人方，医善法寺僧取效。此真奇方也。

防风去芦　白术　白芍药　川当归　杜仲去皮，炒　熟干地黄　黄芪微炒，秤，二两　羌活去芦　牛膝去芦　甘草炒　人参各一两　附子炮，去皮、脐　川芎各一两半

上件为粗末，拌匀。每服五钱，水一盏半，入生姜七片、枣子一枚，同煎至八分，去滓，食前温服。

---

① 没石子，即没食子。
② 遍，底本为"偏"。
③ 痢风，本处描述疑似"疠风"，参见《后集》"大防风汤"。
④ 跧，音 quán，同"缩"。

神仙阿胶汤　治五色恶痢，状如鱼肝，或似豆汁，移床就厕，日夜无度，诸药弗效。三服定瘥。或老或少，若实若虚，妇人产前、产后，皆可服之。

御米壳一两，连盖者　阿胶一两，用蚌粉炒起泡①　人参紫晕者黄芪鼠尾者。以上各半两

上为粗末，每服三大钱，生姜三片，大枣二枚，水一盏半，煎至一盏，不计时候服。小儿一服分三服，并去滓温服。

乌豆饮　治赤白痢。

黑豆一百粒，半炒半生　御米壳一十四个，半炙半生　甘草半两，半炒半生

上为粗末，每服水一盏半，煎至八分服。小儿量加减与服，并去滓。

御米饮子　治赤白痢，神效不可具述。

御米壳去盖、蒂，秤，炙　白茯苓去黑皮　甘草炙，各半两厚朴一两，去粗皮，判，姜汁炒熟　人参去芦　干姜炮，各一分乌梅三个，并核用

上为粗末，每用五钱匕，水一盏半，生姜三片，枣子一枚，同煎至一盏，去滓温服。小儿量大小加减与服。赤多者，入黑豆三十粒同煎。

参香散　治腹痛下痢，日夜频并。

御米壳蜜炙，四两　木香二两　人参去芦，一两　乳香半两，

---

① 泡，底本为"炮"。

别研

上三味，为细末，入乳香和匀。每服二钱，米饮调下，空心、食前服。

抵圣散　治脾胃虚弱，泄泻不止，腹痛肠鸣。水谷不化，可思饮食。

肉豆蔻八枚，面裹煨香　人参去芦头　陈皮去白　白茯苓去皮木香以上各半两　肉桂去粗皮　附子炮，去皮、脐。各一两　甘草七钱半，炙　诃子十六枚，煨，去核

上为细末，每服三钱，水一盏半，生姜三片，枣子一枚，煎至一盏，温服，空心、食前。

香粟饮　治下痢赤白，无问寒热、风湿并主之。

御米壳五个，去穰，炙　丁香五枚　乳香一皂子大　白豆蔻一个，取仁　甘草寸半，炙

上㕮咀，只作一服，水一大碗，煎至七分盏，去滓温服，神效。

开胃汤　治禁口痢，数日不食，命危笃甚者，只两服见效。

武陵刘处士，家世儒医，用此方活人甚众，不欲私藏，广传于世。

罂粟　木香　槟榔　陈皮

上为粗散，每服二钱，水一盏，煎至七分，去渣，点四君子汤末二钱，通口服，不拘时候。

木香煮散 治痢①。

昔有妇人病痢，经年不瘥，祷于观音，夜梦传此方。予长子在於潜②病革，老妇亲往视之，投三服而愈。自后长少有疾，只两服便止。

南木香一大块，约半两，黄连半两，水半升，同煮至干，去黄连，取木香薄切片子，焙干，为末，分作三服。第一服，用炙甘草汤调下；第二服，用炙陈橘皮汤调下；第三服，用浓煎陈米饮调下。不拘时候，日进三服。若大人，添药添水。赤痢，倍黄连；白痢，倍木香。

---

① 此方与前"观音应梦方"同。
② 於潜：地名，在浙江西部，今属杭州。

活人事证方卷之十

喘嗽门　痰

治嗽

青州白圆子　真方。

国初青州谢家有老人游山，见异人对弈，老人旁观。久之，奕者曰：汝饥否？曰：然。遂指桃树：汝食此。老人摘一颗，食已腹饱。少顷欲归，异人曰：汝家已更两世。今虽还家，子孙亦不能识汝。且为我守此门，若有变怪，切不可开。异人遽起不见。良久，但闻丝竹之声矗矗①而来，老人开户视之，则异人已对坐于门外。曰：吾固戒汝不得开，不从吾言，是无分也。今有数方，授汝归使子孙售于世，可以致富。遂将老人之宅。子孙惊怪，奔告邻里。里人曰：汝家八十年前，大父入山寻不见，即此老人也。子孙方信。以方鬻②之，果为润屋。至仁庙时有旨，令其家上白圆子方。其家深恐其间药不便于至尊服食，遂易之以进。其后子孙有为房陵宰者，亲与番阳余童端学言其因，且传真方。

---

① 矗，音 xìn，古同"衅"，玉的裂缝，缝隙。矗矗，亦形容声音断续不辍。
② 鬻，音 yù，卖。

大半夏一两，汤浸七遍①　白附子一两，洗，略炮　川乌头一两，略炮，去皮、尖　天南星一两，洗，略炮　天麻一两　全蝎②

上为细末，生姜自然汁煮糊为圆，如梧桐子大。每服十圆至二十圆。食后、临睡，茶清或熟水下。如瘫痪风，温酒下。日进三服。常服永无风痰膈壅之疾。小儿惊风，薄荷汤化下二圆。

知母散　治远年日近诸般嗽疾。

昔年信州永丰歧路人作真符结束，手持时辰牌③，前面写"申时"，背面写"寅时"，口道："申时服了寅时效"④。日得千金，服者无不取效。宜其宝此而不传。忽因犯事，到官有罪。寓客赵吉老提举，挟取其方，恳代其罪。

知母　贝母各一两，为细末　巴豆二十粒，去油存性，细研

上取巴豆末和前药末，令匀。每服一字，用姜钱三片，两面蘸药末，卧地细嚼，咽下便睡。寒痰自胸膈逐下，至于脏腑，次早必利一次。以温粥补之。五、七岁小儿加减药末一半，姜钱一片，其嗽即定如神。

鲫鱼圆　治大喘。⑤ 治肺经久受寒邪，气满喘急，初发则寒从背起，冷如冰雪。渐渐喘促，气不相续，痰涎壅塞，咯吐

---

① 遍，底本为"偏"。
② 底本全蝎漏书剂量。
③ 牌，底本为"脾"。
④ 效，底本为"较"。
⑤ 本句底本置于"鲫鱼圆"方名前，为统一体例，兹改于方名后。

不出，坐卧不得，莫可支吾①，两肩耸坚，曲背弩目，困急欲饱，急宜服之。或未效，再服即愈。其效如神。

何表幼苦此疾，屡濒于死。偶得江陵名医何璠，用此药一服，今绝根数年矣。

大鲫鱼一个，重一斤以上者为佳，不去鳞，亦不去肠肚，只就肚上近头处剜一窍，入好、明净、白色微黄砒霜一块，重一钱许，入窍内令深。次以青蒿拌黄泥，捣和令匀，裹其鱼。用大竹筒②一枚，一头留节，一头入鲫鱼，尽处锯断。又以青蒿泥塞筒口，筒外又用青蒿泥薄裹定。入炭火内煅，令竹筒通红。去火候冷，剥去泥，取鱼，去烧不过骨，入沙盆内烂研如泥，用真蛤粉三钱，别研细，入鱼和匀。得所圆如绿豆子大，朱砂为衣。每服四圆，甚者六圆。用沙糖水少许咽下。喘正急时宜服之，切不可过多圆数。服毕一、两时，勿吃热物。欲试此药，先用猪肺一枚吹胀，入数圆于肺内，顷刻渐瘘，方表其效。

贝母汤　治诸嗽久不瘥。

黄师文云：戊申冬，有姓蒋者，其妻积年嗽，制此方授之，一服取瘥。以此治诸嗽，悉皆愈之。

贝母去心，一两，姜汁制半日　黄芩生　干姜生　陈皮　五味子各一两　桑白皮　半夏　柴胡　桂心各半两　木香　甘草各一分

上为粗末。每服五钱，水一盏半，杏仁七枚，去皮、尖，碎之，生姜七片，同煎至七分，去渣热服。

---

① 吾，底本为"梧"。
② 筒，音 tǒng，同"筒"。

五味子汤　治寒喘。

侯博古方。滁阳高司法名申之，每苦喘疾发，甚时非此药不能治之。

真北五味子二两　麻黄四两，去节　杏仁二两，去皮、尖、麸炒　陈橘皮去白，三两　甘草一两半

上为粗末，每服二大钱，以水一盏半，煎至七分，去渣，通口服，不计时候。喘甚加药末，入马兜铃、桑白皮。夏月减麻黄一两。

观音人参胡桃汤　治痰喘。

出《夷坚志》第三卷，有证说：盖人参定喘，胡桃敛肺功①也。

新罗参一寸许　胡桃肉去核，一枚，不去薄皮

上煎汤，不拘时候，服即效。

七七散　治喘嗽。

江西李道人传此方。

皂角三条，不蛀，长者，去黑皮，破开作两片，去子，作三项入药　巴豆十粒，去皮，入皂角内缚定，麻油制，火炙令黄色　半夏十个，入皂角内缚定，蜜制，火炙令黄色　杏仁十枚，入皂角内缚定，生姜汁制，火炙令黄色

上四味②，同碾为细末，每服用一字，安在手掌中，临睡用生姜汁调，舌点吃，立有神效。

---

① 功，底本为"攻"。
② 四，底本为"三"。

立安散　治暴嗽神效。

永嘉朱郎中方。

皂角一条，不蛀者，去皮并子　川江子①三粒，去油壳　半夏三个　杏仁三个

上四味，同炒焦黄色，为细末。每服半钱，生姜汁调，放手掌中，口舓②吃，立效。忌炙煿③油腻食物。

茯苓散　治痰饮最捷径。

赵从简方。

白茯苓　半夏汤浸七次

上等分，各剉如小豆大。每服三钱，水一盏半，生姜十片，煎至七分，去渣服。

温肺汤　治肺寒咳嗽声重，时行嗽疾。

姚知县传此方。甚者不过两服。

麻黄一两，不去节　五味子半两④　杏仁二两，去皮、尖，炒香　甘草半两，炙　桂心半两

上为粗末，每服四钱重，水⑤一盏半，姜钱五片，煎至七分，去滓热服。

---

① 川江子，即巴豆。

② 舓，音 shì，古同"舐"，意舐。

③ 煿，音 bó，煎炒或炒干食物："爆，火干也，或作煿"。

④ 此处底本少"两"字。

⑤ 此处底本少"水"字。

人参饮子

张寺簿方。

治痰嗽，亦治寒热壅嗽。

人参去芦　桔梗　半夏汤洗七次　五味子　赤茯苓　白术以上各一两　枳壳半两　甘草半两，炙

上㕮咀，每服三钱重，水一盏半，姜钱五片，煎至七分，去渣，空心、食前服。寒壅者加杏仁不去尖、紫苏各半两。

神效化痰丹

张运干方。

白矾二两，通时者枯过　半夏一两，生姜制　天南星一两，切作片子，用皂角水浸一宿，铫内煮，去水为度　白僵蚕一两，半两生、半两醋沉①一宿

上同为细末，姜汁糊为圆，如梧桐子大，小圆亦得。每服十五圆至二十圆，生姜汤下。又治小儿急、慢惊风，用皂角水调涂牙龈上，药入咽即活。

岳阳仙翁方　治喘并痰嗽②。

白矾飞过　五倍子

上各等分，为细末。每服一钱，以生猪肝火上炙熟蘸药，食后、临卧服。

阿胶散　治暴嗽，一服效。

---

① 沉，底本为"臣"，系笔误。沉，意同浸。
② 本句底本置于"岳阳仙翁方"方名前，为统一体例，兹改于方名后。

庐山寺老子方。

阿胶二片，炙　生姜十片　大乌梅二个，槌碎　甘草半寸
紫苏十四叶　杏仁二个，去皮、尖　罂粟壳一个，去蒂、穰，炙
大半夏三个，汤泡

上用水一大碗，煎至六分，去滓，任意服之，临睡服。

钟乳汤　治虚冷、咳嗽、痰盛。

刘驻泊名汝翼，服此最效。

钟乳粉一两　半夏一两，汤浸七次　南星一两，汤泡①　滑石
三钱，别研

上将半夏、南星碾为末，和钟乳粉、滑石，令匀。每服
三钱重，生姜十片，水二大盏，煎至八分，食前温服。禀受
怯人，以此药下黑锡丹五十圆，或四神丹十数粒，无不
效者。

二贤散　治风痰壅嗝，食物不下。

张知县患此痰，连服二贤散数日，觉胸中有物坠下于腹，
大惊目瞪，出汗如雨，腹中痛甚，遂泻下数块如铁弹子，臭秽
不可近。自后胸中豁然无壅滞之患，此药之力也。

洞庭橘皮四两　粉草②一两

上剉碎，用水二大盏，慢火煎熬，以水干为度。取出，焙
干，为细末。空心、食前，白汤点下。

---

① 泡，底本为"炮"。
② 粉草，即甘草。

银液散　治伤风咳嗽，及劳嗽，痰涎壅塞，胸膈①不利，涕唾稠粘。

天南星二两，捣碎，以生姜汁作饼，炙干为度　甘草半两，劈开，炙一边黄

上为末，每服一钱，水六盏，煎至七分，通口，食后、夜卧连二服，仰卧良久。忌油面。

神效散　治咳嗽声不出者。

麻黄一钱，去节　甘草二钱，生　杏仁三七个，去皮、尖　乌梅一七个，打破

上用水二碗，瓷器中煎至一碗。每服一盏。

玉芝圆　化痰涎，利胸膈，和胃气，进饮食。治头目昏眩，四肢倦怠。

半夏一两，汤洗去滑，焙　天南星一两，米泔浸一宿，打碎，焙　赤茯苓一两　人参一两　干薄荷一两，洗

上为末，生姜自然汁为圆，梧桐子大。每服二圆，食后、夜卧，姜汤吞下。

半夏散　治伤风冷吐，及诸般恶心、吐痰、吐食等。

半夏一两　天南星半两，二味用姜汁浸少时，炒干　白术一两　甘草一两

上为末，每服一钱，水一盏，煎至七分，温服。

---

① 膈，底本为"隔"。

养肺汤　治肺经感寒，邪气不解，稍遇风冷，腠理不密则气急，喉中有声。

桑白皮三两　干姜炮裂，一两一分　人参一两半，去芦　肉桂去粗皮，一两　贝母一两，去心，秤　大枣二十枚，去核　粳米一合

上㕮咀，每服四钱匕，水一盏半，煎至七分，去滓温服，不拘时候。

阿胶圆　治肺受风寒，咳嗽不止，痰涎并多，上喘气促，睡卧不安。或肺经客热，咳而面赤，久不已者，并宜服之。

阿胶一分，蚌粉炒令色黄　贝母七枚，炮　款冬花　紫苑净洗，焙干，秤　知母　白矾枯。以上各一分　天南星一枚，炮，令黄色，取重一分

上为细末，炼蜜为圆，如绿豆子大。每服二十圆，米饮下，食后服之。

泻白散　治肺气上奔咽膈，胸胁溢满，喘急不止，甚者头面浮肿，腹胀，小便不利。

桑白皮炙　紫苏叶　人参　汉防己　甜葶苈微炒　半夏汤泡①洗七次　麻黄去根节，以上各一两　甘草半两，炙　陈皮去白吴茱萸汤泡洗七次，焙干，秤。各三分

上㕮咀，每服五钱匕，水一盏半，生姜三片，煎至一盏，去滓温服，食后。

香苏饮子　治咳嗽声重，胸满气喘，面目虚浮，鼻塞流

---

① 泡，底本为"炮"。

涕，肢节烦疼。及脚气发动，脚肿、脚弱、疼痛寒热，并宜服之。

紫苏叶四两半　五味子去梗　大腹皮　乌梅肉以上各三分杏仁二两四钱，去皮、尖　陈橘皮去白　覆盆子各一两八钱　桑白皮　麻黄各一两半

上㕮咀，每服三钱匕，水一盏，生姜三片，黑豆、三七，同煎至七分，去滓热服，食后、临卧服之。

八味香苏饮　治肺感风寒，咳嗽不已，痰涎喘满，语声不利，面目浮肿，肺气不顺。

紫苏叶　半夏麯　紫苑　五味子　陈橘皮去白　甘草炙，以上各半两　杏仁二两，汤浸，去皮、尖，麸炒　桑白皮一两半

上㕮咀，每服四钱匕，水一盏，生姜三片，同煎至七分，去滓，食后、临卧热服。

平喘汤　治咳嗽，止喘。

知母　半夏汤洗七次　杏仁去皮、尖，麸炒　麻黄去根节　阿胶蚌粉炒　贝母以上各一两　桑叶　款冬花　甘草炙，以上各半两

上㕮咀，每服三钱匕，水一盏半，生姜五片，同煎至八分，去滓温服，食后。

立安散①　治一切咳嗽喘急，坐卧不宁。

麻黄九两，去根不去节，炒令焦黄　石膏一两半，生用　罂粟壳去盖、蒂、穰，令净，秤一两，用蜜炙　人参去芦头，一分　苦葶

---

① 此方与前方同名不同药。

苈半两，微炒　　藿香叶去①枝梗，以杖子击去土，令净，秤，半两

上为细末，每服二钱匕，沸汤调下，食后、临卧服。

葶苈散　治咳嗽痰涎喘急。

葶苈半两　　半夏生姜汁浸软，切　　巴豆四十九粒，去壳，同上二味一处炒，候半夏黄色为度

上除去巴豆不用，只以上二味为细末。每服一钱匕，用生姜汁入蜜少许，同调咽下，食后服。

杏参散　治上气喘满，倚息不卧。

杏仁　　桃仁并汤浸，去皮、尖，麸炒　　人参　　桑白皮米泔浸一宿，焙干，蜜炙。各秤一两

上为末，每服二钱，水一盏，姜钱三片，煎至七分服，不拘时候。入枣子一枚，尤妙。

---

① 去，底本为"云"。

活人事证方卷之十一

小肠气门　疝气、偏坠、膀胱

治小肠寒疝　膀胱、伏梁、奔豚[1]、疝气[2]等疾，及治妇人盲肠气。

泗州杨吉老方。杜夷之患此疾年深。张子公说令王继先医，三年服药不瘥。后得此方于张倅，数服去根。又以此方献继先，继先亦服之遂安。

附[3]子一两，去皮、脐　防风一两，各剉如豆大，盐四两、乌豆一合，同二味炒令黄，列去诸药，只用附子　葫芦巴　木香　巴戟去心　川练子[4]炒，去核　官桂　悬胡索　荜澄茄去蒂　茴香[5]炒　破故纸以上各一两，炒

更加益智子亦得

上为细末，用糯米粉酒打糊为圆，如梧桐子大，辰砂为衣。

---

① 奔豚：病名，见《灵枢》《难经》等，为五积之一，属肾之积。《金匮要略》称之为"奔豚气"。

② 疝，音xuán，亦称疝气。病名，见《太平圣惠方》卷四十九。《医宗金鉴·杂病心法要诀》载："疝者，外结募原、肌肉之间。"

③ 附，底本为"防"。

④ 川练子，即川楝子，下同。

⑤ 香，底本为"上"。

每服三十圆，加至五十圆，空心、温酒下，妇人淡醋汤下。

固真丹　治元脏久虚，及小肠肾余，膀胱疝气，五般淋疾，精滑精漏，小便白浊。及妇人赤白带下、漏下、血崩、子宫血海虚冷等疾，并皆治之。

高司法方。

制苍术法洗去土，米泔浸，逐日换新泔①，春五日、夏三日、秋七日、冬十日，切作片子，焙干，秤一斤，分四处

苍术四两，入茴香一两、盐一两，同炒，令术黄为度　苍术四两入川乌一两，炮裂，去皮、尖，切作片子，并川楝子一两（和皮、核）劈开同炒，令术黄为度　苍术四两入红椒一两（去目并合口者）、破故纸一两。同炒，令术黄为度　苍术四两用好醋好酒各半斤，一处同煮二、三十沸，取术焙干

上一处为末，用煮药酒醋打面糊为圆，如梧桐子大，每服二十圆。男子温酒或盐汤下，空心、食前。妇人醋汤下。药性温，无毒，小便频数为效。

治小肠疝气偏坠　等疾。

大学生②朱端方屡服取效，后传之于人，无不神验。此四药皆《局方》。

先服五苓散用酒一盏，入灯心、枣同煎，下第二药二十圆

青木香圆

五积散次服，煨姜盐煎下

---

① 泔，底本为"甘"。
② 大学生，即太学生。

沉香荜澄茄散平复后再服

夺命丹　治小肠气。前峡州教授王执中方。

玄胡索一两　干蝎半两

上二味为细末，每服半钱或一钱，温酒，空心、食前服下。

一捻金　治奔豚、小肠诸气，痛不可忍者。

詹武子方。

玄胡索　全蝎炒　川楝子炒　舶上茴香炒，各一两　附子半两，去皮、脐，生用

上为细末，每服二钱。痛作时用热酒调下，甚者不过再服。

星斗圆　治小肠疝气偏坠撮痛，及外肾肿硬，日渐滋大，一切疝气等疾并皆治之。

冯仲柔，绍兴壬子冬，亲患此疝气攻冲，小腹刺痛，垂死。进一服，脏腑微动，甚痛即愈。

吴茱萸一斤去枝梗，分作四份①，四两醋浸，四两酒浸，四两汤浸，四两童子小便浸，各一宿，焙干　泽泻二两，去灰

上为细末，酒煮面糊为丸，如梧桐子大。每服五十丸，空心、食前，盐汤或酒下亦得。

如圣丸　治小肠疝气发作无时，疼痛莫能忍。

————————

① 份，底本为"分"。

华亭朱监税方。

牛膝一两，酒浸一宿，焙干　肉苁蓉一两，酒浸一宿，焙干
葫芦巴半两　巴戟半两，去心　南木香半两，不见火，日晒干　破
故纸半两，微炒　桂心半两，不见火　干山药半两　川附子一两，
炮，去皮、脐，切作骰子块　荜澄茄半两　川乌头半两，炮，去皮
尖，切作骰子块　黑牵牛半两　川练子一两，每个作四片，酒煮十
余①沸，焙干　蚖青②三十个

上将川练子、川附子、川乌头同黑牵牛、蚖青，于银器中
慢火炒令黄色，火不可紧。去牵牛、蚖青，只将附子、乌头、
川练同前药为细末，酒糊为丸，如梧桐子大，每服五十丸至百
丸，空心，温酒或盐汤下。

治小肠气

郭廷圭知县云，旧苦此疾，每岁不下五、七次发，服药一
料，病根遂除，今已十五、六年不作。

舶上茴香一斤　生姜四两　青盐二两

上用生姜研碎，并淬汁拌和茴香过一宿，晒，焙干，为细
末。次用青盐别碾，入药酒，糊为丸如梧桐子。每服三、五十
丸，盐汤或温酒下，空心、食前服之。

荆芥散③　治阴肾肿大如斗。

胡伟节方。

---

①　余，底本误书为"零"。

②　蚖，音yuán，中药"地胆"的别名，又名"土斑蝥"，为蚖青科短翅蚖青
属动物地胆和长地胆的全虫，性味辛，微温，有毒。有攻毒、逐瘀、消癥之功用。

③　此方名底本缺，据目录卷之十一"小肠气门"补。

荆芥穗不以多少，新瓦上焙干

上为细末，每服二钱，热酒调下即散去。

导利散　治小肠气。

出陈氏方。

余一仆素有此疾，每作必服此，立愈。

上五苓散一贴，用灯心三十茎，酒一盏半，煎至一盏，食后服讫，用被盖卧，小便过立效。

寸金丹　治元阳虚弱，寒气攻冲，膀胱、小肠发肿作痛，或在胁牵连阴痛，身体增寒，撮痛不可忍。连进二服，立效。

当归酒浸一宿　楮实子　川练子炒，各半两　全蝎四十个，炒　巴豆七个，炒赤，去皮、壳

上五味为末，用浸当归酒打面糊，和丸如鸡头大。每服两丸至三丸，空心，温酒、盐汤任下。

断弦散　治小肠偏坠，疝气刺痛，腰屈不伸。

金铃子四十九个　川巴豆半两，打破　马兰花一钱，炒　舶上茴香一分，炒　沉香半两，不见火　木香一分

上为末，每服二钱，炒葱酒调下。空心、夜卧，发时服。

治疝气　肿硬。

徐都丞叔至传钱参政方。

防风去芦　牡丹皮去心

上等分，为细末，食前酒服方寸匕，日进三服。《太平圣

惠方》云：治癞①卵偏坠。又一方加黄蘗、桂心二味等分，治气上下肿胀。

三茱圆　治小肠气，外肾肿疼。

唐仲举苦肾痈，服此得效，病自泄气中出。

山茱萸　吴茱萸　石茱萸　川练子一两，用班猫十四个，去翅、嘴，同炒赤，去班猫　破故纸一两七钱，炒香熟　黑牵牛一两，炒熟　茴香三两，微炒　青皮三两　青盐三两

上为细末，醋煮面糊为圆，如梧桐子②大，每服三、五十圆。先吃炒桃仁十五个，以温酒或盐汤下，空心、食前。茴香酒下亦得。

治寒湿气　小腹疼，外肾偏大肿痛。

军头司何押番传与陈端。遇发时只一、两服立定。何云等子辈常服此药，故无下部之疾。

茴香　柿楂子《本草》名糖毬③

上二味，等分为细末，每服一、二钱，盐酒调，空心热服。

茱萸圆

夏五方，汉阳洪签判名价传，复州史君亲服得效。

山茱萸　石茱萸炒　吴茱萸炒　金铃子去核，炒　青皮去白，炒　舶上茴香炒　马兰花炒　小儿胎发煅，存性

---

① 癞，音 tuí，阴部病名，俗称"疝气"。
② 此处底本阙"子"字。
③ 毬，此同"球"。柿楂子、糖毬，即山楂。

上各一两，为细末，酒糊为圆，如梧桐子大，每服三、五十圆，用盐汤下。

茴香金铃圆　治奔豚气。

马梦山府判方。

金铃子一两，每个剉作四片，用僵蚕半两，去丝嘴同炒，令香熟，去僵蚕不用　茴香一两，微炒　马兰花一两　吴茱萸汤洗七次，炒令香熟　石茱萸酒浸，炒令香熟　山茱萸　青皮　陈皮以上各一两

上件为细末，酒糊圆如梧桐子大，每服三、五十圆，温酒、盐汤下，食前。

五苓散　治膀胱气痛不可忍者，及治小肠气等疾。

徽城宋吉甫，此疾发作，被医者以刚剂投之，疼痛愈甚，小便三日不通，脐下虚胀，心闷。予因脉之，见其面赤，脉洪大。因投热药太峻，阴阳痞塞，气不得通。医者更下四神丹数粒，痛觉愈甚。予曰：若再服此，断定必死。渠恳求治。遂与五苓散一贴，葱白一茎（连须），茴香一撮，入盐少许，水一盏半，煎至盏半。连进两服，下小便一、二升，宛如墨汁。脐下稍宽，得睡。次日诊之，脉已平矣。续用硇砂圆与之，得瘥。大抵此疾因虚得之，不可骤补，当先荡涤邪气，然后补之。

泽泻剉，二两半　猪苓去皮　赤茯苓去皮　白术去芦，以上各二两半　桂去粗皮，一两

上为细末，每服三钱半重，依此方证服食。

硇砂圆

木香　沉香　巴豆去壳，各一两　青皮二两　铜青半两，研

硇砂一分，研

上件二香、青皮三味，细剉，同巴豆慢火炒，令紫色为度。去巴，为末，入青、砂二味研匀，蒸饼和圆，如梧桐子大。每服七圆至十圆，盐汤吞下，日二、三服，空心、食前服。

金铃子散[①]　治丈夫肾脏气虚，膀胱及小肠等气疾发作疼痛。

金铃子一百颗，用温汤浸过，去皮不用。以巴豆二百颗，碎槌微破，拌麸三升，就铜铫内炒金铃子，令赤色、香熟为度。放冷，取出金铃子净揩过，去核，捣金铃子为细末。每服三钱，不计时候，以热酒调下。如不饮酒，醋汤亦得。麸、豆皆不用。

三增茴香圆　治肾与膀胱俱虚，为邪气搏结，遂成寒疝，伏留不散，脐腹撮痛，阴核偏大，肤囊肿，重坠滋长，有妨行步。肾经闭结，阴阳不通，外肾肿胀，冷硬如石，渐渐丑大。及小肠气、寒疝之疾，并皆治之。

唐仲举方。

茴香舶上者用海盐半两，同炒焦黄，和盐秤　川连子炮，去核　沙参洗，剉　木香洗，各一两

上为细末，以水煮米粉稠糊为圆，如梧桐子大，每服二十圆，温酒或盐汤下，空心、食前，日三服。小病此一料可安，才尽，便可服第二料。

---

① 底本缺此方名，据目录卷之十一"小肠气门"补。

第二料加下项药

荜拨一两　槟榔半两

上入前件药，共六味，重五两半，细末，依前法糊圆，汤使圆数服之。若病大未愈，便服第三料。

第三料又加下项药

白茯苓四两，紧小实者，去黑皮　黑附子半两，炮，去皮、脐，秤，或加作一两

上通前件药共八味，重十两，并依前法糊圆，汤使圆数服之。加至三十圆。新久、大病不过此三料可愈。小肠气发频及三十年者、寒疝渐至栲栳①大者，皆可消散。神效。

茴香三稜散②　专治小肠气。

金铃子去皮，醋浸一宿　茴香隔纸微炒　荆三稜火炙、醋淬七遍　蓬莪茂③亦用醋淬

上四味，各等分，捣罗为末，每服一钱，葱酒调下。

沉香圆　治膀胱久冷滞气，兼壮元气方。

沉香　木香　舶上茴香微炒　兔丝子酒浸三日，研如泥　金铃子每个剉为八片，逐个入去壳巴豆三个　巴豆三粒，麸炒熟，去巴豆不用，只用金铃子半两　桃仁一两，银器中炒香，去皮、尖，研乌梅半两

---

① 栲栳，音 kǎolǎo，是一种由柳条编成的容器，形状像斗，也叫笆斗。
② 此方名底本原为"金铃子散"，此据目录卷之十一"小肠气门"及文义改。
③ 蓬莪茂，即莪术。

上七味，为细末，酒糊圆如梧桐子大，每服十圆至①十五圆，空心，温酒或盐汤下。初服三日，觉小便多或下泄为验。

巴乾圆　补下元，疗小肠气。

茴香炒　巴戟穿心紫色者　肉苁蓉酒浸，切，焙干　破故纸炒　附子大者，炮，去皮②、脐　青皮去白，以上各一两　槟榔半两

上为细末，入盐半两，用羯③羊腰子二对，去筋膜，烂坊④研细。入末，更同研令匀。得所圆如梧桐子大，每服二十圆，空心，盐汤吞下。

七疝汤　治男子七种疝气攻疰，小肠急痛，牵搐不可忍者。

川乌头一个重三钱者，炮，去皮、尖　干全蝎十四个，去毒，炒　盐三钱，炒

上件呀咀，水一碗，煎至七分一盏，去滓放温，只作一服，空心，食前。

气宝圆　治一切气滞，心胸痞闷，及酒食所伤、脾胃积滞、膀胱疝气攻注腰脚。

茴香炒，二两　陈橘皮一两　木香一分　黑牵牛四两，以吴茱萸二两慢火同炒，候茱萸焦，取出，不用茱萸，只用牵牛头末一两

上为细末，拌匀，炼蜜为丸如梧桐子大，每服三十丸，生

---

① 至，底本为"止"。
② 皮，底本为"片"。
③ 羯，音 jié，公羊，此处特指骟过的：羯羊。
④ 坊，指专门研磨药物的工具。

姜汤下。更看虚实加减，食前服。小肠气痛则盐汤下。

香橘散　治小肠气发作，攻筑疼痛，及诸般冷气刺痛。

茴香炒　青橘皮汤浸去白　京三棱炮，切　槟榔鸡心者，以上各一两　木香半两

上为细末，每服二钱，入盐一捻，沸汤点服，不拘时。

香壳散　治小肠疝气。

黑牵牛三钱　茴香一两，炒　悬胡索半两，炒　枳壳去穰，麸炒，半两

上为细末，每服二钱，热酒调下，食前。

活人事证方卷之十二

脚气门

治脚气椒囊法

陈总领得吴宽夫方，复传数亲知，皆得其效，此真方也。又邂逅①王成之，其用火踏，亦有一布囊。问之：岂非椒乎？云：又添破开槟榔并熟艾各三之一。且云：果是奇绝。大抵足膝之病，居下属阴，又加寒湿，阴益甚矣，血气为凝结，非至热不可除。今用川椒，椒性热，复加以火蒸之，自然寒湿去矣。处方之始也。

川椒三斤　　槟榔破开　　熟艾各三之一

上和作一处，入疎②布囊中，寘③火踏上，跣④足踏取囊。盖椒气性热，能去其寒气也。

换腿圆　　治一切脚气，不拘年深岁近，每发疼痛、肿不可忍者。刘郎中方。

石南⑤叶　　天南星　　石斛　　川牛膝酒浸　　薏苡仁　　羌活

---

① 邂逅，底本写作"解后"。
② 疎，音 shū。疎布，粗布也。
③ 寘，音 zhì，义同"置"。
④ 跣，音 xiān，赤脚，光着脚。
⑤ 石南，即石楠。

天麻　黑附子　防风　草薢　黄芪　川当归　续断　桂以上各
一两　木瓜四两　苍术　槟榔半两

上为末，面糊圆如梧桐子。每服四十圆，木瓜汤下，空
心，食前。年少气壮者，去附子、桂心、苍术三之二，木瓜四
之二，却多加槟榔；如中年少气弱，能服热药者，全用之①。

活络丹　治寒湿脚气，筋骨、手足一切疼痛疾。
鄂渚林总郎元礼同官数人，服之皆效。

白术六钱，净者　牛膝半两，去根，酒浸，焙干，秤　杜仲六
钱，去粗皮，姜制，炒，去丝子，秤　附子半两，炮，去皮、脐了秤
甘草二钱半，炙　人参二钱半，洗，去芦　官桂二钱半，去粗皮了秤
川姜七钱半　当归一两二钱半，洗去土，酒浸一宿，焙干了秤

上件九味，并为粗末，每服半两，水二盏，煎至八分，去
滓，温热服。病在上者，食后服；病在下者，食前服。

铁脚圆　治久新脚气，膝胫肿痛，脚心瘾②疼，行步艰
难。或作攻冲作疮，脓血不止。
江陵吴道人传。亦尝试效。

铁脚威灵仙用醋煮数沸者　黑牵牛半生半炒　金铃子去外皮
并核，只取肉，入粟米同炒，令黄色，去粟不用　陈橘皮去白

上各等分，为细末，醋煮面糊为圆，如梧桐子大，每服七
圆至③五十圆，空心，白汤送下，以少点心压之。忌湿面并茶。

---

① 全，底本误书为"余"，据《普济方》卷242《脚气门》改。
② 瘾，当为"隐"。
③ 此处底本阙"至"字。

补泻圆　治干脚气及腿膝无力，行步艰难。

余少年患此，脚软不能行止。忽遇道人，授之一方，服半料便觉脚有力，服尽一料，厥疾遂瘳①，大有神效。

南木香　川芎　槟榔　大黄　大麻仁去皮，研如泥　牛膝酒浸　枳壳麸炒，以上各三两　官桂　黑附子炮裂，去皮、脐　草薢　续断　杜仲姜制　五②加皮　防风　山茱萸　生姜屑　羚羊角屑　诃子皮炮，取皮。以上各一两半

上除槟榔、附子不见火，同为细末。次将大麻仁研如泥，拌匀，炼蜜为丸，如梧桐子大。空心，食前，温酒下三十丸，加至五十丸。忌鱼、面、生果。热物如常服，无忌此药。其效如神矣。

右经汤　治风湿寒毒，流疰足三阳经，手足拘挛。疼痹，行步艰难，憎③寒发热，自汗恶风，头眩腰重，关节掣痛。或卒中昏塞，大小便秘涩。或腹痛呕吐下利，闻秽食臭，髀腿顽痹，缓纵不随，热闷惊悸，心烦气上，脐下冷痹，喘满肩息，并皆主之。常服下气消痰，散风腿肿，进美饮食，令人不虚。

石大夫传。

麻黄去节，秤　干葛　细辛去苗、去土令净，秤　白术　茯苓　防己　甘草炙　肉桂去粗皮，秤，不见火　防风　黄芩　半夏汤泡，洗七次，去滑　麦门冬去心，秤　白姜　小枣

上各一两，㕮咀。每服四钱，水二盏，煎取一盏，去渣，

---

① 瘳，音 chōu，病愈。

② 五，底本写作"石"。

③ 憎，底本为"增"。

空腹服。或自汗，去麻黄，加牡蛎一两，白术半两。

龙蝎圆　治干、湿脚气，骨里作疼，或肿或不肿，引至膝上，走痖难忍，随手见效。

沈先生传。

草乌半两，生，须捡圆①净者　地龙半两，去土　全蝎二七个，去毒　黑豆二十一粒　赤口蜈蚣一条

上五味为末，糯米粥丸绿豆大，冷麝香酒下七丸②，加至五十丸，无害。如人行五里，以温荆芥茶投之。忌③一切动脾物。初服时可吃热汤水、饮食之类。

木瓜圆④　治脚气神妙。

金山寺长老患此疾所苦，张显甫是时在金山寺斋僧，僧众中传此方，用木瓜蒸艾，服之遂愈。后因住金山，登陟⑤劳顿，脚复酸重，再合服亦效。

破故纸炒　舶上茴香酒浸一宿，炒　葫芦巴炒　牛膝酒浸一宿　肉苁蓉酒浸一宿　川续断捡净，生用　杜仲去皮，生姜汁制一日一夜，炒令交断黄色。各四两，同为细末

上用艾叶四两，大木瓜四个，切作合子，去尽穰，以艾实之，使竹签子签定，饭上蒸，令烂熟，和药研为丸，如梧桐子大。每服七十丸，温酒、盐汤，食后服。

---

① 圆，底本为"员"。
② 丸，底本为"元"。
③ 底本此处少"忌"字。
④ 此方名底本缺，据目录卷之十二"脚气门"补。
⑤ 陟，音 zhì，登高。

小续命汤　治脚气。① 须服两料，候通身得汗，作续命汤气香，疾乃去体。

宜兴王侍郎居正之孙为归安尉，云：三世有此疾，皆服之而愈。

麻黄去节　人参　黄芩　芍药　芎䓖　甘草　杏仁　防己　桂以上各②一两　防风一两半　附子炮，去皮、脐，细切，半两

上除附子、杏仁外，合捣为粗散后，入二味，令匀。每服三钱，以水一盏半，入生姜五片，煎取一盏，去渣，稍热，食前服。

紫苏子汤　治脚气，弱上气。③

昔张文潜云：宋湘东王在南州患脚气，十年困笃，服此得效。苏子，须用人家自种真正者。

紫苏子炒　半夏各五两，汤浸洗七次　前胡　厚朴去皮，姜制　甘草炙　川当归各二两　桂去粗皮，不见火　橘皮各三两

上㕮咀，为粗末，每服四钱，水二盏，姜钱七片，枣子二枚，煎至七分，去渣，食后服。

甘遂散　治脚气上攻，流注四肢，结成肿核不散，赤热焮痛。及一切肿毒。

甘遂为末，水调敷肿处

上浓煎甘草汤服之，其肿即散。二物相反，须用两人买，

---

① 此句底本置于"小续命汤"方名前，为统一体例，兹改于方名后。
② 底本阙"各"字。
③ 《千金要方》记载："紫苏子汤，治脚弱上气。"

各处安顿，切不可相合。尝有人苦此，一服病去七、八，再服而愈之。得之一牛马牙人①。医者之意，正取其相反，故以甘遂敷其外，而以甘草引之于内，所以作效，如磁石引针之义也。

治脚弱无力　去杖行②

兴化士人胡景遂传，常用之有效者。

赤芍药六两　甘草一两

上为吹咀，每服三钱，水一盏半③，煎至一盏，空心、食前，去渣，通口服。日进三服。

治干脚气

杨监岳晚年苦此，用之取效。

大黄　黑豆

上等分，为细末，用冷汤调，厚涂之，以纸贴其上，干则再换之。

治湿脚气　脚上生疮及生菰④子，出汗不止。

葛楚作湖州签判日，患脚所苦，服此药一年顿愈。

鹿茸圆每日空心先进一服　五味子　川当归　鹿茸　熟地黄各等分

---

① 牙人，即牛马贩子。

② 此方名称较多。因嵩山为芍药之乡，嵩山为中岳，故《传信适用方》卷二称之为"中岳汤"；又因本方疗脚弱，去杖行，故《朱氏集验方》卷一称之为"去杖汤"。

③ 此处底本阙"半"字。

④ 菰，音 gū，同"菇"。菰，多年生草本植物，生在浅水里，嫩茎称"茭白""蒋草"。此处是形容脚上长的疮的形状。

上为细末，酒糊圆如梧桐子大，每服三、四十圆，温酒、空心下，或盐汤亦得。

槟榔汤　治脚气。

少府监韩正彦，暴得疾，手足不举。诸医以为风，针灸，臂、腿不知痛。孙兆作脚气，与此药而愈。

槟榔末三钱　生姜三片　紫苏七叶　陈皮三个

上以水一大盏，煎至七分，去渣，稍热服。

立效丹　治脚膝缓弱甚者。

绍兴府戒珠寺一僧，病数年不能行，服此药而愈。亨老传此方。

附子一个，去皮，生用

上为细末，葱白涎为圆，如梧桐子大，晒，焙干。每服十五圆至二十圆，温盐酒下。一方附子一个用面裹煨熟，去皮、脐，葱白自然汁圆，每服五、六十圆，空心，煎葱酒下，吃少温粥、蒸饼压之。

仙术木瓜圆　治一切干、湿脚气。

苏蜺莹叟传与杨梅卿，渠亲试得效。

宣州大木瓜三个，去皮，切下盖，剜了子①，用青盐六两，顿在三个木瓜内，于饭甑上蒸三两次，研烂。先以苍术二斤，米泔水浸三日，取出，黑豆一升，用长流河水高如药面一拳，同煮，以干为度。去黑豆不用。将苍术切作片，焙干。再

---

①　子，同籽。

入白茯苓六两，同碾为细末。研烂木瓜为圆，如梧桐子大。每服五十圆，空心，温酒、盐汤送下，一月有效。

舒筋散 治血脉凝滞，筋络拘挛①，肢节疼痛，行步艰辛。此药活血化气，第一品药也，一方加橘皮。

葛丞相传。

玄胡索　当归　官桂

上等分，为细末，每服二钱，温酒，食前调下。

增爱圆 治男子、妇人干、湿脚气。

赵作院方。

黑牵牛　破故纸以上各一两并用，半生，半熟，炒　威灵仙半两，去节　玄胡索半两　大蒜一个，每瓣②钻孔，入巴豆肉一枚，湿纸裹③煨，令熟为度　大木瓜一枚，切盖子，入艾叶塞满，蒸④熟为度

上为细末，先将大蒜、木瓜研烂，入药末为圆，如梧桐子大。每服二十一圆，用徽子麻茶、空心吞下。忌一切动气物。

八味圆 治脚气上入，小腹不仁。凡久患脚气，入心则难治，以肾水尅心火故也。

山茱萸去核取肉，秤　山药各四两　白茯苓去皮　牡丹皮　泽泻以上各三两　熟干地黄八两　附子炮，去皮、脐，秤　肉桂去粗皮，秤，各二两

---

① 挛，底本为"孪"。
② 瓣，底本为"辨"。
③ 此处底本阙"裹"字。
④ 蒸，底本为"煎"。

上为末，炼蜜为圆，如梧桐子大，每服十五圆，加至二十五①圆。温酒下，空心，食前。日二服。

乌药降气汤　治脚气上攻喘满，及诸气喘咳，悉主之。

乌药去皮　人参②　白术　川芎　茯神　白芷　甘草炙　木瓜干　川当归洗　五味子　紫苏子各等分

上为粗散，每服四钱，水一盏半，姜钱五片，枣子二个，煎至七分，去滓温服。或作细末，汤点下亦得。

乳香宣经圆　治风寒湿痹，四肢拘挛，筋骨疼痛，行步艰难，脚气诸疾并皆治之。

葳灵仙③洗　乌药　陈皮去白　黑牵牛生用　草薢　防风去芦头，以上各四两　川练子④去核取肉，微炒　草乌去皮、尖，炒　茴香炒，以上各二两　五灵脂一两　附子炮，去皮、脐　木香　乳香别研，以上各八钱　黑豆三合，生用

上为细末，酒面糊圆，如梧桐子大，每服三十圆，渐加至五、七十圆，温酒吞下，空心、食前。

续骨丹　治两脚软弱，虚赢无力，及小儿不能行。

天麻明净、大者，酒浸一夕　白附子　牛膝　木鳖子各半两　乌头一分，炮　川羌活半两　地龙去土，秤一分　的乳⑤　真没药

---

① 二十五，底本作"二八五"，其中"八"字误书。
② 参，底本为"三"。
③ 葳灵仙，即威灵仙。
④ 川练子，即川楝子。下同。
⑤ 的乳，即乳香。

各二钱　朱砂一钱

上以生大南星末一两，无灰酒煮糊，圆如鸡头大，朱[1]为衣，蓑荷汤磨一粒，食前服。

茵芋圆　治风气积滞成脚气，常觉微肿，发则或痛。

茵芋叶炒　薏苡仁各半两　郁李人一两　牵牛子三两，生，取末一两半

上细末，炼蜜圆如梧桐子大，每服二十圆，五更善枣汤下。未利，加至三十圆。日三快[2]为度，白粥补。

薏苡人圆　治腰脚走疰疼痛，此是脚气，宜服之。[3]

薏苡人　茵芋　白芍药　牛膝　川芎　丹参　防风　独活各半两　熟干地黄　侧子[4]一枚　桂心　橘红各一两

上细末，炼蜜圆如梧桐子大，每服三、四十圆，酒下，食前，日三服。木瓜汤下亦得。

轻脚圆　逐风去湿，消肿，行血止痛。

旧有寒湿之疾，每发时痛不可忍，呻吟之声彻于外，几濒于死。忽遇一道人授此方，才服半料，间或发作顿觉减于前时，服尽全料，厥疾遂瘳。信而服之，其验如神。

地肤子一两　白术半两　赤茯苓半两　木猪苓半两，去墨皮

---

① 朱，即朱砂。

② 日三快，指一日三次大便。

③ 底本"宜"字后必有阙字。《普济方·脚气门》云："此是脚气，宜服之。"据补。

④ 侧子，又作萴 cè 子，为毛茛科乌头属植物乌头子根（附子）之小者，或生于附子旁的小颗子根。

舶上茴香半两，炒　　泽泻半两　　赤芍药半两　　紫苏叶半两　　葫芦巴半两　　槟榔半两　　枳实半两，去穰　　桃仁一两，去皮、尖，炒

　　上十二味，除桃仁外，一处拌①和，匀捣罗为细末。入桃仁，炼蜜为圆，捣三、五百杵，圆如梧桐子大，每服三、五十圆，空心，紫苏汤下。加至百圆。

---

　　① 拌，底本为"伴"。

活人事证方卷之十三

头风　头风、眼目、口齿、咽喉附入

黄连羊肝圆　治眼目诸疾，及障翳、青盲皆治。

唐崔承为法官，治一死囚出活。之后数年，以病自死。一旦，崔忽患内障所苦，丧明逾年，常独夜坐叹息。忽闻堦除①悉窣之声，崔问：是谁。徐曰：是昔日蒙活者，特来报恩。遂以此方告之，言讫而没②。崔依此修合，服食不数月，眼復明。

黄连一两为末　　白羊子肝一具，去膜

上同于砂盆内，研令极细，圆如梧桐子大，每服三十圆，温水吞下。忌猪肉、冷水。

羊肝圆　镇肝明目。

张台卿苦目暗，京师医者令灸③肝俞，遂转不见物。因得此方服之，遂明。有一男子内障，服诸药无效，因以余剂遗之。方进两服，是夕灯下语其家曰："适偶有所见，如隔门缝

---

① 堦，音 jiē，同"阶"。堦除：台阶。
② 没，底本为"设"。
③ 灸，底本为"炙"。

见火。"及旦视之，眼中翳膜且裂如线。张云：此药灵，勿妄与人，忽之则无验。予记之，且欲广其传也。

羖羊肝真新瓦盆中焙干，更焙之，肝若大，只用一　甘菊花　羌活　柏子人　细辛　官桂　白术　五味子各半两　黄连三分

上，细末，炼蜜圆如梧桐子大，空心、食前，温水下四十圆。

又方

白羖羊肝只用子肝一片，薄切，新瓦上焙干　熟地黄一两　兔丝子　车前子　麦门冬　蕤仁　决明子　泽泻　地肤子去壳　防风　黄芩　白茯苓　五味子　枸杞子　茺蔚子　杏仁炒　细辛干阴者　苦葶苈　桂心　青葙子以上各一两

上细末，炼蜜圆如梧桐子大，每服三、四十圆，温水下，三服，不拘时候。

治眼地黄圆

唐丞相李恭公扈从在蜀中日，患眼沙涩，生翳膜，疼痛，或见黑花累累，如珠不断，或如飞虫翅羽。百方医之莫效。有僧智深谒云：相公①此病，肾受风毒。夫五脏实则泻其子，虚则补其母。母能令子实，子能令母虚。肾是肝母，今肾受风毒，故令肝虚云云，则目恍惚②。宜服此方。

生干地黄　熟干地黄各一斤　石斛去苗　防风去芦　枳壳麸

---

① 相公，底本为"相云"，误。
② 惚，底本为"忽"。

炒，各四两　牛膝酒浸　杏仁去皮、尖①，炒黄，入瓦器中研，去油

上为末，炼蜜圆如梧桐子大。空心，淋黑豆酒下五十圆。亦治脚气、腰痛及瘫痪②。

治瞖目

《晋书》：盛彦母氏失明，自侍养母，食必自哺之。母既病久，至于婢使，数见捶挞。婢忿恨，伺彦暂行，取蛴螬③炙饴之。母食以为美，然疑是异物，密④藏以示彦。彦见之，抱恸哭绝而复苏，母目豁然，从此遂愈。孟子曰：陈仲子岂不诚廉士哉？居於陵，三日不食，耳无闻，目无见也。井上有李，螬食实者过半矣。匍匐往将，食之三咽，然后耳有闻，目有见。《本草》云：蛴螬汁滴目中，去翳膜。

余顷在曲江，有将官以瞖离军。因阅《晋书》见此。参以孟子之言，证以《本草》之说，呼其子俾羞事而供，勿令父知。旬日后明目，趋⑤庭伸谢，因以济世。出陈总领方。

钱寿叔金水膏

亲见数人两目厚翳皆磨去。此方妙甚。

乳香半字，研　硇砂半字，研　白矾半字，飞过，研　当归半钱　麝香一字，研　黄连一字，去须　青盐一字，研　白沙蜜四两

上件除蜜外，先研极细，却同蜜一处拌匀，入新竹筒内，

---

① 此处底本衍一"去"字。
② 痪，底本为"患"。
③ 蛴螬，音 qí，cáo，金龟子的幼虫，别名白土蚕，核桃虫。
④ 密，底本为"蜜"。
⑤ 趋，音 qū，同"趋"，向往，朝某方向前行。

用油纸数重，以绵紧扎①，勿令水入。于锅内用水煮，自早至午，水干则取出，倾药以绵绢滤淬，入净器中，埋地下②一宿。取出点之，点毕，以温水洗眼。翳薄者点三、五次即随药下。点药箸③若得金者为妙。频点则取效甚速。

退翳散

孙盈仲方。

治目内翳障，或疮疹后余毒不散。凡患疮疹，不可食鸡、鸭子，必生翳膜④。钱季华之女，年数岁，疮疹后两眼皆生翳。只服此药，各退白膜⑤三重，瞳子方瞭然⑥也。

谷精草一两，生，令为细末　真蛤粉一两，别研细

上二味，同一处拌匀，每服用生猪肝一片，三指大，批开⑦，于药在上卷定，再用麻线扎⑧。浓米泔一盌⑨，煮肝熟为度，取去，放冷。食后、临卧细嚼，却用原⑩煮肝米泔送下。忌一切毒物。

覆盆子汤⑪　治烂缘风眼。

---

① 扎，底本为"札"。
② 下，底本为"上"。
③ 箸，底本为"筯"。箸，音 zhù，同"箸"。此指点药用的棒状工具。
④ 膜，底本为"瘼"。
⑤ 膜，底本为"瘼"。
⑥ 底本为"臁"，误。
⑦ 批开：即剖开、片开之意。
⑧ 扎，底本为"孔"。
⑨ 盌，wǎn，大口小腹的容器；同"碗"。
⑩ 原，底本为"元"。
⑪ 此方名底本缺，据目录卷之十三"头风门"补。

老妪方。

上官云，顷岁寓居潭州浏阳县石霜寺，有皇叔大尉者乳媪①患烂缘风眼近二十年，一日有药妪过之，曰：老婆能治此眼。眼中有虫，赤而长，细如丝。遂入山取药。其家遣人尾其后，但见沿山路采取树叶，以手挼碎，入口咀嚼，留其汁。以皂纱蒙患人眼，握笔画双眼于纱上，然后用药汁滴于眼之下缘。须臾虫自纱中出，其数十七。其家甚喜。妪去数日复至，则眼下缘肉干如常人。再用前法治眼上缘，得虫又以十数。妪谓上官曰：公为医官，不可不传此方，须以钱二万偿我。上官诺之。遍召傍近村妇患此眼者治之，无不瘥。妪又曰：是方出《本草·果部》中《覆盆子》注云，"叶挼，绞取汁滴目中，去肤赤，有虫出如丝线。"上官屡用之，皆效。

覆盆子

上取叶挼②碎，以新笔点汁，画眼缘③上，即有虫出，神效者。

黛青散　治风热攻眼，赤肿疼痛，眵泪难开。除昏涩，清头目。

都下御医眼科仇防御家，日货此药十数千，用者辄效。赵检察德和偶传此方，用之即数服而愈。

乳香一分④，须南中真的乳，川中西乳香不可用　没药一分　盆消⑤一两，拣干白马牙消（即烧烟火用者）　青黛二钱

① 媪，音 ǎo，老妇人的通称，此处指奶妈。
② 挼，音 ruó，揉搓之意。
③ 缘，底本为"眩"。
④ 此处底本无具体剂量，据《普济方》卷七十五《眼目门》补。
⑤ 盆消，即朴硝。

上件，研细令匀，每用时，先噙水一口，次以少许搐两鼻中，以手揉两太阳穴。

光明膏　冀州郭家①。治久年近日不覩②光明，内外障眼，攀睛瘀肉，连睑③赤烂，隐涩难开，怕日羞明，推睫有泪，视物茫茫，时见黑花。或睑生风粟，或翳膜侵睛，时发痒痛，并皆治之。神效无比，不可尽述。

白沙蜜一斤　黄丹四两　硇砂别研　乳香别研　青盐别研　轻粉别研　鹏砂别研，各三两　麝香别研，半钱　金星石　银星石　井泉石　云母石各一两　黄连去须　乌贼骨各半两　脑子④别研，二钱

上件药，安于静室中，不得令鸡犬、妇人见。用银石器内，慢火先炒黄丹令紫色。次下蜜，候熬得沫散，其色皆紫。次入腊月雪水三升，再熬二十余沸。将余药碾成末，一处同熬，用箅滴在指甲上，成珠不散为度。以厚纸三张，铺在筲箕内，倾药放纸上滤过，再用瓶子盛放。在新水内浸三昼三夜，去火毒，其水日一易之。看病眼轻重，临晚用箅蘸药点大眥⑤头，以眼涩为度。

龙树镇肝圆

石大夫方。

---

① 本句底本置于"光明膏"方名前，为统一体例，兹改于方名后。
② 覩，音 dǔ，古同"睹"。
③ 睑，底本为"脸"。
④ 脑子，即冰片别名。
⑤ 眥，音 zi，意为眼眶。底本写作"皆"，误。

治肝肾俱虚，风邪内乘，眼目昏暗。或头风偏牵，眼渐细小。或青盲雀目，诸风内外障者，不过十数服立愈。须忌房室、酒面、炙煿、鱼、辛辣、发风动气物。但于暗室中坐，不可使心，无不应验。每服二十圆，龙脑薄荷汤，食后下。

草决明①二两，炒　人参半两　家菊二两　川芎　黄芩　玄参　地骨皮　防风各四两

上为细末，一料用粟米粉三两，蒸熟为圆，如梧桐子大。每服只可二十圆，温酒吞下，食后，夜卧时服。

洗眼珊瑚散　治气眼、风眼、内瘴、外瘴，青盲、雀盲、赤眼、黑花，羞明，不能视物。不问久近，并皆治之。

此方乃韩州李太尉遇一圣僧传之。云是台州人，后寻觅，不知所在。再三祝令，不可容易传之。径山佛日得此方，藏之甚秘。

每一料，用净白盐三斤，沸汤泡，淘去不净，澄清。用磁瓮或银器，以炭火熬成霜，不得犯铁器。直候盐霜干了，秤一斤，乳钵内略研过，不令作块。每一斤用飞过辰砂一钱重、晋矾一钱以下八分许，重研细，然后与盐、辰砂拌匀，如珊瑚色。

上，洗时用二大钱许，以不热不冷汤半碗以下，却用银盂子或铜盂子盛，趁不冷不热时，先以温汤洗去眼上汗，然后以药洗之，涩痛为度。若冷，再温暖。一服可作三次。洗讫，却用温汤洗去盐水。

---

① 明，底本为"名"。

一抹膏 治烂眩眼，不问新旧。

卢少樊尝患此疾，用之而愈，亲笔录此。

以真麻油浸蚕沙三两，宿研①细蚕沙，以篦子涂患处，隔宿立愈。

还睛菩萨水

今检正曾南仲传此方云：昔自用之，真有奇效。

真熊胆半钱② 槐角一钱，洗，切碎 生真珠③二七粒，别研为细末 雪水少许 竹上露少许，须于天明时以瓷器内取 白沙蜜少许

上六味，以新瓷合④盛，甑上蒸两次，研令极烂。以新绵重滤过，入别瓷合内，再以雪水隔合子窨一夜。又将脑子⑤少许，乳钵内先研为细末，却入前蒸雪水药再研匀。每日日中时，用新笔抄如米粒大，以新汲水蘸湿，点入眼中，宽闭眼，候药行泪出方醒。连使两次。

麝香散 治头风及偏正头痛，夹脑风，连眉骨项颈彻腮顶疼痛不可忍者。

何表方。

草茶四两，略研 华阴细辛二两，剉 草乌二两，用大者，炮

---

① 研，底本为"妍"。

② 底本漏书剂量，唯书一"钱"字。据他书真熊胆用治眼疾，配方剂量为"五分"，约为半钱。

③ 生真珠，即珍珠。

④ 合，此处同"盒"。下同。

⑤ 脑子，此指冰片。

裂，去皮尖，剉如豆大，入盐炒黄色

上三味，共为细末，每服一大钱，入麝香少许，腊茶清调下，临睡、食后服。妙绝，屡[1]试如神。

卷帘膏　治内外障、赤毒、赤目，并一切翳膜。

广东仓司干官庞维翰家传此方。常用之，果有是效。

蜜陀僧一分，赤色者，细研如尘　白沙蜜四两，二物同和匀

上用一长项瓷鉼[2]子，入药在内，用柳木塞口，用油单三五重紧系扎，不得透水。坐于锅中，用黑豆五升，逐旋添水同煮豆至烂熟，即取出候冷。用绳吊鉼子沉于井底，三日取出。用绵滤去滓，别入净瓶内，不得犯生水，用竹箸或角箸点眼，避风少时，频用取效。

神妙驱风散　治风毒上攻，眼目涩痒，疼不可忍者，或上下睑眦赤烂，浮翳瘀肉侵睛。

出王氏博济方。

五倍子一两，槌破，去泥土　蔓京子[3]一两半，洗，令净

上二味，同杵为末，每服二钱，水二盏，铜石器内煎及一盏，澄渣，热淋洗。留渣。二服再依前法淋洗。

钱太师洗眼黄连汤

黄连　当归　赤芍药各等分

---

① 屡，底本为"娄"。

② 鉼，音 bǐng，瓶的古字。

③ 蔓京子，即蔓荆子。

上捣罗为末，每用半钱，沸汤化匀，澄清，洗。温热，任意用之。

治烂眩风眼　神妙。

五倍子槌碎，去蛀末　蔓荆子

上二味，煎汤，洗。

防风羌活散　治风毒上攻，眼睛疼痛。

林子启传。

防风洗，切，焙　羌活洗，切，焙　黄芪洗，切，焙　家菊花去茎，去蒂　川芎洗　荆芥穗不焙　白蒺藜熟炒，去刺　甘草炙，蜜涂。各等分

上件为末，每服二钱，麦门冬熟水调下。熟水茶并可服之。

川芎散　治头晕、风眩头痛。

庞先生方。

山茱萸一两　山药　甘菊花　人参　伏神①　小川芎各半两

上为细末，每服二钱，酒调下，不拘时候，日三服。立效。

白芷圆　治气头晕。

乡人邵致远年八十有三，有此疾，得此方数服而愈。渠云：杨吉老传。

---

①　伏神即茯神。

白芷　石斛　干姜各一两半　细辛　五味子　厚朴　肉桂
防风　茯苓　甘草　陈皮各二两　白术一两一分

上为细末。炼蜜圆如梧桐子大，每服三十丸，清米饮下，
不饥不饱时服。

椒豆膏　治虫①牙疼。

昔有人虫牙，痛不可忍者，号呼之声，彻于四邻，用药不
效。有道人献此方，用之即安。

上，汉椒为末，以巴豆一粒同研成膏。饭为圆，如绿豆
大，以绵裹，安在虫牙孔处，立效。

黄蘗散　治口疮。

王史君方。

昔唐仲举母常用黄蘗皮、青黛等分，拌匀敷之，吐去涎。

黄蘗去黑皮，用蜜炙，焙干　白矾各为末

上以黄蘗末一钱，白矾末半钱，二味和，令匀，每用药少
许敷之。先吐去苦水，如药力尽，再敷少许即效②。

甘菊散③　治头风冷泪。

庞安常方。

甘菊花　决明子各三分　白术　羌活　川芎　细辛　白芷
荆芥穗各半两

---

① 虫，音 zhòng，被虫咬坏的。
② 此处底本衍一"服"字。
③ 此方名底本缺，据目录卷之十三"头风门"补。

上为细末，每服一钱，温汤调下，食后，日三服。

桃红散　治耳中出脓方。

鲁子传是方而愈。

枯矾一钱，烟脂一钱，麝香一字，研细，用绵杖子蘸药，捻之即干。

立安散　治鼻衄。

鄂州军中老医有此方，惜而不传。主师求而得之，亲见刘公度之立效。

出陈总领日华方。

五色真龙骨一块，火上煅之通红，取出令冷，研为细末，吹少许鼻中，愈。

帐带饮　治喉闭。

余家常用之，系于帐带上以备缓急。

出陈总领日华妙方。

生白矾，碾为细末，冷水调下二钱服之。

活人事证方卷之十四

肠风　痔漏门

《巢氏病源论》：肠癖为痔，久困饱食，过度房室劳损，血气流溢，渗入大肠，冲发于下，时便清血，腹中刺痛，病名脉痔。又论脾毒肠风，本缘荣卫虚弱，风气进袭，因热乘之，使血性流散，积热壅遏，血渗肠间，故大便下血。

治五种肠风痔疾

饶州王康孺翰林传。

凡下血皆为肠风。粪后有血名内痔，粪前名外痔，大肠头出谓之脱肛，谷道四边有胬①肉谓之鼠奶，痔头上出血谓之漏。此方通治之。

黄牛角䚡②一个　猪牙皂角二两　蛇皮一条　穿山甲③二两　大附子一个，炮，去皮、脐　当归半两，炒　蒻④叶四两　麝香一钱　蝐皮一个

上件一处砂瓶内，用炭火煅令通赤取出。于地上用盆合定

---

① 胬，底本为"努"。
② 䚡，底本为"腮"。
③ 甲，底本为"角"。
④ 蒻，音 ruò，嫩蒲草。

四畔，用土覆之，去火毒，然后捣罗为细末。患者先用胡桃肉半个研烂，同酒半盏，调药末二钱，服之便效。

诸痔方论共二十一般

翻花　脱肛　内肠　热痔　莲子　鼠奶　鸡冠　外肠　樱桃　风痔　气痔　食痔　雀舌　盘蛇　蜂窠　山桃　穿肠

变漏三种

冷漏　瘀脓漏　血漏

取痔千金方

临安曹五取痔，本刀镊人。因一黄院子荐引，为高宗取痔，用此方愈，后来官至观察使。一士夫丙卿，向来苦此十余年，① 如四、五枚核桃大，血出如箭。因金陵遇良医童谦之，用此药断绝根本。隆庆府安倅内②子久患，得此方调治，遂除其根，重谢之。后每调官③，不敢相忘，或多致馈，重感其意。慨然以方授之，力属④秘藏。以施无不效者，仆闻而求之，不可不广其传也。

好砒霜色黄明者三两　　白矾明净者一两　　虢丹⑤半钱，炒

---

① 按，底本为"临安曹五取痔本刀镊人因一黄院子荐引为高宗取痔用此方后来官至观察使向来苦此十余年"，断续不畅，扞格难通。这段传说在医术中有所记述，兹据《普济方》卷295《痔漏门》相关内容补。

② 内，底本为"丙"，误。

③ 调官，底本为"朝官"，据《普济方》卷295《痔漏门》相关内容改。

④ 属，通"嘱"。

⑤ 虢丹，音guó，即铅丹，也称黄丹。

蝎梢七个先净洗，瓦上焙干　草乌头末一钱半，小而紧滑者，去皮，
秤，生用

上件曾使熟铁铫，先将炭火煅，令十分透红，放冷，揩拭
净。先下白矾烧，令衮①沸，吹下砒霜。先槌碎如梧桐子大，
拌匀，以文武火煅，旋旋搅合，候沸定三、两次了，方渐次着
火，候铫子通红、烟尽为度。放冷，研为细末。方入草乌头、
黄丹、蝎梢同研，收于瓶内。如欲先使甘草水或葱白水洗净痔
头，以生麻油调少许，毛翎扫在痔上，日三次。第一、第二日
以后，必出黄水如胶水，痔头渐消。看痔病年月浅②深，年远
者不出十日可取尽；日近者俱化为水，连根去尽，别生好肉。
应是五痔皆可去之。

玉屑圆　治肠风泻血不止。

顷年有一人，下血盈盆，顿尔瘦悴。服诸药皆不效。予
曰：此正肠风疾。令此药三服而愈之。

槐根白皮去粗皮　苦楝根去皮，各三两　椿根白皮四两，三味
于九月后、二月前，取软者，日干　天南星　半夏各半两，并生用
葳灵仙一两　寒食面

上为末，滴水圆如梧桐子大，干之。每服三十圆，水分盏
煎沸，下圆子煮令浮，以匙抄取，温温送下，不嚼，空心。

抵圣散　治痔漏。③

---

① 衮，同滚。
② 浅，底本为"洩"。
③ 此句底本置于"抵圣散"方名前，为统一体例，兹改于方名后。

亲戚郑称甫，为军器所干官日，母舅李倬调官都下，夫妇
俱病，召御医刘防御调治，费缗①钱五十万。郑陪之三、两
月，仅传得此方。淳安有人病，余授之亦愈，方知其神效也。

踯躅花十文，俗号蜘蛛花，煎汤，候一、两滚熟，入朴硝
十文，再滚。舀在脚桶内，其上用板一片，盖令密。当中穿一
穴，在其上熏之。旋将五文荆芥研细，入腊茶二钱点饮尽之。
候汤冷即起。出陈总领方。

玉粉散　治痔漏。

桂真官用此方疗友人刘茂功，立效。

牡蛎烧煅，入地坑出火气，为末。如湿，即干糁②；如
干，即以津调敷。

人参散　治肠风脏毒。

运使孙绍远传。云有此疾者常常服之，不至力乏，不至面
黄，多服为佳。屡③传与人，皆以为妙。

人参　白茯苓　黄芪蜜炙　甘草　五味子

上等分，为细末，每服二大钱，白汤调下，每日四、
五服。

葱蜜膏　治外痔。

唐仲举云：尝有一吏人苦此，渠族弟亲合与之，早饭前

敷，午后以榜子来谢拜于庭下，疾已安矣。

葱青内取涎，对停入蜜调匀

上先用木鳖子、百药煎，煎汤熏洗，然后用药敷抹，其冷如冰。

椿皮圆　治大便下血。

臭椿花刮去粗皮，焙干，四两　苍术　枳壳

上为细末，醋糊圆如梧桐子大。空心、食前，米饮下三、四十圆。

莲子散　治肠风。不拘新近，下血不止。

鄂州统师赵清老口传。

旱莲子

上用新瓦上焙干为末。每服二钱，米饮调下，食前服之。

翻花痔

始因失饥伤饱，色欲过度。或食猪鸡鱼毒，浊酒瘀足，大肠血脉不行，到此成患。初则先有血下，又大便秘涩，小便赤涩，才经月日，大肠翻龟①，形如羊肠垂下。坐卧艰难，若不治则变成漏。

脱肛痔

始因喜怒忧愁，饮食不节，冷热不调，久年不宣。初觉粪

---

① 龟，音 jūn，同"皲"。皮肤开裂。

门秘滞不粪，如弹子，五、六日通一次。然后下血，既尽则面色虚黄。其肠不觉突出长短不等，坐卧艰难。久不治则加气滞难①。

内肠痔

始因宿食不消，瘀足大肠，或大便逐下忍；或因酒食过②度；或喜食腻物。得疾之初，肠中觉见微痛，渐生带尖，形如槟榔，遇登厕则垂下，其数不等。间有血滴，大便多秘滞涩。令人困睡，四肢浮肿，面色虚黄。或行路则大便，有汗，久不治成漏。

热痔

始因妄生喜怒，饮食不节。或因胃热，过食生冷。其病无形。得病之初，如觉谷殼秘涩，五、六日方通一次。纵得通下，坚实结硬。久觉头痛，腰脚沉重。不治则阴肿、加喘，喜睡。睡觉则四肢疼痛，大便涩滞。久不治则变令人面虚黄肿、口气。难治也。

莲子痔

始因肾虚脏冷，气脉相攻。或生鲙食毒鱼浊酒，贪姿色欲，或好睡，因此积聚，发为根本。其形如莲子，始生五、六、七枚，或有十数大小等。其痔上时出清水或白脓③，使人

---

① "难"之后，疑漏书"化""通""消"之类的字。
② 过，底本为"逐"。
③ 脓，底本为"浓"。

发热，四肢疼痛，大便涩滞。久而不治，变。令人面色虚，黄肿，口气。难医。

鼠奶痔

始因喜怒忧戚，饮食无节，天阴行房，出汗未干，被贼风所吹，又饮冷水，致伤肺脏，久则积聚。得病之初，其状如梅核，间下鲜血，渐觉疼痛。始生三、二枚，大小无准。令人不能坐卧，大小便涩滞。久则面色虚黄，口苦舌干涩，体有虚汗。

鸡冠痔

始因伤风未效行房，瘀足肠胃。得患之初，形如杨梅，渐渐觉痒则不可忍，久则变成鸡冠。时时出汗，有类桐油，臭开十数步。久则长大如猪肝。泻血不止，浑身虚肿，令人发喘，坐①卧艰难。久则非药食不瘥。

外肠痔

始因食牛马肉毒，积聚不消，致使血脉妄行，渗出外肠。得疾之初，形如槟榔，其阴疼痒，不治成漏。

樱桃痔

始因热侵损肺脏，或多食鲤、鳖，阴毒不尽，致生此病。初形如樱桃，先生五、六枚，痔头出清汁，臭不可近。令人黄

---

① 坐，底本为"虫"。

瘦发喘，渐致虚肿。传入肺脏，百日即死。

风痔

始因多睡，风脉不行。得患之时，肠头生疮，不忍以手抓，则随手疼痛，刀剜①如针刺。大小便涩滞，气弱虚浮。

气痔

始因饮食、发作喜怒，气脉留滞。其形如橘，或出不时，出时清水漏下。久不治则渐渐长大如槟榔，令人口苦，舌涩干，大便汗出，阴肿，小便不通。

食痔

始因饱食醉饮，瘀足下部，久不宣转。其形如鰕②尾。久不治则渐渐生多，大便痒痛，时时下血。

雀舌痔

因饥行房，大肠虚耗。得患之初，其形如雀舌，不治变成漏，时时滴脓③，或出鲜血。

盘蛇痔

因色欲过度、贪食猪鸡、毒鱼、浊酒，久不宣转。得病之

---

① 剜，底本为"苑"。
② 鰕，音 xiā，寄生于水中的陆地动物，如大鲵。
③ 脓，底本为"浓"。

初，其痔发肿，大肠四边核突粟①，数日一次大便，方通时时下血，令人虚肿，坐卧艰难，发热如虚，渐觉黄肿，变成漏。

蜂窠痔

因色欲过度、贪食牛马死肉及鳖，或饮生酒，或宿肉，或食雄鸡②，或食鳖肉。其痔如生大肠头，有孔穴百十个，时时下血，浓臭不可近，坐卧艰难。若不治，变成气喘，不可疗者。

小桃痔

因患伤寒，服热药过，差兼吃毒食太③多。或因行候房，闭损大肠。初得病之时如小桃，登厕出。因不食药，则渐渐加大，形如鸡卵，谷道塞因不通，乃致死也④。

穿肠痔

因好饮酒，绝去粒食，行房无厌，使令血脉不行，闭塞谷道，大肠发痈⑤。破则谷道粪门上穿一窍如盏口。其形已恶，非药石可疗即立死也。如速用药医，修其大道，亦能得效。

---

① 此处疑有漏字。
② 鸡，底本写作"难"，误。
③ 太，底本为"大"。
④ 底本原文为"乃死致也"。
⑤ 痈，底本为"雕"。

冷漏　血漏　瘀脓漏

冷漏因病痔失医①，变成此疾，其候有三：

一冷，二血，三瘀。

要去根本，非良医妙手服，未易治也。

翻花，脱肛，内肠，热痔。

以上四种，用药一同。

苦参散

苦参二两，洗，去土　紫参一两，去土　沙参一两，去土

上为末，每为半合，水四碗，入椒、葱少许、豆豉少许，煎数沸，通手淋洗，不拘时候、次下。

宽肠圆　　如肠已宽，更不用服第三药

大黄生　当归先去土，去尾稍，生　槟榔生　白芍药生　甘草根洗，生用，各等分

上为细末，炼蜜为圆，如桐子大。空心、临卧，热水下二十圆。

黄芪圆　　服此药，如人行五里，却服川乌圆系一百之枚。不拘时候、多少，以瘥为度。

黄芪八钱，半生，半用盐水汤浸，炙　当归六钱，去尾净洗　牡丹六钱，生用　蝟皮一张，慢火炙，令酥黑用　乌梅八钱，去核，大

---

① 医，底本为"醫"。

者，炒　槐子八钱，炒　芜荑八钱，去皮　枳壳八钱，去穰　大黄五钱，生用　大麻仁十二钱，别研，用盐汤浸一宿，取去焙干　槟榔一两二钱，生用　丹参八钱，洗　蒲黄八钱　川芎六钱，洗去土

上为末，炼蜜为丸桐子大，每服三十圆。空心、食前，麝香酒下，麝香饭饮亦得。

川乌圆

黄芪五钱，用蜜、慢火炙，焙干　赤小豆四钱，生　附子三钱，炮，去皮　黄芩二钱　白蔹一钱，洗　桂一钱，不见火　芍药二钱，生

上为末，炼蜜为圆如赤小豆大，每服二十圆。食前，麝香饭饮下，酒下亦得。

莲子　鼠奶　鸡冠　外肠　樱桃

以上五种，用药一同，其痔并突，大小不同，用药贴下不痛。或妇人、室女、小儿患去，其肉虚嫩，只用大黄散洗三、五度，可去根本。或妇人产后生痔，不拘大小，亦用大黄散洗去。丈夫则不然，酒服，药淋洗。

蝟皮圆

羚羊角一两，酥炙　干姜二两，炮　干地黄五两　黄芪二两，蜜炙　川附子二两去皮，炙　黄连三两，洗，去毛、土　当归去尾少许，洗　白矾二两，火煅　蝟皮一个，火炙令酥，微黑用

上为末，炼蜜为圆，如绿豆子大，每服三十圆，食前，麝香酒、饭饮下。

大黄圆

木鳖子二两，去壳，不见火，细研　五灵脂二两，不见火，细研
蛇床子二两，别研　朴硝二两，别研　马牙消①二两，不见火，别研
大黄二两，生　水鸡头二枚（鳖鱼头是也），酒浸，慢火炙酥

上为末，用五大钱，沸汤三碗调之，通手洗，不拘时
候服。

如圣散

黄丹二两　朴消二两　妙砒②一两　白矾二两

上用瓷瓶一个，盛住药，使盐泥固济四边，用炭火慢慢煅
过。每使药看痔大小，却低作架子③，少许药入麻油调涂，放
低架子上。先将第四药涂抹痔四边净肉处了，却将纸加上，贴
后二、三日或四日，清水出肉，漫④欲到根盘上，却将第六位
药洗却，再上第五位药催痔药。只候三、两日，自然酥落，乃
下第四位药，⑤贴痔四边净肉。

龙骨散　或登厕不便，却洗了依旧抹药。

光粉⑥一两　白蔹一两　白芨一两　龙骨一两，火煅

上为末，用鸡子白调抹四边净肉处。

---

① 马牙消，消同"硝"，下同。
② 妙砒，即砒石。
③ 架，底本作"枷"，其义通"架"。
④ 漫，底本为"慢"。
⑤ 位药，此二字底本阙，据文义补。
⑥ 光粉，即铅粉。

活人事证方卷之十五

痈疽门①

痈疽论

发皆痈疽，不问虚实，皆由气郁而成。故《经》云：气宿于经络，与血俱涩而不行，壅结为痈疽。不言热之所作，其后成痈者，此乃内因，忧思有所郁结而成也。又，《论》曰：身有热，被风冷搏②之，血脉凝滞不行，热气郁结而成。亦有阴虚、阳气凑集，寒化为热，热盛则肉腐为脓者，此乃因寒热风湿所伤而成也。又服丹石、炙煿、酒面、温床、厚被所致；又尽力房室，精虚气竭③所致④者，此乃因不内外所伤而成也。故曰：疖者，节也；痈者，壅也；疽者，沮也。如是，但阴阳不平，有所壅节，皆成痈疽。故《论》曰：阴滞于阳则发痈，阳滞于阴则发疽，而此二毒发无定，当以脉候别之。浮、洪⑤、滑、数则为阳，微、沉、缓、涩则为阴。阴则热治，阳则冷治。又有四宣热毒药，即大黄、连翘、射干、漏芦之属是

---

① 底本原无此标题，为统一体例，兹添补之。
② 搏，底本为“博”。
③ 竭，底本为“节”。
④ 底本此处有重复。
⑤ 洪，底本为“供”。

也。及其溃，则用排脓止痛药，即芍药、当归、牡丹、黄芪之属是也。脓尽，则用消肌肉塞等药，即香白芷、栝楼根①、藁本、石斛之属是也。肌生②，则用长肌敷痂药，即血竭、白蔹之属是也。又须看病浅深、证候凶吉，寒则温之，热则寒之，虚则补之，实则泻之、导之。以针石灼之，以艾炷③破毒溃坚，以平为期。此大法耳。

洪丞相化毒排脓内补散 治一切痈疽疮疖。未成者速散，已成者速溃败，脓自出，恶肉自去。不犯刀杖，服药后疼痛顿减。此其尝试之，效也。

用此方活人得效于后：

一人患背疡者七十余头，遍服此④药不效。才进一服，痛减七分，数服之后，脓血大溃，若有物自内托之。服至一月，疮口遂合。

有一人肠痛腹疾者，甚痛异常，医者莫晓。意谓此药颇能止痛。试进一服，遂下脓一、二碗许，痛亦随止。

有一老人忽胸前发肿，其根甚大，毒气上攻，如一瓠⑤然，斜插项右，不能转动。服药亦散，明日帖⑥然如故。

又一人发脑痈，疑此方，不肯服，遂死于庸医之手。明年其子复患如此，与父之状不异。遂用酒饮药，不觉大醉，竟日

---

① 栝楼根，即瓜蒌根。
② 生，底本为"主"。
③ 炷，音 zhù，燃、烧。
④ 底本的"此"意指疮疡药。
⑤ 瓠，音 hù，瓠子，一种夏天食用的瓜菜。
⑥ 帖，音 tiē，熨帖，此处意为安然。

滚①卧地上。酒醒，病已去矣。

又一妇人发乳痈，焮肿疼痛不可忍，自谓无复生之理，服此亦效。

一妇人股间发肿如大碗，服此药皆脱然如失。蒙济者神效若此，不可悉数。如叙大略，以示未知。今按《本草》，逐味具出药性温凉于后：

人参微温无毒，除邪气、通血脉。新罗者为上，去芦头，薄切，焙干。

当归无温无毒，温中止痛，破恶血，养新血。大如马尾、滋润②者好，去芦头，洗，焙干。

黄芪微温无毒，主痈疽，排脓止痛，逐五脏恶血，补虚劳。如箭杆者好，以盐汤浸，焙燥。

芎䓖温，无毒，治痈疽发背，排脓散血长皮。川中者好。

防风温，无毒，主骨节风，男子一③切劳伤，安神立志，匀气。

厚朴大温，无毒，主寒热血痹死肌，温中下气者，去水，破宿血。

桔梗微温，有小毒，主胸、肠痛如刀刺，破血消积，止心腹胀。

白芷温，无毒，破宿血，长新血，治乳痈，排脓止痛。

板桂大热，有小毒，通九窍，利关节，消瘀血，续筋骨。

甘草味平无毒，主脏腑寒热，坚筋骨、长肌肉、解毒，温中下气。

上十味，人参、当归、黄芪各二两，以下各一两。除桂外，一处为细末，入桂和匀。每服自三分加至五、六分。热酒调下，日夜各数服，以多服为妙。至疮苔④，更服为佳。不饮

---

① 滚，底本为"衮"。

② 润，底本为"开"。

③ 此处底本阙"一"字。

④ 苔，音 dá，回复。

酒者，浓煎木香滑然，木香然不若酒力也。

梦授吕真人灵宝丹　治发背及诸恶疮。

昔严州通判为人极孝，其母发背，遍寻名医，祈祷恳切。夜梦吕真人服青衣告之，云：见公极孝，故来相告。更迟一日不可疗矣，急宜治药，服之即愈。此方应系疮肿、结核并皆治之。此郑知府说。此神仙方也。

瓜蒌五个，取子，细研　乳香五块如枣子大

上件细研，以白沙①蜜一斤，同熬成膏，每服三钱，温酒下。

五香连翘散　治痈疽疮疖。不问恶证，一切并皆治之。未成者即散去，已成者速溃败脓。应系天下诸②方亦无出此神妙。

临安刘驻泊，字安夫，年九十有余，用此方活人最多。自叹其年高，不欲秘藏。传此更欲延几年寿筭。

青木香三两　鸡舌香③一分　羌活④二两　沉香　黄芪　木通　大黄各一两　麝香二钱　乳香　藿香　升麻　连翘各半两

上为细末，每服四钱，水一大盏，煎至七分服。

菩萨散　治奶痈肿痛，时发寒热，状如伤寒，痛不可忍。

---

①　沙，底本为"砂"。

②　此处底本在"诸"字后有两个空格。

③　鸡舌香，母丁香之别名。

④　此处底本漏书药名，五香连翘散所治不同，配伍亦异。参他书治痈疽疮疖者，此处或为"羌活"，然不能必也。

已结未结，并者治之。

果①人何伯巽②高曾以来施此药，其效如神，秘而不传。近日漕司李运干家有人患此，力恳而得方，一投而愈，妙哉妙哉。

牡荆子今作杖子者是，去梗，微炒，□③子月·正、二月采之　酵头用作炊饼者，微炒，勿令焦

上二件，各捣为细末，以净盘子擎之，于佛前焚香，诵"南无药王菩萨""南无药上菩萨"圣号各一百八遍。等分拌匀，至心祷告毕，抄三钱已，以葱酒调下。食后，稍空心进之。服药后顷间，度药方到处，即令④人以手揉摩之，更令人吮出乳汁尤佳。饮酒多人多饮之，令有力；不饮酒者，以葱汤冲酒借气也。得熟寐即释然脱去矣。已结未成脓者立散，已成脓者立溃，并免痛楚。重者不过二服。

胜金膏　治一切痈疽、毒疖、疬恶，赤肿疼痛。排脓散毒。神妙⑤。

此方神州⑥邓家，每以三百文与人一靥⑦，应系瘰疬恶毒疮疖，初贴尽散，神妙不可说。此方传于福州乾元寺福首座。福自言，在饶州浮梁县藏山院过夏，遇川僧智宣得此方。再三

---

① 果，此指果州，即今四川南充。
② 何伯巽，南宋进士，与楼钥有交游。
③ 此处底本漫漶不清，不可辨认，用□表示。
④ 底本此处多"令"字。
⑤ 妙，底本误为"毒"，据《叶氏录验方》卷下改。
⑥ 底本为神州，疑应为"福州"。
⑦ 靥，音yè，酒靥。与人一靥，是说因其珍贵，故所予数量很少。

叮①嘱不可轻易与人。晚年归乡，煎施病者，病者皆愈。初梦人云，可施此药，延年八十。未及煎施间再梦寐。今数十年矣，请药者如市。

白芨去须八钱，切，作片　白蔹八钱，洗，作片　乳香八钱，碾为末　木鳖八十个，去壳，作片　柳条八钱，去叶，一寸长　槐枝八钱重，小枝半寸长　黄丹八两，十分好者，土丹不用　葱白八钱重　麝香不拘多少，同乳香后入　真麻油十六两　川乌八钱重，去黑皮　草乌八钱重，去黑皮

上㕮咀，与油同熬，用槐枝搅，候葱黑色为度，将绢滤去滓。却将黄丹入铫内，旋入油，将槐枝搅匀，火炼有黄色，次变黑色。用冷水盏盛，滴水看黑色不散方住火。连铫提起，频频搅，方入乳香末，次入麝香，倾于钵内。频频搅，直至冷，方住搅，收。谨谨封之，无令见风。

夺命膏　治肿毒发背，一切痈疽。

赵教授得之全州医，屡有神效验。

麻油四两②，熬一、二沸　防风一两，切焙　石蟹一枚，烧米醋淬，才黑又烧，碎为末　蛤蚧一对，煅存性　灯心灰一分　蜈蚣一条，烧存性　全蝎七个，烧存性　血竭一分，别研　黄连半两，去芦，切，焙　当归半两，切，焙

上件为末，用文武火熬麻油，滴水中不散。次入众药一处，急用柳枝不住手搅，候滴入水中成珠为度，候极冷。贴疮如常法。

---

① 叮，底本为"丁"。
② 此处底本衍"两"字。

瓜蒌散①　治痈疽疖肿。急服此药。

吴宰元用传，亦尝试之。

或新或陈瓜蒌一个，连壳、穰剉碎，入平椒十粒，去目，闭目者不用。生甘草五寸，剉，乳香三块，皂子大②。用无灰酒三大盏，煎至一盏，澄清，温服。一、两服立效。

治吹奶

妇人吹奶药蒌③罗，皂荚烧灰蛤粉和。

热酒一盃调八字，手揉即散笑呵呵。

上加乳香少许尤佳。

十奇散　本法称此药无情，全不类治痈疽者。然圣神工巧所制，殆④不可测。不拘老少、已溃未溃，服十二服立效。据考证，今收入平补药中，庶几的中。此方与洪丞相内补散相类。

人参　当归　黄芪以上各一两　川芎　白芷　苦梗⑤　甘草炙　桂去皮　厚朴去皮，姜汁制　防风以上各半两

上为细末，每服二钱，温酒下，催如前法。本法加至六分止。

血竭膏　治痈疽发背。

---

① 此方名底本阙，据目录卷之十五"痈疽门"补。
② 此处底本阙"大"字。
③ 蒌，即瓜蒌，底本为"娄"。
④ 殆，底本写作"迨"。
⑤ 苦梗，即桔梗。

耿师道传，屡试有效。

真虢丹二两　　滴乳香一分，细研　　没药一分，别研

上用麻油四两熬，令沸，先下虢丹非虢丹不可用，以柳枝不住手搅，直至色变，滴水中成膏为度。然后下没药、乳香，再令沸，放冷处。每用时以白纸摊药，大①如疮根贴之。

治背疽　糁药。

童县尉传。龙游有患背疽，已溃②如碗面大，视五脏仅隔薄膜耳，自谓必死。大鲫鱼一枚，刳③去肠脏，以羯羊粪实其中，烘焙焦黑极干燥，研为细末，干糁之，疮口遂收，至今无恙。

经验方　治肿毒发背一切痈疽。④

鄱阳都路分，因请大仙得此方，徐網镂板印施。便痈、肠痈皆治。

横纹甘草一两，炙干，碾为细末

上分为三服，无灰热酒调一服，如人行一里，再一服，三服并吃。鄱阳徐網，忽患左足赤肿，三日不能履地，医治无效。才服此药，须臾之间即能移步，再服全愈。

神应膏　治诸般肿毒，痈疽发背，无比之妙。

赵知宗若海传此。

---

① 底本阙“大”字，据《普济方》卷314《膏药门》补。

② 溃，底本写作“潰”。

③ 刳，音 kū，从中间破开再挖空。

④ 本句底本置于“经验方”方名前，为统一体例，兹改于方名后。

龙泉好粉二两，麻油三两，熬，用柳枝搅，滴入水中成膏。倾入碗中，水浸之。熬时不要妇女、鸡犬见，宜志诚。看疮大小，用纸摊贴之。

复元通气散　治疮疖痈疽，方作焮赤，初发疼痛，及脓已溃、未溃。又治小肠气、肾痈、便[①]毒，腰疼气刺，腿生疮，妇人吹奶。

此方行在猫儿桥河下货之。

舶上茴香二两，炒　南木香不见火，一两半　陈皮去白，一两　甘草炒，一两　川山甲[②]剉，蛤粉炒，去粉，二两　玄胡索擦去皮，一两　白牵牛末炒，一两

上为细末，每服一大钱，热酒调。看病上下，食前食后服。不饮酒，煎南木香汤调下。

瓜蒌酒方　治一切痈疽，发背、疮肿，治便毒最验。

韩市舶宁道方。此即淮西赵三议所传刘鹏察院万金散。东平陈彦哲有序，多不复录。如大便秘涩，可服拔毒黄芪散。

大甘草半两，为粗末　没药一分，研　大瓜蒌一个，去皮，切

上三物，用无灰酒三升，熬至一升[③]，放温顿服之。如一服不尽，分三服[④]连进，屡有神效。

---

① 便，底本为"使"。
② 川山甲，即穿山甲。
③ "一升"二字，底本阙，据《活人事证方后集》卷14《发背门》同方补。
④ 服，底本为"物"。

拔毒黄芪散　治痈疽发背，大便秘涩。

黄芪　大黄酒浸，煨　羌活去芦　甘草炙　当归去芦　芍药　白附子炮　黄芩　杏仁去皮、尖　连翘以上等分

上捣罗为细末，每服先以黑豆半两，或二合，水一大碗，煎至七分，去黑豆，入药末三钱，再煎至一盏。食后，一日两服。候逐下恶物即止。其贴疮、敛疮药随宜用之。

消毒散　治一切肿毒及治肿而疼痛者。

滁医魏全方。

天南星　郁金　木鳖子去壳　草乌　赤小豆　朴硝令研细，旋入

上等分，并生用，为细末。如肿赤色，用冷水调敷，扫肿四畔；如不赤色，用温淡醋调敷之。

黄芪膏　治痈疖、疮疖。

门宾林用卿在鄂渚，鬓间生疖三、四头，虽不甚大，其痛彻脑，寝食俱废，或曰疽，众药弗效。外医侯迪用此，即时疼止。

出陈氏方。

人参三钱　黄芪三钱　当归半两　香白芷三钱　细辛三钱，去叶　羌活三钱

上件六味，剉碎。用清油六两，同前药一处，慢火内煎，令黄芪微黑为度，滤去前药。只用油，入没药末三钱、黄蜡二两，同油搅匀，盒子盛，候冷用。

龙葵散　治痈疽恶疮。

龙葵草　　五叶草①各一两，并晒干　川大黄半两，生，为末用

上件同为末，鸡清②调半钱在纸上贴之。小疮肿以津涂，瘥。

神圣方　治五毒发背。

金星草和根净洗，慢火焙干，秤，四两　生甘草

上件二味，捣罗为末，分作四服。每服用酒一升已来，煎三、两沸后，更以冷酒三、二升相和，入瓶器中封却，时时饮服。忌生冷、油腻、毒物等。

漏芦汤　治痈疽、发背、丹疹、毒肿、恶肉，时行热毒，发作赤色，及眼赤痛，生障翳等。

孙真人云：缓急单煮大黄一物服，取快利，此要法也。凡发背、痈疽，热盛脉数，即用漏芦汤，并单煮大黄。若不甚，热缓弱，只投五香连翘散。已③脓溃，即用排脓药方。

漏芦　白及　麻黄去节　白薇　枳壳汤浸，去穰、翘，炒　升麻　白芍药　甘草炙，以上各二两　大黄三两

上哎咀，每服四大钱，水二盏，煎至七分，空腹热服，以快利为度，频服。本有芒硝，今缺。本用大黄三两，今足成五两。④

---

①　五叶草，即老鹳草。
②　鸡清，即鸡蛋清。
③　已，底本为"以"。
④　本卷结束，注云"享和三年壬戌冬十月陆奥三春，医员村上自三依宋本参对订讹，丹波元简记"。

活人事证方卷之十六

疮疡门

有人膊上生疮，正如人面，口鼻皆具。以酒饮之，则面赤；物与之，则膊胀压。试诸方不效，但取贝母末敷之，则面聚口闭。因决口灌之，数日遂愈矣。此为奇疾，前后方书不载。

贝母不拘多寡

上为细末，敷之。

梦授金虎丹

赵先生字子固，母年八十，左足面一疮，下连大趾①，上延外踝，以至臁骨②。每岁辄数发，发时痒甚，搔爬不已，血出如泉流，呻吟痛苦，殆不可忍，用方遍治不效，如是二十余年。淳熙甲辰仲冬之末③，先生为太府丞，一夕母病大作，相对悲泣无计，困极就睡。梦四神僧默座一室，有长榻。先生亦坐，因而发叹。一僧问其故，先生答以实。僧云：可服牛黄金虎丹。又一僧云：朱砂亦好。既觉，颇惊异，试取药半粒服

---

① 趾，底本为"指"。
② 臁，底本为"臁"。
③ 末，底本为"未"。

之。良久腹甚痛，举家相尤且悔，俄下垒块物如铁石者数升。是夕，疮但微痒不痛，而血止，数日成痂，自此遂愈。朱砂之说，竟不复试。先生因①图僧像如所梦者，记其事。此药有龙脑、牛黄之类，皆非老人所宜服。盖为热积脏腑而发于皮肤，岁久根深，未易荡涤，故假凉剂以攻之，不可以寻常疮论也。神僧云梦，诚②至孝所感耳！

牛黄细研，半分　雄黄一两　白矾二分半　生龙脑一钱重　腻粉二分半　天竺黄二分半　天雄一分　天南星二分半，为末，酒蒸七日

上为末，炼蜜为圆③，如皂夹子大，以金箔为衣。每服一圆，薄荷自然汁研，化下。又治急中风、小儿急惊风。有孕妇人不得服。

班猫散　治癣。

金山长老云：尝有人患七年，一旦得此方，两敷而愈。

班猫一个，去头、翅、足，以针劄灯焰上烧，米醋内淬，如此三、两次，烧成存性黑灰，研为细末，用红枣一枚，汤泡剥去皮、核，与班猫末一处同研烂。先以手抓或生布擦动癣，然后搽上药。不可侵好肉，恐有毒。

神效散④　治瘰疬。

梁寺簿传。

---

① 因，底本作"固"。

② 诚，底本为"减"。

③ 此处底本衍"为圆"二字，径删。

④ 此方名底本缺，据目录卷之十六"疮疡门"补。

乌鸡子一个，打开搅匀，入班猫七个在内，再搅。纸封，饭甑上蒸熟，去班猫，如常吃，日三、五个，吃至七、八、十个却。每日吃服《局方》五苓散一服，取下病根为度。

黄金膏　治诸般恶疮。

绍兴间康州刺史王韦刊石于湖州天庆观，过者忽之。十来年间，郡安寺一尼师货此药盛行，其门如市，但秘其方而不传。后为人物色，乃是天庆观石刻者。

黄连　黄柏　黄芩　白芨　白蔹　龙骨　厚朴　川芎　没药　槐枝　柳枝　鳖甲　苦参　香白芷　木鳖　草乌头　猪牙皂角　乌贼鱼骨以上各一分　乳香一钱，研细令入　黄丹一两半　清麻油四两，冬月用半斤

上件除去黄丹，将诸药油内慢火煎得油色紫赤，滤去药材不用。然后入黄丹在油内，黄丹先用一半，不住手搅，只是慢火为佳。黑色滴在水上不收，捻不粘①手为度。若粘②手，更添少丹；如硬，添少麻油解之。要在得所如何用。

治久年患癣不瘥

开封赵怡夫传，屡③试有效。

轻粉　腊月猪脂

上先以温米泔水洗疮，拭干，一涂即瘥，再涂绝根。

消赤散　治一时赤肿作痛。

---

① 粘，底本为"拈"。
② 粘，底本为"拈"。
③ 屡，底本为"娄"。

御医汤公佐防御传。

　黄丹一钱，生　草乌头二钱半　牡蛎四钱，火煅　蛤粉八钱，生

上为细末，每用三钱，汲井花水调，用鹅毛刷敷。

麝香散　治一切漏疮、恶疮。生肌止痛。

谢真官传。

人牙，不以多少，烧过，用轻粉入麝香少许和匀。湿则干掺，干则用生油调敷。

治延皮恶臁疮

王尚书、钱司法苦此，用之即效。

石榴皮不拘多少

上浓煎汁放冷，搽疮。冷如冰雪即生肉。

治漏疮

高运干逢辰方。

麝香　腊茶

上等分为细末，干敷。

治缠腰瘑毒

林用节屡用有验。

先用真麻油搽，次用糯米同韭菜，擂成膏涂。

集珍膏①　治诸恶疮。

————————————

①　此方剂目录中无。

黄连十文　山茱萸五文　白矾五文　焰消①十文　苦参五文
剪刀草五文　蛇床子五文　巴豆五文，用三粒，去壳，夹葱煎油调药

上件为末，用轻粉三十文入药，用油调敷。先用甘草汤
洗，拭干敷却，用青纱片护药。更入少五倍子末尤佳。

拔毒膏　治臁疮、漏疮，一切恶疮。

黄丹不拘多少，以苦竹园中地龙泥裹包，火煅令红，取出
放冷。去泥细碾，和以轻粉。麻油调如膏药厚薄，摊在油单
上，贴之。

消赤散②　治一时赤肿作痛。

黄丹一钱，生　草乌二钱半　牡蛎四钱，火煅　蛤粉八钱，生
上为细末，每用三钱，汲井花水调，用鹅毛刷敷。

乌龙膏　治头疮。

不蛀皂角一挺③，烧灰存性，为末　杏仁八枚，湿纸煨，去油
黄丹五文略少
上为细末，轻粉拌匀，用麻油调敷之。

治臁疮

詹武子，年三十许岁时曾患此，用之即安。后屡有效。

黄蘖　白芨　白蔹　黄丹别研

---

① 焰消，即芒硝。
② 按：此方与前列消赤散配方、用法相同。
③ 挺，底本为"铤"。

上等分，碾为极细末，入黄丹拌匀，入轻粉，多少随意，以蜜和如药剂，微令稀薄捏成饼，贴疮上。深者填满，以帛片包，一日一易。后来疮渐干或有裂处，只须干掺，以瘥为度。

如圣膏　治一切恶疮。

郑都承方，有效。

当归　熟地黄　玄参　大黄　香白芷　续断　官桂　赤芍药各二两　蓬朮一两　秋夏用黄丹三斤半，春冬只用三斤

上用麻油六斤，将前六味剉碎，留香白芷一块，入锅内，以炭火熬香白芷焦黄色，滤去诸药不用。候油冷下黄丹，用柳枝不住手搅。再上火熬，色转为度，放冷自成膏。

太①一膏　治一切恶疮。

李侍郎传，甚妙。

此方得之于一僧，颇有异，誓不传与取利之家。苟或取利，则入山遇虎、入水遇蛇，传者切宜戒之。葛丞相传，郑知县亨老得之于崑山僧，皆此方。屡合以施人，奇妙奇妙。

赤芍药　大黄　香白芷　官②桂　玄参　当归　生干地黄各一两

上件药并剉，先煎清油二斤令香，候沫尽，即入药，煎至黑色，取出不用。将油滤过，然后入黄丹一斤，用青柳枝不住手搅，候滴于水中成珠，不粘手为度。倾入瓷器中，以塼③盖

---

①　底本此字为"大"，据本书目录，参校《太平惠民合剂局方》，定为"太一膏"。

②　官，底本为"宫"。

③　塼，音 zhuān，古同"砖"。

口，掘窖子埋树荫①下，以土覆三日，出火毒。欲服圆如鸡头大。发背，先以温水洗疮，拭干，用帛子摊膏药贴之，温水下一粒。

久远瘰疬摊②贴，温水下一粒。诸瘘疮，盐汤洗贴，酒下一粒。打扑损，摊贴，橘皮汤下一粒。

治足疮

此方胡上舍名耕传其家，屡得效。

宣黄连碾细　密陀僧别研

上二味，等分和匀。每用时，先以葱盐煎汤洗疮上，然后敷药。如疮干时，使少清油调涂之。治臁疮尤妙。

治臁疮

丁受给名朝佐，字怀忠传。

冬瓜叶焙干，碾为细末掺敷。或只用青叶包裹疮上亦得。虽痛不妨，甚者不过三、两次。

治阴囊生湿疮黄水流注，有妨行步。

白矾，不拘多少，碾为细末，入冷水内洗疮，即愈。

治阴疮痒痛出黄水，久不瘥者。

五倍子　腊茶等分　腻粉少许

上同为细末，先以浆水、葱椒汤洗之，频敷。

---

① 荫，底本为"阴"。
② 摊，底本为"傩"。

活人事证方卷之十七

补损门

灵龟告梦方　治伤筋闪骨，疼痛不可忍者。

曾有人伤折，医者用生龟壳入药，遂寻捕一龟，将杀之。是夜病人忽梦龟告言：勿①相害，吾有奇方可疗。梦授此方，用之果效。

生地黄一斤，切　醶②瓜姜糟一③斤　生姜四两，切

上捣碎，同醶瓜姜糟炒，乘热敷患处。妙哉。

神授散　治伤折内外损。

沈存中云：长安石使君，一日在市中，忽有呼其姓名，回视不见。明日过市，又闻叫声，曰我无求于人，以尔有难，特来救尔。石谢之，欲下马与语，其人止之，袖中出一书曰：有难即用。遂去。石回看，乃此方也。石到京师趋朝，立马右掖门外，为他马所踢，折足堕地，又为马踏，手臂折。舁④至家，屡气绝。急合此药服，且裹⑤，半夜痛止，后手足皆平复。

---

①　勿，底本为"忽"。
②　醶，音xián，同"咸"。
③　底本此处漏书数量，据《医方类聚》补。
④　舁，音yú，抬、带；轿子。
⑤　裹，底本写作"果"。

川地黄半两，洗，别研　铅粉半两，洛粉最上　硼砂一钱

上同研细，每服二钱，浓煎苏枋①汁调下。若损在腰以上，先吃淡面半碗，然后服药；在腰以下，先服药后吃面。仍不住呷苏枋汁，更以秫米为粥，入药二钱拌合，敷在上，或绢上封裹损处。如骨碎，则更用竹木夹定，外以绢或衣帛包之。

刘寄奴散　敛金疮口，止疼痛。

宋高祖刘裕少时伐狄，见大蛇，长数丈，射之伤眼。明日复至，闻有杵臼声，往视之，见青衣童子数人，于林中捣药。问其故，答曰：寄奴王者不死，不可杀。帝叱之，皆散，取药而返。每遇金疮，敷之即愈。亦治汤火，妙甚。

刘寄奴不拘多少，为细末，干糁

妙应散　治闪肭②动筋骨。

此方得于谢守伯任。渠云：昨有僧因监修造扑损，用此十数次遂安。

黄蘗皮如掌大　草乌头二个　赤小豆一合③

上为细末，以生姜自然汁调敷，频换，势退疼止为度。

治打扑伤损骨断

韩④知府方。

---

①　苏枋，常绿小乔木。心材浸液可作红色染料，根可作黄色染料。用为行血祛瘀药，主治经闭腹痛、产后血胀、痈肿及跌打损伤等症。
②　肭，音 nǎ，扭伤筋骨或肌肉。
③　合，此指古时计量单位。
④　韩，底本为"幹"。

有宗子赵宗恭①与族人聚饮超化寺，醉②酒坠悬崖之下。急视之，昏闷不省人事，臂折。舁归③，得此药疗治④之，立效。

川乌头　草乌头并去皮、脐　五灵脂各半两，别研　没药别研，⑤四两　地龙　乳香各半两，别研　朱砂三分，别研　麝香半钱，别研　白膠香一两，后四味加减不妨

上为细末，每服一字，温酒调下。丸如梧桐子大，加减自少至多之亦可。若腰以上损，食后服；腰以下损，食前服。觉麻为效。未麻加药，麻甚即愈。

治打扑伤损筋骨　断折重者，不过旬日，轻者只二、三日取效。

黄蘗一斤　半夏半斤

上为细末，用生姜半两，取自然汁调如稀糊，以鹅毛刷敷，用薄藤纸贴定。如干，再用姜汁刷。骨折先以绢帛封缚，却用粱束⑥夹定，良久痛止。

玉⑦真散　治破伤风，殴⑧斗相打欲死，及金刀伤。

张潜叔云：此方极妙，居官不可关此。

---

① 赵宗恭，当为赵叔恭。见以下"一字散"方记载。
② 醉，底本为"醉亡"。此事宋代医书屡有记载，多无"亡"字。
③ 舁归，意为抬回家。
④ 治，底本为"此"。
⑤ 此处底本衍一"各"字。
⑥ 粱，底本为"梁"。粱束，即高粱秸秆。
⑦ 玉，底本为"王"。
⑧ 殴，底本为"欧"。

天南星　防风各等分

上为细末，敷贴伤处，然后温酒调下一钱。伤重欲死者，以童子小便同酒暖热，调下二钱。天南星为防风所制，并不麻人。

接骨散　治打扑伤损，虽微有气者亦能治之。

瞿守元方为鼎倅日，得此方于桃源刘先生。余屡用之，其效如神。

乳香　没药

上等分为末①，研细。每服三大钱，以温酒调灌，连进三、五服，少顷小便出血，乃止。

又方接骨散　治打扑伤损。

半两古老钱，用火煅，醋内淬数过，入没药、乳香等，入麝香少许。每服一字，用淡姜汤调服下，不拘时候。

半两青铜火里飞，却将醋淬最为奇，

更添乳没并香麝，能接残生续断肢。

救急散　坠马落车，被打伤腕折臂，呼叫不绝，服此散呼噏②之间不复大痛，三日筋骨相连。当归散，《外台秘要》第二十九卷。

傅公实、钱季毅皆曾合以救人。

当归炒令香　桂心　甘草炙　蜀椒去汗，各三分　芎䓖六分，

---

① 此处底本缺"末"字。

② 噏，音 xī，一息之间，形容时间短，顷刻之间。

炒　附子炮，去皮、脐　泽兰炒，各一分

上为细末，酒服二、三钱，日三。如小儿被奔车马所损裂，其膝皮肉决，见骨即绝死。少①菘②苏，啼不可听闻。服之便睡，数十日便行走。其神验如此。忌海藻、菘菜、生葱、猪肉、冷水。《千金翼》，深师问出。

一字散③　治一切打扑伤损，筋伤骨折。

宗子赵叔恭名公黄④，以善锤铁著名。其父宰嵊县日，因与族人聚饮超化寺，醉⑤酒坠悬崖之下，亟视之，昏不醒人，手臂已折。舁归，得此二药，治之遂愈，其后运锤如故。叔恭知大宁监云，韩希道知府传。

川乌头　草乌头并去皮、脐，生用　五灵脂别研　没药别研，各四两　地龙　乳香各半两，别研　朱砂三分，别研　麝香半钱，别研　白胶香一两，后四味加减些不妨

上为细末，每服一字，温酒调下。圆如梧桐子大，加减自少至多，服之亦可。若腰以上损，食后服；腰以下损，食前服。觉麻为验。未麻加药，麻甚即减之。

神授折伤方

《夷坚志》云：长安石史君方。

---

① 少，底本为"小"，据其意改之。
② 菘，底本为"松"。
③ 此方与前"治打扑伤损骨断、干知府方"同。
④ 黄，音 yín。
⑤ 醉，底本作"亡"。亡酒，乃逃席以避酒之意。《史记·齐悼惠王世家》载："诸吕有一人醉，亡酒，章追，拔剑斩之，而还报曰：'有亡酒一人，臣谨行法斩之。'"可知"亡酒"之意与上下文不符，兹从他本，改作"醉"。

当归洗净，焙为末　铅粉各半两　鹏砂二钱

上同研令细，浓煎①苏枋汁调服一大匕。若损在腰以上，先食淡面半碗，然后服药；在腰以下，即先服后食，仍频频呷苏枋汁。别作糯米粥，入药末拌和均纸上或绢上，封定伤处。如骨碎，则用竹木夹定，以纸或衣物包之。其妙如神。内翰之子桦为豫章仓官，尝以治一庾人，屡度下黑血数升而安。

佛手膏　治伤折。

乳香三两　没药二两，二味剉如皂荚子大或豆子大，用生绢袋子内，于黄米内蒸，加胶为度，半两钱四十九文，火烧通赤，醋②淬数已③，捣为末　蜜陀僧　雄黄二味各半两　当归　甜瓜子　骨碎补　虎骨　黑犬头骨　牛骨　人骨　木鳖子　骐驎竭④以上九味各一分

上件药，半两为末。以上共一十三味，一处捣罗为末，并前二味，同拌令匀。却入于绢袋子内，或再蒸如饧⑤，于瓷器内。或如有伤折者，旋取丸如豌豆大，每服三丸，温酒下，骨折一百日安。些小疼痛，但系筋骨皮肉损者，只一丸立效。如伤折人本身不觉疼痛处，及吃冷物、酒食，水入腹中并汗出，难救。

黄金散　治伤折。

黄芩　黄蘗　密陀僧　黄药子　禹余石以上各一两

---

① 煎，底本为"前"。
② 醋，底本为"醒"。
③ 已，底本为"以"。
④ 骐驎竭，即血竭。
⑤ 饧，底本为"錫"。

上件药五味，细捣罗为散。先于伤折损处掺药末遍，次使裹疮药。

治打扑伤损

福州长乐县一盗囚被笞①棰，身无全肤。以情告狱吏，求买胡孙姜。烂研取汁，以酒煎或调服，留滓以敷疮，不数日，平复如故。陈世德云。

取箭镞方

淮西总管赵领卫，名寓殿，岩密之子②云仇防御方。张循王屡求不得，因奏知德寿宣，取以赐之，有奇效。与杨氏方中用巴豆、蜣螂者，大率相似。

天水牛一个，独角者尤紧，以小瓶盛之，用研③　硇砂一钱，水少许化开，浸天水牛，自然成水

上以药水滴箭镞伤处，当自出也。

桃红散　治金疮，并治一切恶疮。

软石膏不以多少，火煅通红　上等虢丹

上件研和，令如桃花色，掺伤处，立效。

内消膏　治打扑伤损，及一切痈肿未破，令内自消。

生地黄研如泥　木香细末

---

① 笞，音 chī，用鞭杖或竹板打。
② 底本为"岩之子"，宋王璆《是斋百一选方》载其事为"岩密之子"，据补。
③ 研，底本其后有一"经"字，疑为衍文。

上以地黄膏随肿大小，摊于纸上，掺木香末一层，又再敷地黄膏，以贴肿上。不过三、五次，立瘥。

白膏子　接骨治伤损，神妙。

牡蛎少许

上为末，用糯米粥调之，涂其上，却以沙木皮夹之，即安。

治打扑伤损，伤重或骨折者

赵怡夫顷官常德，曾用此疗二折足者，月余能行。

粪土边寻小黄虾蟆如指头大者七个，于沙钵内研细，入生姜自然汁，再研如泥，用酒调，作一服下，立效。

备急散　治伤折扑损，脚手筋骨疼痛不可忍。

苏木　硼砂　定粉　当归等分

上为末，热酒调二钱，涂患处。

活人事证方卷之十八

小 儿

治小儿用药不识证

齐郎中家好收名方，常修合散施人。其子忽然脏腑[1]，遂取青金膏三服并作一服食之。服毕，至三更时泻下五行。其子困睡。他言子睡多亦惊。再进前药一服，又泻三行，加口干身热。又言尚有些热未尽，又更用进药。其妻曰：用药下十余行未安，莫生病否？遂召钱氏看脉，其子已成虚羸[2]。先进白术散服之，后用香瓜圆，遂安。

白术散

白术半两　人参切，去头　木香　白茯苓　甘草剉，炒　藿香各一两　干葛二两

上为粗末，每服一分至二分，水一盏，煎至五分，温服。如饮水者，多煎服之，不拘时候。

香瓜圆

青橘皮　大黄瓜一个　胡黄连　川大黄　柴胡去芦　鳖甲

① 按，此处指泄泻，底本或有阙字。
② 羸，底本为"赢"。

醋炙赤　黄蘗①厚，去粗皮　黄连　芦荟各等分

上除黄瓜外，同为细末。将黄瓜割去头，填入诸药至满，却盖口，用竹片子插定，慢火内煨熟。将黄瓜及药用面糊为圆，如绿豆子大。每服三、二圆，食后，冷浆水或新水下。大者五、十丸加至十丸。

五福圆　治急惊风。

梁国材云：洋州进士李彦直家专货此药，一服千金，以糊十口。梁有大恩于李，故得此方。亲试效，以救婴儿。

生蚯蚓一条，研　五福化毒丹一九

上二件和，研如泥，入薄荷少许，调开，旋灌下。量儿小大服之。

加减四君子汤　治小儿众疾。

医者多是用此方取效。

人参一两，去芦　白术一两，麸炒　白茯苓一两　甘草半两，炙

上，为细末，如有他证，可依后方用之。

大青膏　治小儿发搐。

李司户孙，方生百日，发搐三、五次。请众医治，或作天吊②，或作胎惊，服药并无效。钱氏用此药如小豆许，作一服

---

①　蘗，底本为"蘖"。黄蘖，为黄柏；黄蘖，乃黄连也。

②　天吊，又称天钓。中医病证名，出《小儿卫生总微论方》。即婴幼儿的抽搐证，属于惊风范围。

发之，复与涂囟法封之，三日而愈。搐稀者，不可救也；搐频者，宜服此药。不可多服也。

天麻末一分　白附子末，生，一钱半　蝎尾去毒，生，半钱　朱砂研一字　青黛一钱，研　麝香一字　天竺黄一字匕，研　乌梢蛇肉①酒浸，焙干，取末半钱

上同研细，生蜜和成膏，每服半皂子大至一皂子大。月中儿粳②米大，薄荷汤③化下。

肥儿圆

此方乃李文定丞相家传。祝宰时女子失乳，极黄瘦，丞相孙维翰来访，为得此方。自云其家得此药未尝用。登门女子自服此药，十日间下疳虫有方余，自此日益顽壮。小儿疳瘦并宜服之。孟正云，秦相家尽服此药，但加萝葍子一味。

川黄连　芜荑仁　神秫　大麦蘗④炒

上四味，等分为细末，用羵⑤猪胆为圆，如小绿豆子大。每服三十丸，加至五十丸，食熟水下。

千金圆

治小儿五种疳气，面色痿黄，肌体瘦弱，不忺乳食。

此得于上蔡朱丞相之孙子新。左藏⑥疳方最多，未若此方

---

① 乌梢蛇肉，底本为"乌蛇梢肉"。

② 粳，底本为"梗"。

③ 此处底本少"汤"字。

④ 蘗，底本为"孽"。

⑤ 羵，音 fén，指阉割过的公猪。

⑥ 左藏，古代国库之一，以其在左方，故称左藏。一本作"所藏"，亦通。

而效者。

　　川芎真者，不见火，到　　川练子肉

　　上等分，为细末，獖猪胆汁和圆，麻子大。每服三十丸，空心、食前，米饮吞下，日进二服。更量岁数加之。

保生丹　治小儿急慢惊风。其效如神。

　　赵少卿宜人方。

　　天南星炮　白附子炮　朱砂研　麝香以上各半两　蛇黄①四个，辰地上烔铁色者，用楮叶研自然汁涂，却以火烔金赤色，用生甘草水酒，出火，研

　　上为细末，用端午日三家米粽子尖为圆，如梧桐子大，用淡竹沥磨下一丸。此方神圣，不可漫易。一粒可救一人。兼又治丈夫、妇人一切风疾，薄荷酒下二丸。

治小儿脱肛

　　何表方。张元卿制参云：甚妙。

　　先用麻油汤，热熏患处，候温，缓缓洗之，即以五倍子细末多糁，软手揉入。切忌食发风等毒物，又勿令为外风所伤。

　　吐利、四肢厥逆，脑门低陷，加藿香　丁香并药末等分，煎。

　　脾虚胃弱，生风多困，加半夏糰炒　没石子。上等分为末，水七分盏，入冬瓜子少许，同煎。

　　伤风身热，头痛气促，加川芎　防风二味与药末等分　细辛减半，同煎　川羌活减半。

---

　　① 蛇黄，蛇含石之别名。

发渴，加干葛、枇杷叶①，煎，枣汤煮过，炙干，去毛，等分为细末，入木瓜少许，同煎。

惊啼、手足瘈瘲，睡卧不稳，加全蝎去尾尖毒、炒钩②藤刲、白附子炮，等分，同煎。

涎嗽，加杏仁汤泡③，去皮、尖　桑白皮炙，刲，等分　半夏釉减半，炒，同煎。

赤痢，加赤芍药、当归等分，为细末，入粟米少许，同煎服。

白痢，加干姜炮，减药之半，为末，入粟米少许，同煎，空心服之。

泄泻，加陈橘皮、厚朴姜汁制一宿，炒干，各等分，为细末，入姜、枣少许，同煎。

凡言与药末等分者，若用四君子汤一钱，则用丁香一字、藿香叶一字，皆依此。

凡言减本药之半者，每用四④君子汤一钱，则用细辛末半字，余皆依此。盖四君子汤四味，每总用一钱，则四味⑤各一字。等分者，四味分数相等也。减半者，就四味如各一字，则用半字。更宜仔⑥细斟酌。

又加减方

脾胃不和，加白术一倍、姜、枣煎。

---

① 此处底本缺"叶"字。
② 钩，底本为"钓"。
③ 泡，底本为"炮"。
④ 此处底本缺"四"字。
⑤ 此处底本缺"味"字。
⑥ 仔，底本为"子"。

脾困，加木香、缩砂、人参各半分，同煎。

心神不安，加辰砂半分，枣汤调下。

风热、邪热，加生姜、荆芥煎汤调下。

咳嗽，紫苏汤调胃；怯汗①，炒大麦煎汤下。

调饮食不进，加姜、枣煎；脏腑滑泄，加诃子半钱，米饮调下。

经络蕴热，头面及身体生疮，加瓜蒌根、桔梗各半钱，煎服。

伤寒时气，风热痰壅咳嗽，及气不和，加细辛、瓜蒌根、桔梗各一分，生姜、薄荷煎；或加防风、川芎各等分。内有寒，及遇天寒发散者，则去瓜蒌根、桔梗。

多虚汗、夜啼，加麦门冬、犀角煎服。

疮疹已出未出，大肠闭涩，或时发渴，则加瓜蒌根、桔梗；若不渴，胆寒下痢，则加干姜减半煎②。

吐泻过多，脾胃虚乏，欲生风候者，加白附子减半、生姜煎服。

腹痛、烦渴吐泻，即加干葛剉、黄芪剉、白扁豆炒、藿香叶等分，姜、枣煎。

若要温中和气，止吐泻，思饮食，即加陈皮一两，姜、枣煎。

凡小儿虚冷病，尤宜先服此药以正气；若要生胃气，即加白扁豆一两、陈皮半两、姜、枣煎服。

---

① 怯汗，即虚汗。

② 此处底本阙"半煎"字，据文义加。

木香散　治小儿脾胃虚弱，泄泻、气滞，饮食不进。
钱都厢二方。

木香　藿香叶　青皮去白　甘松　丁皮①　香附子　益智
仁各半两　甘草炙　缩砂仁各一两　姜黄一钱

上为细末，每服一钱，紫苏、姜汤调下，食前。大人增至
三钱。

双金饮　治小儿吐泻。实脾，进饮食。

丁香　人参　甘草各一钱　白术　白茯苓各半两　半夏半
钱，姜汁制

上为末，每服二钱，水七分盏，姜二片，枣二个，同煎四
分，去滓温服。

雷丸散　消疳杀虫。

雷丸　史君子炮，去壳　鹤虱　榧子肉　槟榔各等分

上为细末，每服一钱，温米饮调下，乳食前。

升麻饮子　治小儿脏腑积热，面赤烦渴，痰实不利，肠胃
燥涩，一切风壅并皆治之。

山栀子仁　防风去芦头　甘草炙　大黄　连翘　升麻各等分

上㕮咀，每服二钱，水六分，煎至四分，去滓温服，乳食
后。如大便尚未通，加芒硝半钱，再略煎，热服。

紫草散　治疮疱已出，色不红润，身热喘急，神志昏困。

---

① 丁皮，即海桐皮。

红花子如无子，花亦得　紫草茸各二两　麻黄去根节　升麻各半两

上为细末，每服半钱，煎薄荷汤，入酒少许，同调下，不拘时候。

活血散　治疮疹已出不快。

赤芍药不以多少

上为细末，每服一钱，煎蒲萄①酒调下，不拘时候。

黄连圆　治小儿五疳黄瘦。

胡黄连　宣黄连各半两，酒浸半日　青皮去穰　陈皮去白，各半两

上四味，为细末，以猪胆汁煮面糊为圆，如小豆大，每一岁儿服十圆，更长大则加而服之。

消积圆

缩砂仁十二个　丁香九个　乌梅肉三个　巴豆一个，出油

上为细末，面糊为圆，如黍米大。三岁以上五、六圆；以下者三、二圆，并温热水吞下，不拘时候。

夺命散　治急、慢惊风。

蛇含石醋淬七遍　丁头大赭石　铁孕粉②各一两　全蝎二七个

---

① 蒲萄，即葡萄。

② 铁孕粉，又称铁华粉、铁胤粉、铁霜。具有养血安神、平肝镇惊、解毒消肿的功效。

上为细末，薆荷汤调下。如身热，入朱砂末少许。

抱龙圆　治小儿一切惊药。①

庐州陈法师家方。

人参　雄黄飞，各一两　郁金　白茯苓　藿香叶　甘草各二两　山药四两　朱砂二两，一半为衣　全蝎半两　麝香　脑子各一钱

上为细末，炼蜜和成剂，每一两分作六圆，朱砂为衣，十圆用金箔一片。小儿一圆分作四服，薄荷汤化下。

和解汤　治小儿四时感冒寒邪，壮热烦躁，鼻塞多涕，惊悸自汗，肢节疼痛。及麸疮、豆疮已发、未发者，皆可服。

翁主簿翀之传婺州医人方，甚奇。

羌活　防风　川芎　人参各一两　干葛　川升麻轻者　甘草微炙，各半两

上为粗末，每服三岁儿一钱，水三分盏，生姜半片，枣子少许，同煎至二分，去滓服，不拘时候，量大小加减。

立消散　治小儿阴肿胀痛。

赤芍药　赤小豆②　枳壳去穰，麸炒

上等分，为细末，浓煎柏枝汤调药，敷肿处。干，即以柏枝汤润之。

---

① "治小儿一切惊药"底本原在"庐州陈法师家方"后，为统一体例，调至方名后。

② 豆，底本误为"药"。

莲心散　治小儿吐奶，屡试甚验。

莲心七个　丁香三个　人参紫晕滋润者，三分

上为细末，用绵裹一乳头大，搵①药入口如吃奶状。

史君子圆　治小儿五疳黄瘦。

史君子取肉，秤　诃子去壳取肉，秤　肉豆蔻面裹煨香，去面木香以上各一两　黄连二两　丁香半两

上为细末，用薄糊为圆，如黍米大。每服二十圆，米饮下。量儿大小加减圆数。

七宝睡惊圆　治急、慢惊风。

处州叶助教传。

全蝎七枚，头尾全者，用糯米一撮同炒，俟米微黄即住，去米　天南星一枚，炮，令裂　僵蚕十四个，去丝嘴，炒黄色　白附子一分，切　朱砂一钱，细研　麝香研　脑子研，各一百文②

上研，糯米薄打稀糊为圆，如龙眼子大。每一岁儿一圆，薄荷汤磨下。更量儿大小加减，与服之。

肉豆蔻膏　治小儿夹惊伤寒，大便泻青，腹疼不稳。

肉豆蔻面裹煨，二钱半　人参去芦头，一钱　白术二钱　藿香半钱　丁香　木香不见火　甘草炙，各一钱

上为细末，炼蜜为圆，如鸡实大。每服一圆，米饮化下，空心、乳食前服。

---

① 搵，音 wèn，擦。
② 百，底本为"伯"。

神功散　治小儿滑肠不止。

五倍子　百药煎　干姜炮

上等分为细末，每服一钱，米饮调下。大人煮糊为圆，如黍米子大，每服三十圆，米饮送下。

活人事证方卷之十九

消渴门

消渴论，录验方具载

　　消渴有三种：一者渴而饮水多，小便数，脂如麸片甜者，消渴也。二者吃食多，不甚①渴，小便少，似有油而数者，消中病也。三者饮水不能多，但腿肿，脚先瘦，小便数，肾消病也。

消渴论《千金方》载

　　消渴病，所慎者有三：一饮酒、二房室、三咸食及面。能慎此，不须药亦自可。

　　消渴之人，愈与未愈，常须虑发大痈，必于骨节间发大痈而卒。有人患渴数年，果发痈疽而死。

治消渴　西蜀张隐之方

　　眉山揭颖臣，七尺之躯②，善饮啖③，倜傥人也。忽得渴

---

　　① 甚，底本为"其"，误。据《普济本事方》改。
　　② 底本作"駆"，乃"躯"字误书。
　　③ 啖，音 dàn，吃。

疾，饮水不辍，食物倍常而数溺①。消渴药服之逾年，疾日甚，自度必死，治棺衾②讫，嘱其子曰：蜀有张隐之善医，请谒。脉诊讫，笑曰：君几误死。取麝香当门子③，以酒浸之，作十圆许，用枳枸子为汤饮之，遂愈。问其所以，张生云：消渴、消中，皆脾弱肾败，上不能节汤水，肾液不止泝④，乃成此疾。今诊⑤君脾脉极热，而肾不衰，当因果实与酒过度，热在脾，所以饮食过人而多饮水。饮水既多，不得不多溺，非消渴也。麝香能败瓜果，花近辄不结；枳枸亦消酒。屋外有此木，屋内酿酒不熟。故此二物为药，以去生果酒之毒也。枳枸，今俗讹谓之鸡矩子，亦似癫汉指头，盖取其似也。嚼之如牛乳，小儿喜食之，《本草·木部》载。

治伤败消渴诗

消渴、消中、消肾病，三焦五脏皆虚热。

惟有膀胱冷似水，朝晚饮水无休歇。

小便日夜罕见行，骨惨容焦心肺裂。

炙内热酒为根本，醉后色欲无时节。

饮食吃食日加多，肌骨精髓转枯竭。

小便泄利甜如蜜，口苦喉干舌如血。

人能将理及良医，看取妙方为一绝。

---

① 溺，音 nì，尿。数溺：小便频数。
② 衾，音 qīn，被子，此指尸体入殓时盖尸的衣服。
③ 当门子，即麝香中种类。麝香别名元寸，为鹿科动物雄麝体下腹部腺香囊中的干燥分泌物。俗称"当门子"。
④ 泝，底本作"诉"，误。
⑤ 诊，底本写作"此"，不通。据《是斋百一选方》第十九门《消渴》改。

治消渴诸方

消渴之疾，多因嗜欲太过，肾气虚败。服金石之药以补元阳，药性猛烈，积之在脏，枯精竭血，根本衰败。药性炎上，内外焦干，故令燥渴。饮水无度，小便频数，日渐消瘦。不可更服补暖药，愈见增剧。当调肾益水，解散石毒之药，宜以罂粟汤饮之，菟丝子圆调之，马气散治之。若因酒毒所置，宜用栝蒌散、粉草节散、黄连圆等治之。

治消渴

郭都巡方。

黄连　括蒌根用新掘者

上等分，为细末，研麦门子取自然汁，和药为圆，如绿豆子大。每服十五圆，加至二十圆，熟水吞下。

罂粟汤

罂粟子

上不拘多少，研烂，煮作稀粥饮，日服一盏。

菟丝子圆

菟丝子浊净酒浸①三宿，焙干，为末

上以蜜和白面糊为圆，如梧桐子大，饮下三十圆。

---

① 浸，底本为"漫"。

马通散

赤马粪

上不拘多少，水浸三日，淘洗，焙干，坩①锅子内盛，火
煅存性，细研。入麝香少许，酒调一钱，日两服之。

括蒌根散

括蒌根粉新掘者

上不拘多少，切，研，水滤取汁，澄作粉。每一钱，饮调
服之。

草节散

赤马粪中草节

上略洗，令干，为末，每服二钱，饮调服之。

黄连圆

黄连

上不拘多少，去须，内猪肚中，饭上蒸令烂②，同杵，圆
如梧桐子大。米饮下三十圆。

神授圆　治消渴。

沈德和尚书传。

蜜陀僧二两，别研极细　川黄连一两，为细末

----

① 坩，底本为"甘"。
② 烂，底本为"乱"。

上二味，用蒸饼为圆，如梧桐子大，每服五圆。煎茧空①、茄根汤下，临睡服。次日加至十圆。以后每日加五圆，至三十圆止。服药之后，以见水恶心为度，即不须服。不过五、六服，必效。若觉恶心，但每日吃干物压之，旬日后自定。奇甚，奇甚。茧空，是出蚕蛾了茧壳。

参梅汤 治消渴。

钱有文知府方。

牛鼻木二枚，洗净，细剉，男患用雌，女患用雄 甘草 人参各半两 白梅十个，大者

上用水四碗，煎至两碗，滤滓，热服为妙。

治消渴方

浮石 舶上青黛各等分 麝少许

上细末，每服一钱，温汤调下。

神效散 治渴疾饮水不止。

白浮石 蛤粉 蝉壳各等分

上细末，用鲫鱼胆七个，调三钱服，不拘时候。神效。

八味肾气圆 治男子虚败，下元冷，小便数，元气耗散，肾水不上升，心火不下降，心火炎上，熏炙肺气。肺气干燥，是致作渴，饮水无度。设若不先固其根本，缘何去其渴疾？宜先服此。张仲景亦尝有云。

---

① 茧空，即空茧子。

　　干地黄半斤　山药四两　茯苓　牡丹皮　附子　桂心各三两
泽泻四两　山茱萸五两

　　上细末，炼蜜圆如梧桐子大。酒下二、三十圆。忌猪肉、
冷水、芜荑、胡荽等。

　　鹿茸圆　治大渴后虚乏，小便数，腿膝无力，日见羸瘦。

　　鹿茸去毛　肉苁蓉酒浸一宿，瓦上焙干　桑螵蛸炒，以上各二
两　附子　黄芪　兔丝子　石斛以上各一两半　龙骨　五味子
白蒺藜炒，去角，以上各一两

　　上为末。炼蜜为圆，如梧桐子大，每服三十圆，空心，粥
饮吞下。

　　黄芪散　治小便白浊，消肾心烦燥渴。

　　黄芪　茯神　龙骨　泽泻　麦门冬去心　栝楼根　熟干地
黄　桑螵蛸炒　白石脂以上各一两　甘草三钱，炙

　　上为末，每服四钱，水一中盏，姜钱五片，枣子三个，同
煎至六分，去滓，通口服。

　　麦门冬散　治渴，日夜饮水不止。

　　麦门冬去心　宣连①去须　冬瓜干者　以上各二两

　　上件捣罗为末，每服一钱，水一盏，煎至六分，去滓
温服。

　　人参散　理消中。

───────────
　　①　宣连，即黄连。

栝楼根　人参　茯苓　知母　甘草以上各一两　石膏二两

上为末，每服四钱，水一盏，入大豆百余粒，煎至六分，去滓服之。

龙脑饮子[1]　治渴疾方，神效。

青黛　龙脑　木香　干葛　铅白霜

上件药各等分，同捣罗为末。每服半钱，用新冷水、茶脚末[2]多少调下。忌油腻，空心、临卧各一服。

人参洗心散　解烦渴。

人参　茯神各一分　桔梗　甘草　干葛各半两

上为细末，每服二钱，水一盏，枣子一枚，煎至八分，通口服。

牡蛎散[3]　治一切渴。

大牡蛎

上不计多少，于腊日、端午日，黄泥裹，煅通赤，放冷取出，为末。用活鲫鱼煎汤调一钱，小儿半钱。只两服瘥。

门冬圆　除烦渴。

麦门冬煮烂，去心，研为膏　栝楼根　黄连去须

上二味为细末，入门冬膏内，同捣令匀，圆如梧桐子大，

---

① 此方名底本缺，据目录卷之十九"消渴门"补。
② 末，底本为"来"。
③ 此方名底本缺，据目录卷之十九"消渴门"补。

每服三十圆。早晚、食后，煎麦门冬汤吞下。

神功散 治消渴。

白芍药　甘草炙

上二味等分，为粗末，每服三大钱，水一盏半，煎至八分，去滓服。不拘时候，日三服。疾止则已。

活人事证方卷之二十

通 类

神仙解毒万病圆

喻良能云①：葛丞相传此，以为济世卫家之宝。凡人居家或出入，不可无此药。如毒药，岭南最多。若游宦岭表，才觉意思不快，便服之即安。二广山谷间，有草曰胡蔓草，又名断肠。若以药人，急水吞之急死，缓水吞之缓死。又取毒蛇杀之，以草覆上，以水灌之。数日菌生其上，取为末，酒调以毒人。始亦无患，再饮酒即毒发，立死。其俗淫妇人多自配合，北人与之情相好，多不肯逐北人回，阴以药置食中。比还，即戒之曰：子夏来，若从其言，即复以药解之；若过期不往②，必死矣。名曰定年药。北人届彼亦宜志之，若觉中毒，四大不调，即便服之，或于鸡、豚、鱼、羊、鹅、鸭等肉内下药，再食此物即触发。急服此药一粒，或吐或下，随手便瘥。

昔有一女子，久年患劳瘵，命③在旦夕，为血尸虫取噬。磨一粒服之，一时间吐下小虫千余条，大者正为两段。后更服苏合香圆，半月遂愈。

---

① "云"字，底本阙，据《医方类聚》补。
② 往，底本为"住"。
③ "命"字，底本作"年"。

文蛤（《本草》云：五倍子）三两，红黄色者，槌碎，洗净　红牙大戟一两半，净洗　山茨菇①二两，洗。即鬼灯檠②、金灯花是也。续随子一两，去壳，秤，研细。纸裹，压出油，再研白霜　麝香三钱，研

上将前三味焙干，为细末。却入麝香、续随子研，令匀。以糯米粥为圆，每料分作四十粒用。端午、七夕、重阳日合。如欲急，辰日亦得。入木臼中杵数百下。不许令妇人、孝子及不具足人、鸡犬之类见之。切宜秘惜，不可轻传。今具汤使于后。

茵蓈、菰子、金石毒、吃死马肉、河豚鱼毒；时行瘟疫、山岚瘴气；急喉闭、喉缠、喉风；脾病黄肿、赤眼、疮疖、冲冒寒暑、热毒上攻；自缢、落水、打折、伤死，但心头微暖未隔宿者。以上并用生姜、蜜水磨一粒灌之，须臾复甦。

痈疽、发背未破、鱼脐疮、诸般恶疮、肿毒、汤火所伤、百虫、犬、鼠、蛇伤，以上并东流水磨涂，并服一粒，良久觉痒，立消。

打扑、攧损、伤折，炒松节酒磨下半粒，仍以东流水磨涂。

男子、妇人颠邪、鬼气、鬼胎，暖酒磨下一圆，可分作两服，有毒即吐下，自止。

解毒饮　解一切药毒。

吴内翰备急方。云：高照一子无赖，父笞之，遂服砒霜

① 山茨菇，即山慈菇。
② 檠，音qíng，灯架、烛台。

毒。大渴，腹胀欲裂。有教照令服此药，以水调，随所欲饮。与之不数碗，即利而安。

白扁豆生，晒干，不拘多少①

上为细末，汲新井水调下三钱，随意与饮，不数碗而止。

治五淋髓汤

叶朝议亲人患血淋，流下小便，盆内凝聚如蒟蒻，久而有变，如鼠但无足耳，百治不瘥。遇一村医，言服此药，虽未便愈，而血色渐淡，久乃复旧。后十年其病再作，又服此药，瘥矣。因检《本草》具载：牛膝治小便不利。茎中痛欲死，却用酒煮饮。今再拈出，表其神效。

牛膝，不拘多少，细切推破，每两用水一碗，煎至一盏，去滓，一日五服，立效。

治小便出血

陈总领方具载。

余顷在章贡，时年二十六，忽小便后出鲜血数点，不胜惊骇，却全不疼，如是一月。若不饮酒则血少，终不能止。偶有乡兵告以市医张康者尝疗此疾，遂呼之来。供一器清汁，云是草药，添少蜜，解以水，两服而愈。既厚酬之，遂询其药，名乃镜面草，一名螺厴草，其色青翠，所在石堦缝中多有之。后见瑞金县徐尉克安云：亦治虫牙。

缩砂散　治骨鲠。

---

① 此处底本阙"少"字。

滁州蒋教授因食鲤鱼玉蝉羹，为肋骨所鲠。药如象牙屑之属，用之皆不效。或者令服此药，连进三剂，至夜①一咯而出。因戏云：管仲之力也。

缩砂②仁　甘草　管众③等分

上捣为粗末，如一切鲠，以绵裹少许含之，旋旋咽津，久之随痰出。

治骨鲠

沈存中云：在汉东用此方。

刘如晦士人，邻家一小儿误吞一钱，以此药饮④之，下一物如大乌梅，剖之，乃炭裹一钱也。此方救人，未有不效者。

木炭皮如无，只坚实炭亦可

上为细末，每服二钱，粥饮调下。日四、五服，以鲠下为度。如未下，数数服之，即效。

石榴根汤　治寸白虫。

燕侍郎，字仲贤，二十三、四岁时，因食牛肉得疾，颜色黄瘦，服诸药不⑤效。遇一海上方，依法服食。良久据厕⑥，下虫两时许不断，其长数丈，自后遂愈，更不复发。时常服药，所下皆小虫子，故令再发。今去其母，则不发矣。其母虫

---

①　夜，底本为"食"。此事《普济方》《本草纲目》等书有载，据改。
②　砂，底本为"纱"。
③　管众，即贯众。
④　饮，底本误书为"领"，据《沈苏良方》改。
⑤　此处底本阙"不"字。
⑥　厕，底本阙，据《是斋百一选方》补。

两头相合，疑是雌雄也。

酸石榴根取向南者，净洗

上剉，取一升许，用水五升同煎。取半碗以下，去滓。五更初空心时，只作一服，令先吃①炙猪肉干以引虫，次服其药，虫即遂下。可煮白粥补之。永断根源。

解毒无忧散　治中诸毒。

鄂州江道人传，亦尝试之。

生白矾二两，研细　腊茶末半两

上和匀，每服二钱，井水一碗调下，立解。

蒲黄散②　治舌肿。

一士人沿汴东归，夜泊村步，其妻熟寐，撼之，问③何事，不答。又撼之，妻惊起视之，舌肿满口，不能出声。急访医，得一叟负囊而至，用药掺④，比晓复旧。问之，乃蒲黄也。⑤

蒲黄

上为末，掺之，须真者为佳。

神授大黄散⑥　治汤火伤。

---

① 吃，底本为"唤"。
② 此方名底本阙，据目录卷二十"通类门"补。
③ 问，底本为"间"。
④ 掺，底本为"惨"。
⑤ 按，此事与《后集》卷17《口齿门》记载互见。
⑥ 此方名底本阙，据目录卷二十"通类门"补。

金山修供①，神怒疱人不谨，渍其手于镬中，痛楚彻骨，号呼欲死，神又赦罪。梦神授此方，遂愈。

大黄

上为细末掺之，立效。

立圣散　治乌鬓发。

乙卯年见曾南仲云：见零陵一急足②，鬓发已白。后三年再来，其黑如漆。叩之，云一道人教其用橡斗子实之以盐，烧存性，细研，早晚用。曾用之十年，今五十五，鬓发无白者，而齿且牢。

治蚊蚋诸方

翼日挂帐，无蚊子。

辟蚊子呪曰：

天地太清，日月太阳，阴阳太和，急急如律令！敕③。
面太阴念七遍，吸气吹灯，草上点之。

驱蚊诗三首

其一

夜明砂与海金砂，二味和同苦楝花。

每到黄昏烧一捻，蚊虫飞去别人家。

---

① 修供，底本作"修俱"，据《夷坚志》改。
② 急足，指急行送信者。
③ 敕，音 chì，同"敕"，帝王的诏书。此指命令、告诫。

其二

木鳖莱①香分两停，雄黄少许也须秤。

每到黄昏烧一炷，安床高枕至天明。

其三

萍朴楝活芎，天仙尤最雄。

捣罗如香爇②，一梦见周公。

染髭发方

求嘉朱四五公传。

石灰新者　黄丹　章脑③

用桑柴灰汁调敷，候干了，即用温水洗，后用胡桃松子研细敷之，即黑色。

诗曰：

秘传海上神仙诀，妙夺人间造化机。

白发变成黑发去，晚年化作少年归。

去漆污衣服方

孙盈仲尝衣一新褐道服，过其舅家，见日中晒一胡床，据然而坐，而不知方修，新漆未干也，既而遍身污漆。匠者偶先传得此方，未试，亟合而用之，余迹隐隐而已。干恐不可用。

拣真杏核敲取仁，台椒等分，研烂，以揩污处净为度。

---

① 莱，音 róu，草名。唇形科一年生草本植物。茎叶可提取芳香油，全草入药。

② 爇，音 ruò，烧。

③ 章脑，即樟脑。

误服风药

多遍身顽麻，吐泻不止。医者欲投丹药，偶一道人乞至门前，云此是中草乌之毒，用晋矾、青黛二味细研，用贯众煎汤调下便省，吐泻亦止。若中巴豆毒，芭蕉根煎汤服[①]，极妙。

雄黄散　治一切恶虫咬着人，成疮不可辨认，医疗不效者。与《千金方》同。[②]

雄黄　碙砂　白矾　土蜂窠[③]　露蜂房

上五味，等分为细末，入麝香少许，同研匀，用醋调涂疮上。难辨认者尤宜速疗，三五日毒气入心，不得闻哭声。

解菌毒

掘地[④]，久冷水搅之令浊，少顷取饮。此方见《本草》。陶隐居注，谓之地浆。亦治枫树菌食之令人笑不止者，俗谓之笑菌。盖菌种类不一，往往蛇虺[⑤]毒气所熏蒸而成耳。《石林避暑录》。

解斑猫毒

以泽兰按汁饮之。干者为细末，白汤调下。俗人谓之

---

① 服，底本为"肥"。据《后集》卷一《中风门》记载改。

② 底本为"十金方"，误。据《是斋百一选方》改。

③ 窠，音 kē，昆虫、鸟兽的巢穴。

④ 掘地，又称地浆、土浆，是一种传统的中药成分。《金匮要略》载："治食生肉中毒方：掘地深三尺，取其下土三升，以水五升，著数沸，澄清汁，饮一升即愈。""治食诸菌中毒及蜀椒闭口者，皆用地浆水治。"

⑤ 虺，音 huī，古书上说的一种毒蛇。

猒①草。

解砒毒

韬光传。

汉椒四十九粒　黑豆十四粒　乌梅两个，打破　甘草节三寸，
碎之

水一碗，煎至七分，温服。

服椒法歌

青城山老人，服椒得妙诀。年过九十余，貌不类期耋②，
再拜而请之，忻③然为我说。蜀椒二斤净，解盐六两洁。糁盐
慢火烧，煮透滚菊末。初服十五圆，早④晚不可辍。每月渐渐
增，累之至二百。盐酒或盐汤，任君意所啜。服及半年间，胸
膈微觉塞。每日退十圆，还至五十粒。俟其无碍时，数服如前
日。常令气熏蒸，否则前功失。饮食蔬果等，并无所忌节。一
年效即见，容颜顿悦泽，目明而耳聪，须乌而发黑。补肾轻腰
身，固气益精血。椒温盐亦温，菊性去烦热。四旬乃可服，服
之幸无忽。逮至数十年，功与造化埒⑤。耐老更延年，不知几
岁月。嗜欲若能忘，其效尤卓绝。我欲世人安，作歌故切怛⑥。

---

① 猒，音 yàn，古同"厌"。
② 期颐，九十岁；耋，音 dié。耄耋，八十岁。
③ 忻，音 xīn，同"欣"。
④ 早，底本为"蚤"。
⑤ 埒，音 liè，同等。
⑥ 切怛，音 dáodá，啰嗦，唠叨。

服苍术方　大能壮气驻①颜色，辟邪，又能行履止饥。

苍术一斤　好白麻油半斤

上件，将尤用白米泔浸一宿，取出，切成片子，用前麻油炒令熟，用瓶盛取。每日空心服一撮，用冷水汤咽下。

妙香圆　服此药休粮绝食。

白膠香　乳香　朱砂　雄黄　蜡　茯苓等分

上为细末，炼蜜为圆，如弹子大，临服之时，饱食面一腹，然后敷此药，可永停食，身轻力健，气血愈壮。

避难歇食方

白面六两　黄蜡三两　白膠香五两

上件，将前面冷水冻，令熟，如打面一同，然后为圆，如黑豆子大，用日晒干，再将蜡溶成汁了，将圆子投入内，打令匀。候冷，单子裹，安在净处。如服时，每日早晨空心，可服三、五十圆，冷水咽下。不得热食。如要吃物，任意不妨。

胜金散　解河豚鱼毒。

常熟一家专货此药，每服百金，藉之稍温。钱倅叔仪家传得之。

槐花　染坯

上等分，生，为细末，每一匕②，汲井水调下。

---

① 驻，底本为"注"。
② 匕，底本为"已"。

降①雪散 治汤火。

余在淳安设醮，炷香炉中，偶白膠香滚起沾指，痛不可忍，便成泡。偶妻姪方恂在，家间有此药，敷之痛止。出陈氏方。

二桑叶，霜后树头一、二片者，芙蓉叶亦然，阴干，研为末，以蜜调敷。如湿干糁。

如神散 治汤火伤。

陈待制桷②奉道甚谨③，冬日澡浴，偶坐凳倒，不敢以手捺地，遂坠身火炉边，有伤。人传此方，用之而愈。

裹陈江茶箬叶，烧灰碾细，罗过。用生油、轻粉调敷。若湿干糁，痛止无痕。

神仙无瑕散 去油污颜色：绣作、衣物、书画④。

龙骨一两半　滑石　海螵蛸各二两　白墡⑤土一两

上为细末，以掺污处，良久揉之便落。如欲急用，以纸衬熨之。未尽再用，以净为度。如衣物等油了多时，却用麻油涂在旧迹，过些小不妨。如前法用，其效如神。

---

① 降雪散，底本目录为"绛雪散"，此处仍用"降雪散"，以与治疗咽喉病之"绛雪散"区分。

② 桷，音 jué。陈桷，人名，宋代名臣。

③ 谨，底本作"处"，据《普济方》卷二百七十七《诸疮肿门》相关记载改。

④ 画，底本为"尽"。

⑤ 底本为"礓"。墡，音 shàn，白墡土，白色粘土。

洗油法

蒋签判传之于内道场一黄冠，用之信然。但不若熨者之全洁耳。

滑石　白龙骨　白垩等分

上为细末，掺油污处良久，揉去即净，更不须洗熨。若加黑牵牛末尤妙。一上未净，再上药即尽去矣。

治骨鲠方

羊胫炭，碾为细末，米饮调下。一方用黑炭皮。

贯众散①　治骨鲠方。

贯众，不以多少，煎浓汁一盏半，分三服并进。贯众一名管仲。②

治误吞铁石骨刺等，不下危急者

王不留行　黄蘖去粗皮

上等分，为细末，水浸，蒸饼圆如弹子大，以麻线穿之，挂当风处。每用一圆，冷水化开灌下，立效。

误吞钱

生凫茈③取汁呷吃，钱自然消化。即葧④荠也。

---

①　此方名底本缺，据目录卷二十"通类门"补。

②　此处底本多一"云"字。

③　凫茈，音fúcí，即葧荠。莎草科荸荠属浅水性宿根草本，以球茎作蔬菜食用。古称凫茈，俗称马蹄，又称地栗。

④　葧，底本为"勃"。

上《活人事证方》二十卷，目录及药性歌一卷。宋桃溪居士刘信甫撰。凡二十门，每方各有事件引证，盖许白沙①《本事》②之流亚也。

本邦性全③《万安方》，有邻④《福田方》，往往援引其方，而世无传者，每以为憾焉。今兹吉医官（长达）偶携其所藏宋本来而见借，予惊喜不知所况，遂速付写手影钞，以藏于家。但是书宋《艺文志》、晁氏《读书志》、陈氏《解题》并不著录。故信甫履历不得详焉。考叶棠伯序，信甫本儒者，屡摈名场而为医者。迺与叶同嘉定⑤时人。

　　　　　　　享和壬戌夏五月十七日　栎窗书
　　　　　丹波元简⑥

---

①　许白沙，即许叔微（1079～1154年），字知可，真州（今江苏仪征县）白沙人，南宋著名医学家。
②　本事，即指许叔微所著《普济本事方》，又名《类证普济本事方》。
③　性全，即娓原性全，日本后二条天皇（1301－1308）时代的医僧。
④　有邻，即有邻禅师，日本后光严天皇（1355－1381）时代的医僧。
⑤　嘉定，南宋宁宗朝年号（1208－1224）。
⑥　丹波元简（1755－1810），号桂山，日本著名汉医学家。

活人事证方后集

活人事证方后集

总　目

---

① 背，底本为"痹"。

---

① 痘，底本为"豆"。

桃溪刘居士活人事证方后集目录

是书前集，盛行于世，第限方之未全。今再求到桃溪刘居士编集常用已效之方，约计一千余道，分门析类。先原其病候，次引事以证之，使用者无疑，服者必效。此方诚可活天下也。幸详鉴。

卷之一

中风门

小续命汤治中风欲死不语者
大防风汤祛风顺气舒筋活血
经进铁粉牛黄①圆治中风痰壅
通心气辰砂圆②治心风发狂语
朱砂法养精神安魂魄益气血
生犀圆③治三十六种风壮心气
解五毒圆④治酒食毒阴阳毒气
茵⑤草散治中风气鬲粥食不下
真珠圆治惊悸通夕不得睡卧

---

① 牛黄丸，底本为"黄牛圆"，黄牛二字疑为误笔。
② 正文为"通心气辰砂丸"。
③ 正文为"生犀丸"。
④ 正文为"解五毒丸"。
⑤ 茵：音wǎng。茵草，别名"水稗子"，禾本科，一年生草本。

独活汤治风痰壅盛潮热拘急

啄木散治暗风痫疾诸药不效

舒荆汤治臂痹血气气血留滞

蕊珠圆治心恙多忘忧恐惊悸

养血地黄圆治筋脉拘挛不伸

排风汤治中风喑脉不能语言

胜金圆治中风不语吐痰即省

茶调散治男子妇人偏正头风

芎香散治头痛又疗妇人血风

七乌圆治风痹之疾遍身走疰①

经进仙酒治大风及偏风诸疾

御风膏治中风口眼㖞斜立效

经进火枕②草圆治疗一切风疾

加减香苏饮治妇人脚趾③肿痛

加减平胃散治脚底隐痛最妙

加减养气丹治眼瞤动口㖞斜

加减五积散治臂膊不能举动

贯众汤解中风药毒遍身麻木

卷之二

心气门

引神归舍丹治心气亦治心风

---

① 走疰，即走注。中医痹证之一，属风痹，又称行痹、周痹。

② 枕，音 xiān，火枕草，即豨莶草。

③ 趾，底本为"指"。

朱砂散治心气不足遂成狂疾

养气镇心丹补下元亦养心气

伏神①散治失心惊悸心神不宁

宁志膏安心神定魂魄治惊悸

远志圆治因惊之后语言错乱

宁志圆②治一切心风等疾最效

朱雀圆③治心神不定恍惚不乐

软朱砂法专补心气轻健手足④

蜜陀僧散⑤治惊气入心不能言

补心神效圆⑥治失精盗汗虚损

人参散补心⑦气不足累有效验

枣人⑧圆治心气不足睡卧不宁

一醉膏治心恙不晓人事立验

麝香圆治心风失心数年不瘥

琥珀圆治心气不宁安魂定魄

震灵丹治气虚心疾益心进食

顺经散治因惊后小便淋沥者

熟干地黄圆⑨治心虚忧恐恍惚

---

① 伏神，即茯神。

② 正文为"宁志丸"。

③ 正文为"朱雀丸"。

④ 足，底本为"法"。

⑤ 蜜陀僧，即密陀僧。

⑥ 正文为"补心神效丸"。

⑦ 心，底本误为"人"。

⑧ 人，通"仁"。

⑨ 正文为"熟干地黄散"。

沙参散治心实热惊悸不安者

神效正元散治气不接续虚败

卷之三

虚损门

巢氏议论五劳七伤六极证候

太上紫霞丹升降阴阳补虚损

太素丹治停寒肺虚痰实喘急

蜀仙丹大壮元气去百病补虚

雄朱丹治宿寒痼冷饮食呕逆

资寿小金丹补益真元治诸虚

王启玄传玄珠先生耘苗丹方

上丹养五脏补不足秘固真元

卫生汤补虚劳强五脏退邪热

中丹补百损体劣少气安心神

小丹补劳益血去风冷治百病

青蒿汤①治骨蒸劳退寒热往来

灵宝丹治丈夫妇人传尸劳疾

香甲桃仁散治五劳传尸干瘦

玉抱肚治停寒痼冷心腹疼痛

麋茸圆治肾经虚损腰不能转

八仙丹治虚损补精髓壮筋骨

混元胎丹久无嗣息者宜服之

---

① 正文为"青蒿膏"。

苁蓉茸附圆平补真元养肾经

卷之四

白浊门

博金散治白浊之疾心肾不足

金锁丹治男子白浊夜梦鬼交

补气圆治肾气虚乏白浊多便

心肾圆治水火不既济小便数

益母圆治肺虚胆寒气弱力乏

蜡苓圆治白浊补虚润肠止渴

千里笈圆治真气不足小便浊

茯苓圆治心肾气虚神志不守

秘精圆治元气不固遗精白浊

清心圆治梦泄因酒积热所致

矾附圆治白浊漏精如米泔色

大山芋圆治诸虚损五劳七伤

大神圆治元脏虚惫气虚白浊

草还丹治虚劳白浊去除百病

摩腰膏补下元虚败白浊羸①乏

既济丹调阴阳升降气治白浊

神仙打老圆此药性温治百病

助寿丹一名御爱丹又四妙丹

秘真丹治白淫小便频数不固

---

① 羸，底本为"赢"。

金樱子煎补肾秘精专治白浊

卓剑丹乃吕公先生补虚仙方

神仙不老歌能补血益气驻颜

卷之五

盗汗门

巢氏议论虚劳盗汗自汗证候

牡蛎散治诸虚不足夜梦盗汗

麦煎散治荣卫不调夜多盗汗

大建中汤治虚盗汗百节酸疼

白术散治盗汗虚乏无不作效

牡蛎汤治夜卧盗汗服之即愈

粟米粉治盗汗出以扑之即止

蒸饼法干吃治盗汗不过两次

人参当归散宜服此收敛心气

术附散治日久盗汗不进饮食

粉汗散止汗出过多如粉扑之

椒目散治盗汗日久不止困乏

黄芪散治盗汗过多补虚益气

麻黄散治虚汗米醋调敷乳上

止汗温粉绢裹扑身其汗即止

杏子汤治恶风自汗嗜卧潮热

却暑散治伏热自汗头目眩晕

防己黄芪汤治伤风身重自汗

卷之六

中暑门

---

① 朱砂散：朱，底本此处为"硃"，后文方名为"珠"，正文为"朱"，现统一改为"朱"。

② 正文为"水瓢圆"。

③ 躁，底本为"燥"。

④ 躁，底本为"燥"。

香薷圆治大人小儿伤暑伏热

枇杷叶散治冒暑伏热作烦渴

谷神散治夏月中暑作渴暴泻

大顺散治冒暑胃湿水谷不分

异功敌暑圆专治暑毒如水泻

卷之七

瘴疟门

治诸疟总论证候所受病不一

吴茱萸散治疟临发先寒后热

麻黄羌活散治温疟先热后寒

苍术鳖甲散治脾疟饮食减少

半夏汤治热多寒少头痛有痰

山茵陈①汤治瘴疟发作有时候

鳖甲麝香散治劳疟乍寒乍热

菩萨丹治诸疟疾亦名五方丹

瘴疟饮子辛御史传治诸疟疾

七宝散治一切疟疾不伏水土

四圣散治诸般瘴疟寒热头痛

断疟丹不问间日连日一服效

冷附汤治寒疟痰实痞塞不通

半夏草果散专治疟大有神效

白虎加桂汤治温疟先热后寒

---

① 陈，底本为"蔯"。

卷之八

霍乱门

香朴①散治霍乱吐逆脚冷转筋

姜附汤治中脘虚冷霍乱转筋

缩脾饮止吐利霍乱烦躁口干

平胃散治霍乱五噎②八痞膈气

养正丹治霍乱吐利不止转筋

四逆汤治霍乱吐利手足厥冷

感应圆治霍乱频并后重迟涩

卷之九

痰饮门

治诸痰疾发作所因议论证候

丁香五套圆治三焦痞③塞痰逆

千金圆治中寒停饮不散痰实

枳壳半夏散治远年痰饮发作

三奇散治一切痰嗽发作不止

三妙汤治一切痰嗽屡服得效

快活圆常服消食化痰涎最妙

前胡散治痰客上焦令人昏眩

紫芝圆专治一切痰饮疾甚验

三仙圆④治中脘⑤气滞痰涎不利

---

① 朴，底本误为"和"

② 噎，底本误为"澄"，参校《世医得效方》"平胃散"条改。

③ 痞，底本为"否"。

④ 圆，底本为"员"。

⑤ 脘，底本为"腕"。

---

① 正文为"导痰汤"。

② 正文为"半夏汤"。

③ 疾，底本为"痰"。

④ 正文为"搜饮丸"。

⑤ 玉，底本为"王"。

⑥ 枣，底本为"灵"。

小青龙汤治溢饮支饮及喘满

防己桂枝汤治膈间支饮喘满

小承气汤治支饮胸膈间满闷

参苓饮治胸中停痰自吐宿水

卷之十

呕吐门

治诸呕吐发作所因辨论证候

四逆汤治寒呕脉弱小便复利

灵①液丹治胃中虚聚积痰呕吐

小柴胡汤治热呕吐小便不利

大半夏汤治痰呕吐因气郁结

大养胃汤治食呕伤脾食不化

茯苓汤治血呕因忧怒气发作

当归汤治三焦虚损吐有鲜血

茱萸人参汤治气呕胸满不纳

藿香汤治心下虚满饮食不入

橘皮竹茹汤治哕②逆声续不断

大藿香散治脾气虚呕吐霍乱

安脾散治翻③胃吐食咽酸黄水

半夏圆治翻④胃吐痰不纳饮食

---

① 灵，底本为"震"。
② 哕，底本为"岁"。
③ 翻，底本为"番"。
④ 翻，底本为"番"。

丁香圆治呕吐胃冷不纳饮食

丁香温气汤治胃寒呕吐涎沫

卷之十一

肿满门

治十水气洪肿喘满五伤证候

苦葫芦圆①治遍身水肿有神效

大蒜圆治气虚水肿四肢浮胀

吴茱萸圆②治脾虚脚浮肿面黄

冬瓜散治水气流注脚手肿满

枣仁圆③治水气浮肿大有神效

黄鱼汤治水气浮肿喘急极妙

木瓜汤治水气胀满服此自消

导水圆治男子妇人水气肿满

茯苓琥珀圆治水气通身浮肿

消肿圆治水气腹胀四肢皆肿

消胀圆④治水病浑身肿满喘急

冬瓜圆治十种水气浮肿喘满

海蛤汤治水气肢体肿满发热

消胀圆治蛊胀消气退肿甚验

---

① 正文为"苦葫芦散"。

② 正文为"吴茱萸汤"。

③ 正文为"枣仁散"。

④ 正文为"塌胀圆"。

萝白子①圆治蛊气胀四肢虚浮

独胜散治水气肿胀无比之妙

气实②圆治腹胀如鼓按之坚实

青龙圆治新旧水蛊发作浮胀

葶苈圆治一切水蛊身肿喘满

复元丹治水肿气闭不通喘急

当归散治水肿气闭不通喘满

消肿圆治水肿喘满小便不利

第一退水圆化气退肿通小便

退水饼服前药未效即服此方

大腹子散取转后调和胃正气

换金散治一切水气四肢浮肿

异功散治水气蛊胀浮满气秘

嘉禾散治水蛊腹胀小便不利

神仙所授秘方大治一切肿满

商陆根治水蛊浮肿消水退胀

卷之十二

疝气门

治诸疝气发作下部等疾证候

失笑散治疝气肿硬又治偏坠

大戟圆③治膀胱气阴肿小肠气

---

① 正文为"萝卜子圆"。萝白子，即萝卜子别称。

② 正文为"气宝圆"。

③ 正文为"大戟丸"。

肠风门

---

① 滞，底本误为“带”。

② 正文为“大乌头桂枝汤”。

猪牙皂角散治五种肠风下血

黄芪圆治肠风泄血日久不瘥

厚朴煎治久年下血肠风极效

荆芥散治脉痔下血累有神效

白玉丹治久年肠痔诸药不效

消毒圆治肠风外痔结核痒痛

聚金丸①治大便下血发热烦躁②

北亭散治肠风痔漏脓血不干

凤眼草散治肠风下血一服效

地榆散治肠风下血不止可服

皂角子散治肠风痔漏疾下血

蝟皮汤治肠风下血不得瘥者

松皮散治肠风下血过多立效

立圣散治年深日久肠风下血

橄榄散治肠风下血久不瘥者

万灵圆治五种痔漏谷道生疮

治酒毒下血多至升斗者妙方

治下血如猪肝片一服见效方

汉阳章教授传治下血有验方

卷之十三

胎产门

治妇人胎前产后诸般疾证候

---

① 正文为"聚金圆"。

② 躁，底本为"燥"。

---

① 仁，底本为"人"。后同，不另出注。

② 术，底本误为"木"，此据台湾故宫影钞本改。

鹿屑汤治妊娠热病胎死腹中

五灵脂散①治衣不下恶血冲心

六物汤安胎和气治胎动不安

人参调中散调脾肺气及妊娠

赤茯苓散治妊娠恶阻心烦闷

芎䓖散安胎补冲任及止胎漏

卷之十四

淋闭门

治诸淋闭结冷热血石等证候

宽气汤利三焦顺脏腑治秘结

葱白阿胶散治老人大便不通

皂角汤治老人八九日大便结

琥珀散治虚人老人小便不通

瓜蒌散治内结腹胀小便不通

葱豉汤②治大小便不通有神效

硫黄圆治腹肚胀满脏腑秘结

生附散治冷淋小便秘涩不通

石苇③散治热淋肾气不足秘涩

地肤子汤治下焦有热诸淋闭

立效散治血淋多因下焦结热

沉香散治气淋因五内郁结气

---

① 正文为“灵脂散”。

② 正文为“葱豉膏”。

③ 苇，底本作“韦”。

发背门

---

① 芩，底本误为"苓"。

② 正文为"蜡丸子"。

③ 正文为"大效香枳汤"。

④ 朴，底本为"扑"。

卷之十五

血疾门

　　　　治吐血衄血咯血一切血证候
　　　　白术散治血行荣卫顺气进食
　　　　立效散治吐血辛大参家藏方
　　　　双荷散①治卒暴吐血累有神效
　　　　万金散治咯血用之无不起效
　　　　青杏饼治吐血及治久嗽咯血
　　　　水五②散治男子妇人咯血吐血
　　　　夺命丹治吐血不止只一服效
　　　　黄金散治吐血损肺小便遗血
　　　　黑神散治大吐血及伤酒食饱
　　　　莲子汤治劳心吐血曾活数人
　　　　地黄膏治吐血众方医不瘥者
　　　　地黄散③治妄行吐血屡试屡验
　　　　固荣散治吐血便血调气壮人
　　　　止衄散治气郁发衄无比神方
　　　　二灰散治肺疽吐血并血妄行
　　　　紫金丹治暴中咯血只一服效

---

　　①　正文为“双荷汤”。
　　②　五，底本为“玉”。“水玉散”为古代传说神仙方药，但据后文该药为“寒水石”与“五倍子”两味相配，故应称“水五散”。
　　③　正文为“地黄汤”。

中毒门

---

① 白，底本为"血"，此据正文义改。

卷之十六

咽喉门

　　　　治咽喉诸疾及风壅痰盛证候

　　　　玉钥匙治风热喉痹及缠喉风

　　　　神效散治喉痹①热肿语声不出

　　　　玉屑无忧散治缠喉风肿痛疾

　　　　荆芥汤治风热肺壅咽喉肿痛

　　　　解毒雄黄圆治缠喉风及喉痹

　　　　龙脑散治咽喉卒肿痛气壅盛

　　　　牛蒡汤治咽喉生疮因热所致

　　　　金露圆②治尸咽喉生疮食不下

　　　　犀角散治马喉痹热毒所结也

　　　　菖蒲圆③治咽喉肿痛语声不出

　　　　乳香圆④治咽喉生谷贼肿不通

　　　　千两金圆⑤治缠喉风不问阴阳

　　　　南星防风散治风壅腮颔结核

　　　　立圣散⑥治缠喉风及喉痹涎壅

　　　　吹喉散治咽喉肿痛甚者吹入

　　　　一字散治喉痹气塞不通欲死

---

① 痹，底本写作"闭"，后同，不另出注。
② 正文为"金露丸"。
③ 正文为"菖蒲丸"。
④ 正文为"乳香丸"。
⑤ 正文为"千两金丸"。
⑥ 正文为"立圣膏"。

---

① 正文为"四宝圆"。

升麻地黄散治风气上攻牙痛

淡豉散治风蚛①牙疼痛不可忍

赴筵散治口舌生疮吃物不得

升麻散治风蚛牙疼齿龈浮动

如神散治牙痛不问年深日近

蜂房散治风热流疰浮肿牙痛

乳香膏治风蚛牙疼吃物不得

玉池散②牢牙固齿去风热止痛

细辛散治五种牙疼无不效验

巴子膏治风蛀虫蛀一切牙疼

绿云膏治口疮臭气瘀烂不瘥

杏粉膏治口舌生疮咽物不下

玉池散治风蛀牙疼肿烂浮动

神仙齿药方西岳莲华峰神传

二圣散治风热上攻满口生疮

蒲黄散治舌肿满口语言不得

聚宝散治一切风蛀牙痛不止

耳鼻门

治耳诸病证候不同治各有法

菖蒲散开通孔窍治气虚耳聋

补肾圆治肾虚耳聋劳顿伤气

红绵散治聤耳出脓水久不止

雄黄丹治蚰蜒入耳及诸虫入

---

① 蚛，音 zhòng，意为虫啮，下同。

② 正文为"一池散"。

卷之十八

疹痘⑥门

---

① 聤，底本为"停"。
② 同上。
③ 正文为"辛夷膏"。
④ 脓，底本为"浓"。
⑤ 齆，音 wèng，指鼻子堵塞不通气。
⑥ 痘，底本为"豆"，后同，不另出注。
⑦ 斑，底本为"班"，后同，不另出注。

柿楂子散治疮疹出不透干黑

升麻汤治斑疮已发未发可服

仙灵散治斑疮上攻眼目昏涩

大和散治痘疮寒热往来烦躁①

消毒散解疮疹热毒又治烦躁②

调肝散治疮疹太盛恐入眼目

治斑疮入眼成翳膜一宗二方

治痘疹黑陷药不能发此方妙

辨验疹痘证候疑贰③之间诗诀

汤火门

紫雪治汤火烧痛不可忍溃烂

治汤火疮脓水出不止肉溃烂

治汤火伤皮肉溃烂痛不可忍

治汤火伤一宗五方已试验者

治汤火烧已溃脓出不止作寒

至圣膏治汤火所伤此药无痕

卷之十九

杂方门

淋浴法治脚弱行步颇艰力乏

画眉膏治小儿三岁不肯断乳

---

① 躁，底本为"燥"。
② 躁，底本为"燥"。
③ 疑贰，意同"疑惑"。

卷之二十

服饵门

---

① 正文为"玉粉圆"。
② 饥，底本为"肌"。

服天门冬久服益气延年不饥①

服杏仁法久服除病驻颜益寿

服乌豆法久服辟谷可以不饥

修养门

养生秘诀若能行之疾病不生

修真秘要内视注心神光自现

保神论云子母不离长生不死

黄帝养性论知道者法象阴阳

纯阳吕真人抱一法令人固精

纯阳真人修养诀法可惜许歌

休粮秘诀吞津咽液自然不饥

妙香圆休粮绝食法服之不饥

---

① 饥，底本为"肌"。

活人事证方后集卷之一

中风门

孙用和准四时虚实治风方证①

窃观自古圣贤治疗有法，十有九验。夫疗病之法，必先准四时虚实，以详中病之由。依绳墨拯济，乃是解死脱厄之路。四时之病，春中时风，自东而来，名曰**温风**，盖时令不和而伤人也。浮而轻浅，可汗而解，败毒散、羌活、细辛之类。更看发起在阴在阳，随而得效。若其②人自虚赢，从后而来，名曰**虚风**。中人烦闷，肢体挛痹不任，便可续命汤、八风汤，成剂顿服，更加灸法，三五日间，势必减退，渐渐调和，以求生路。如从前来，名曰**实风**。亦主人瞀闷，脉紧浮大。宜以茯神汤、西州续命汤求效。不用火劫，自使势慢，须缓缓治之。故《千金》曰："风者百病之长"。又曰："治风不以续命汤治之，则不为治风"，斯以见圣人之心矣。更有后方，经验颇多，并依四时、虚实治疗。

---

① 孙用和，名尚，北宋著名医家。有《孙用和方》，亦称《孙尚药方》，在南宋时已有残缺，他书颇多引录。
② 其，底本为"也"。宋代张杲《新安医学·医说》卷八引"孙尚药曰"作"其"，据改。

小续命汤　治卒中风欲死，身体缓急，口目不正，舌强不能语，奄奄忽忽，神情闷乱，诸风服之皆验，不令人虚。

麻黄　黄芩　芍药　芎䓖①　甘草　杏仁　人参　桂心各一两　防己半两　生姜五两　附子一枚　防风一两半

上水九升，煮取三升，分三服。未瘥，更依前三五剂必瘥。取汁随多少轻重虚实。也有人脚气，服此方至六十剂得瘥。有风疹，加天阴、节变②，辄含之，可以防瘖③哑。凡古方用药，其修制、炮炙之法皆如常，更不细说。

大防风汤　祛风，顺气，活血脉，壮筋骨，除寒湿，逐冷气。

善法寺僧如真师孙遂良，绍熙壬子年患痢之后，足履瘫弱，遂成鹤膝风。两膝肿大而痛，髀胫枯腊，但存皮骨而已。拘挛蹉④卧，不能屈伸，待人抱持而后能起。如此数月，分为废人。淮东赵德远参议之甥李廿七官人，惠以此方，服之气血流畅，肉亦渐生，遂能良行。不终剂，平复如故。真奇方也。

防风去芦　白术　白芍药　川当归　杜仲去粗皮，炒丝断，秤　熟干地黄　黄芪微炙，秤。各二两　羌活去芦　牛膝去芦　甘草炒　人参去芦，秤。各一两　附子泡裂，去皮、脐　川芎各一两半（抚芎不可用）

上拌为粗末，拌令匀。每服五钱，水一盏半，入生姜七

---

① 芎䓖，即川芎。
② 天阴、节变：指天气色阴冷、节候变更。天，底本为"大"，据《千金方》卷八《诸风》改。
③ 瘖，同"喑"。
④ 蹉，音 quán，古同"蜷"。

片、枣子一枚，同煎至八分，去滓，温服，食前。又有人教令煎四物汤，下四斤圆①，遂良既安，不曾服也。四斤圆，治脚气相搏，往来作痛。

孙用和经进方七道

铁粉牛黄丸　主心经留热，安精神，化风痰，止心下忪悸，及治中风太过候，虽不涎潮厥倒，渐觉四肢不举，语涩面青②，精神③昏浊，形似醉人，日深瘫④拽，皆服之。土郁⑤心经，虽子不能亲母，岂不逆乎？病后郁塞，此名心脾太过中风候。更加通心气辰砂丸与同服，神验无比。

曾于嘉佑元年正月二十日召赴御药院，押引入内，看诊皇帝御脉，遂进此方。自晚进药，至夜有效。数日之内，圣体安宁。效验之速，其应如神，今目之为神应益圣丹方。

铁粉再研，水飞过，焙干，二两　辰砂别研，水飞过极细，焙干，一两　天竺黄一分，别研极细　牛黄半两，细研，治急病加至一两　铅白霜一分，别细研

上五味，煎糯米粥饭⑥和为丸，如绿豆大，每服十五丸，人参汤下，日再服。糯米饭下亦得。

---

① 圆，底本为"元"，亦通。《太平惠民和剂局方》有"大四斤圆"。

② 底本此处原有批注："犹疑无"，实系抄手有误，据《普济方》卷102，此字当为"青"。

③ 精神，底本为"精而"，据《普济方》卷102改。

④ 瘫，底本为"摊"。

⑤ 土郁，病证名。五郁之一。指脾胃之气郁滞之证。多由食滞中焦，或痰湿困脾，或热蕴肠胃而致。

⑥ 饭，音fàn，古同"饭"。

通心气辰砂丸　治妇人一切风痰潮发，痰逆狂语，状如心风者，大效。淡醋汤下尤妙。若无痰涎不可常服。

庆历三年七月中旬，医官院贴宿，二更以①来，内中宣唤，当时看诊中宫脉息证候，瞪目昏迷，不省人事。遂进辰砂丸、牛黄铁粉丸同服，当时有效。至四更再进一服，寻便好安。

辰锦朱砂半两，别研极细，用水飞过，暴干　生白龙脑半两，别研细　硇砂半两，通明者，别研如粉　黄丹炒，一钱，须是真者　白芥子二两，微炒，取末一两　半夏一两，浸七遍，净洗，片切焙干，取半两末　天南星一两，汤浸软，净洗，切作片，焙干，取半两末

上件药同研，拌令匀，用面糊丸如绿豆大，细研朱砂为衣，每服十丸，与牛黄铁粉丸十丸同服。空心、食前、温服下，日二服。

朱砂法　主身体五脏百疾，养精神，安魂魄，益气，通血脉。久服悦怿人面，不老轻身仙方，最为长生之宝。得此方，凡疗病无不验。

上好辰锦朱砂十两，打碎如皂子大，须通明如箭镞者为上　甘草一两　诃梨勒二两，剉碎　槟榔二两，捶碎　远志净拣，择去心，二两

上剉草药，以水一斗，煎取六升，去滓，绢袋盛朱砂于药汁中挂。以微火煎，令汁尽，即取朱砂入银盒中，置甑②内，以二斗糯米盖，籍以桑柴火蒸二日三夜，水尽即添煖③水。春

---

① 以，底本为"已"。

② 甑，音 zèng，古代蒸饭用的一种瓦器，现在称蒸饭用的木制桶状物。

③ 煖，音 nuǎn，同"暖"。

时一日文、二日武、三日盛武、三宿微火；夏时一日武、二日文、三日盛武、三宿微火；秋时一日盛武、二日文、三日微文、三宿微武；冬时一日微文、二日文、三日盛武、三宿微武。始终如法，日满即开。取朱砂研如粉面，以楮子煎膏和丸，如梧桐子大，每日空心服一丸，酒下。食后一丸，浆水下。合时入官桂少许。百无所忌。轻坚腰膝，治一切筋骨风虚。及有经验赞：

朱砂有何功，偏治髓中风。

不惟延寿箅，容易驻颜红。

楮子煎法楮实也

楮子五升，六月六日采，以水一石，煮取五升，去滓，微火煎如饧，即湛用并小斗升。

生犀丸　治心虚，喜忘，烦悸，风涎不利，聪明耳目。治诸风颤掉，及治三十六种风。益精神，壮心气。或多健忘，寝寐足惊，心常似忧，或怂或恸，往往欲倒，状类暗风，四肢颤掉，多生怯惧，每起烦躁①，悲涕愁煎，并皆属心脏气亏，宜服此，以镇心神。

生犀一两，屑为细末　天麻半两，炙黄　败龟半两，酥炙　牛黄一分，别研　茯神去粗皮，一分　远志去心，一分　人参去芦头，一分　肉桂一分，别研　龙齿酥炙黄色，一分　朱砂一分，别研　麝香半两，别研　龙脑一分，别研　石菖蒲半两，细锉，一寸九节者　金银箔各五十片　羚羊角半两，屑为末

---

① 躁，底本为"燥"。

上十五味，捣研极细，炼蜜为圆①，如梧桐子大，食后、临卧、温水化下二丸，或加至四丸至七丸。

解五毒丸

牛黄一分，研　金箔小折七片，与众匀研　龙脑半分　麝香半分　朱砂一两，研　犀角一分，醋研　腻粉一分　巴豆一百五十个，去皮、心、膜，出油　黄腊三分

上件药，先化腊为油，入诸药和调匀便，丸如皂子大。每一丸疗四人，食毒、酒毒、阴毒、阳毒、气毒，并用龙脑、腻粉，水下一丸。如吐逆不定，用人血酒下；药毒，人血酒下一丸。如是药毒，仍先吃生油少许。此药每取下恶物后，速拨取以水净洗，于地坑子内焙三日取出，用朱砂、麝香养之，再以解毒。每一丸可三次用。

蔄草散　治中风涎盛，及气嗝，不下粥药者，立效②。

蔄草一两，生用　琵琶叶③一两，生用，去毛　半夏一两，汤浸，焙干

上件为散，每服一钱，水一盏半，生姜一块，同煎至半盏，去滓，温服之，立效。治李维观察二十日嗝④吐，不下粥食，药只此一服，效。

---

① 圆，底本为"元"。下同，不另加注。
② 效，底本为"圣"，后据文义改正。
③ 琵琶叶，即"枇杷叶"。
④ 嗝，底本为"鬲"。

许学士二方治风虚惊悸

真珠圆　治肝经因虚，内受风邪，卧则魂散而不守，状若惊悸。

有董生者，患神气不宁，每卧则魂飞扬，觉身在床而神魂离体，惊悸多魇，通夕无寐，更数医而不效。予为诊视，询之曰："医作何病治？"董曰："众皆以为心病。"予曰："以脉言之，肝经受邪，非心病也。肝经因虚，邪气袭之。肝藏魂者也，游魂为变。平人肝不受邪，故则魂归于肝，神静而得寐。今肝有邪，魂不得归，是以卧则魂扬若离体也。肝主怒，故小怒则剧。"董欣然曰："前此未之闻，虽未服药，已觉沉疴去体矣。愿求药法。"予曰："公且持此说与众医议所治之方而徐质之。"阅旬日复至，云："医遍①议古今方书，无与病相对者。"故予处此二方以赠，服一月而病悉除。此方大抵以真珠母为君，龙齿佐之。真珠母入肝经为第一，龙齿与肝同类故也。龙齿、虎睛，今人例以镇心药，殊不知龙齿安魂，虎睛定魄，各言类也。东方苍龙，木也，属肝而藏魂；西方白虎，金也，属肺而藏魄。龙能变化，故魂游而不定；虎能专静，故魄止而有守。予谓治魄不宁者，宜以虎睛；治魂飞扬者，宜以龙齿。万物有成理而不失②，亦在夫人达之而已。

　　真珠母三分，研细同　当归　熟干地黄各一两半　人参　酸枣仁　柏子仁各一两　犀角　茯神　沉香　龙齿各半两

　　上为细末，炼蜜为丸，如梧子大，辰砂为衣。每服四、五

---

① 遍，底本为"偏"，误。据《普济本事方》改。
② 失，底本为"说"，据《普济本事方》改。

十丸，金银薤荷①汤下，日午、夜卧服。

独活汤

独活黑者　羌活　防风　人参　前胡　华阴细辛　五味子　沙参　白茯苓　半夏糇　酸枣仁　甘草各一两

上为粗末，每服四大钱，水一盏半，生姜三片，乌梅半个，同煎至八分，去滓，不拘时候。

啄木散　治暗风痫疾，诸药不效者。

武昌都帅赵清老云："军中老医甚珍此方，力求而得之。"一年之间，已医十余人，喜而传余。

啄木儿一枚，去觜②、翅、尾、爪尖，用瓦罐子先铺荷叶、荆芥穗一寸厚，次入无灰酒三升，方下啄木儿，更用荷叶、荆芥盖一寸厚，用纸封口，盐泥固济，炭火煅，青烟出为度。候冷取出，只用啄木儿，腊月者尤佳　寒水石二两，火煅通红，别研　铁粉一两，别研　附子一只一两者，炮，去皮脐，取末　牛黄二钱半，别研　麝香二钱半，别研　脑子③二钱半，别研　硃砂二钱半，别研

上为细末，拌匀，每服一钱，温酒调下，便就枕睡少时。发罢时服尤妙。常服，不拘时候。

舒荆汤　治臂痹痛。

自闻尝苦左臂痹痛，或以为饮，或以为风、为湿。诸药悉投，继以针艾，俱不效。一日见陈昊卿云，其亲尝苦此，且年

---

① 薤荷，即"薄荷"。
② 觜，音zuǐ，通"嘴"。
③ 脑子，即冰片。

高，难用药。有德清竹①尉传一方云："可三服而愈。盖是血气留滞，经络不行所致，非风非饮，非气非湿。但止②能治腰以上疾，若腰以下则药力不至也。服三服而愈。"余服之亦然。后来见王伯举，因语及此，且恨不能治腰以下疾耳。伯举云："吾有方，谓之五痹汤，与此用药一同，但添海桐皮、当归、赤芍药三味，各贰两。如腰以下疾，则食前服；腰以上疾，则食后服。"用之俱验。

片子姜黄四两，《本草》之说不一，但当用老生姜切成片，如今所用染物者非　甘草一两，炙　白术二两　羌活一两

上为粗末，每服三钱，水一盏半，煎七分。

蕊珠圆　治心恙。

猪心一个，取血　朱砂一两，为末　青靛花一匙

上件三味，先将青靛一匙，曝干，次取猪心血，一处同研烂，次入硃砂为圆，如梧桐子大。每服二十圆，茶酒下，不拘时候。甚者不过三服。

有陈氏常病此，因收治方甚多。在吴兴日偶闻一染铺之子苦斯疾，遂录以教之，数服而愈。

许学士养血地黄圆　治筋脉拘挛、伸屈不得。

有人患风病，自午后发，黄昏时定。予曰："此患必先从足起。"《经》言：十二经络各有筋，惟足少阴之筋，自足至项。大抵筋者，肝之合也。日中至黄昏，天之阳，阳中之阴也。又

---

① 竹，此字疑是衍文，或当为"德清尉传一方"。
② 止，通"只"。

曰：阳中之阴，肺也，自离至兑，阴旺阳弱之时，故《灵宝毕法》云：离至乾，肾气绝而肝气弱，肝肾二脏受阴气，故发于是时。予授此方，三服而愈。同官歙丞①张德操，常言其内子②苟患筋挛，脚不得屈伸者逾年，动则令人持抱，求医于泗水杨吉老，老云："此筋病，宜服下三方。"服一年而愈。

熟干地黄十分　顽荆一分　山茱萸五分　　黑狗脊炙　地肤子　白术　干漆　蛴螬干之炙　天雄　车前子各三分　草薢　山芋泽泻　牛膝各一两

上细末，炼蜜和，杵如梧子大，每服五十圆，温酒下，空心、夜卧。

凡中风用药速效者。

排风汤　续命汤引竹沥诸汤，及神精丹、茵芋酒之类，更加以灸，无不愈者。然此疾积习之久，非一日所能致，皆大剂久而取效。

《唐书》载：王太后中风，喑默不语，医者蒸黄芪数斛以薰之，得瘥。盖此类也。今人服三、五盏便求效，责医也亦速矣。孟子曰："七年之病，三年之艾，久而后知尔。"

白茯苓去黑皮　独活去芦头　麻黄去根节，以上各三两　白藓皮③　白术　芍药　芎䓖　当归去芦头　桂去粗皮　防风去芦头杏仁去皮、尖，只仁者，麸炒令黄色　甘草剉炒，以上各二两

上为粗散，每服三钱，水一盏半，入生姜四片，同煎至八

---

① 歙丞，歙县县丞。歙县，今属安徽省。
② 内子，古人对妻子的称呼。
③ 藓，底本为"鲜"。

分，去滓温服，不计时候。

续断汤　治久年病风不瘥。

王思和用此方一月而愈。思和名医，寓仪真时，人少知者。后至都下，声名籍甚，为医官。

续断　杜仲　肉桂　防风　甘草　牛膝　白茯苓　细辛　人参　当归　白芍药各一两　川芎　秦艽　熟干地黄　川独活各三两

上为细末，每服二钱，水一盏，生姜三片，枣一个，同煎至七分，空心、食前，稍热服。

胜金圆　治中风吐痰即愈。

张医博子，发授此方得省。

生薤苨半斤　猪牙皂角二两，捶碎，水一升，二味一处扫，取汁，慢火熬成膏　瓜蒂末一两　藜芦末一两　朱砂半两，研

上将朱末一分，与二味末研匀，用膏子搜和，圆如龙眼大，以余朱为衣，温酒化一圆，甚者二圆，以吐为度。得吐即省，不省者不可治。

《必用方》论中风无吐法，引金虎碧霞为戒。且如卒暴涎生，声如引锯，牙关紧急，气闭不行，汤药不能入，命在须臾，执以无吐法可乎？但不当用银粉药，恐损脾，坏人四肢尔。予每用此二方，每每有验。

茶调散　治偏正头风，诸药不愈者，宜服此。

李全总领云：此天下第一头风药。

香白芷二两半，炒　川芎一两，剉，炒　甘草一两，剉，炒

川乌头半两，炮，剉

上四味，捣罗为末，每服二钱，好茶少许，薄荷三叶，沸汤调下。如暴伤风头疼，可加葱白二寸，细切和茶下。

芎香散　治头风。

解防御用此得效。

川芎　大香附子炒，去皮、毛，等分

上为细末，空心热酒调下二、三钱，食后服。茶清调亦得。明目。又治妇人血风。

七乌圆　治风痹之疾，遍身走疰，服诸药不效。

《素问》论痹云：风、寒、湿三气而合为痹。风气盛者行痹，上下左右无留，随所至耳。惟服此药，不终剂而愈。亦治风湿腰痛、脚气之疾。有风气人大宜服此，活血驻颜，壮筋骨。

大川乌二两，去皮、尖　草乌二两，去皮、尖　赤何首乌二两　猪牙皂角二两　黑豆半升　乌梅五十个，捶破　天台乌二两，剉

上用无灰酒二升、米醋二升，用砂糖瓶浸一宿。煮将干，取出。用炭火焙，碾细末，用酒醋煮薄面糊为圆，如桐子大，每服三十圆①至五十圆。病上食后，病下食前，温酒、盐汤下②。脚气，木瓜汤下③。些小疮疡，数服见效。

窦朝议经进仙酒方　治大风及偏风、一切风疾。延年益寿。

---

① 丸，底本为"圆"。
② 下，底本无，据下文径加。
③ 下，底本无，据下文径加。

牛蒡根一斤　牛膝一斤①　秦艽二两　鼠粘子二两　枸杞子炒，一斗　苍术蒸烂，二斤　防风二两　蚕沙二两　大麻子一升，炒，去壳，别研　桔梗二两　羌活二两

上为剉散，无灰酒二斗，净瓷器内浸，密封七日开，开时不得对瓶口。日进三服，每服一大盏，温服。常令面有酒色，甚者不过一斗。忌面食并鱼肉、动风物。

御风膏　治口眼㖞斜。

向来临安得医家传。有人中风，传入阳明经而口眼㖞斜者，宜用蓖②麻子去壳碾细，涂在手心，以一盂子置在手心蓖麻子上，以热水置盂中，口正则急取盂。左瘫涂右手心，右瘫涂左手心。口眼才正，急洗去药。昨在乡邑，亦常疗人，妙哉。此方又治生产难者，烂研涂两脚心。才生，便急洗去脚心药。

火杴草圆　治一切风疾。

张忠定公经进。臣本府有僧智坚，年八十余岁，颜色红润，行步如飞。臣怪如此，因问其由，云久服火杴草丸使然。令就其房，录此方。臣当年修合，服食未久。臣家有老仆，年七十岁，旧患冷痛风，已数年不瘥。忽一日，厥疾痊③愈。问其损，云：臣侍④婢窃臣所服火杴草丸与之，顿觉强健。臣不住令病仆空心服之。臣庄在山口，镇约八十里，当令干事，一日能往返。因知此药大有神效。

----

① 底本此处衍一"两"字。
② 蓖，底本为"草"，后同，不另出注。
③ 痊，底本为"痓"。
④ 侍，底本与台湾故宫影宋抄本为"付"，疑应作"侍"。

上草于五月五日或六月六日，悉不拘多少，先于急流水中滩上净洗，去根及土。入甑，洒红酒或无灰酒，蒸一顿饭大，取出，于向日晒，生绢袋盛于当风处挂。一斤为末，用白硔蜜①一斤和匀，捣七千下，不犯铁器，圆②梧子大，瓷合收。每服二十至三十丸，汤使干后。虚冷，空心、盐汤、酒下；妇人血风，艾醋汤下；浑身疼痛经年不瘥，骨碎补酒下；产后败血不散，性命难保，姜酒下；中风手足挛，口眼㖞斜，天麻酒下；肾脏下疰，腰脚广肿，行步不及，豆淋酒下；无力，颜色萎黄，饮食减少，姜汤下；奔③豚、小肠气，茴④香酒下；食积、胸膈胀满，橘皮汤下；连年久嗽，黄芪汤送下；赤白痢及水泻，姜汤下；气疾攻刺，威灵仙酒下；冷劳痼疾，石斛酒送下。

有妇人二十岁，偶食中吃惊，发搐涎塞，不省人事，牙关紧急。以白梅擦牙，次用冷水茶调常山细末二钱服下，吐出涎而省，后投《局方》乌沉汤而安。吐法，壮实者可用。

有人忽然不省人事，身体软弱，牙关不紧，涎不潮塞，招数医皆言中风。投雄珠丸、星附之属，病者转昏。仆诊⑤其脉皆濡。气闭隔绝，所以脉濡。授⑥以局货木香流气饮，煎熟，入麝香少许，两服而痊。

有人病头旋。《经》云：眊为眼花、眩为眼黑。眩晕、头旋，不省人事，皆是阳虚。又云：上虚则眩，下虚则厥。令服《局方》俞山人苏子降气汤、养正丹、来复丹、如圣饼子而安。

---

① 白硔蜜：硔，音 hóng，原为一种矿石，此处指一种蜜糖。
② 圆，底本为"元"。
③ 奔，底本为"贲"。
④ 茴香，底本为"回香"。
⑤ 诊，底本为"胗"。下同。
⑥ "授"，底本作"受"。

有一室女，每经候欲行，如风之状发搐，不省人事。诊其脉，心脉浮，冲①任脉沉，此因经行伏惊致此。服《局方》黑神散，入朱砂、灯心、麦门冬煎汤调下数日，自后经行如常，前病不作。若腹痛，加大圣散服。

有一妇人，脚趾②赤肿，痛不可忍，加槟榔木瓜煎、《局方》香苏饮，三服而痊。

有人每遇天阴，觉浑身重疼无力，此乃湿气。香苏饮与平胃散各一贴，和分四服，加木瓜煎，大有神效。治脚隐痛，行步艰③辛，只平胃散加赤釉，同煎服最妙。

有人常觉左眼瞤动，忽然左边口喎，食则不能收，求医。仆诊其脉，浮而涩，气口脉迟而涩。遂授之《局方》香苏饮和藿香正气散，加南木香、姜、枣同煎，次以小续命汤加天麻，磨沉香水同煎，下局中养气丹，数服痊安。

有人四十以④上岁，平日好食面、饮酒。苦右臂不能举。授以《局方》五积散加木瓜槟榔煎，又用生附子一两，去皮、脐，南木香二钱半，㕮咀，分作三服，水二盏、生姜十大片，同煎一盏，去滓热服，数服而安。

有人误服风药，多遍身麻，吐泻，致脉厥。一医欲投丹药。偶一道人乞至门，见云：此是中草乌之毒，用晋矾、青黛二味细研，用贯众煎汤调下便省，吐泻亦止。若中巴豆毒，芭蕉根煎汤服，极妙。

又方疗中风药毒，齑⑤水调蛤粉尤奇。

---

① 冲，底本误作"衡"。

② 趾，底本为"指"。

③ 艰，底本误作"难"。

④ 以，底本为"已"。

⑤ 齑，音 jī，切碎的腌菜或酱菜。

活人事证方后集卷之二

心气门

引神归舍丹　治心气，亦治心风。

盛觉民传王宣子尚书方。

大天南星厚，去皮取心，秤一两，生用　朱砂一两，水飞　附子一个，重七钱以上者，炮，去皮、脐

上为细末，用猪心血为丸，如梧桐子大，如不稠粘，入面糊少许，煎忘忧草根汤下。子午之交各一服，每服十五丸，神效。

朱砂散　治心气。

桂真官方。吕少张丁家难，积忧之后，遂成狂易之疾，服此一剂即定。继以蕤仁之类心气药，七日而安。廖硕夫知府云。

辰砂半两　麝香一钱

上为细末，以好酒二升，银石或砂器内慢火煮至半升许，入麝香，更煎数沸，取出。随意饮之，以尽为度。心神既定，却服补心气药，即愈。

养气镇心丹

长乐陆庆长寺丞，诊脉投剂，与史载之、许叔微为伯仲①。

———————————

① 史堪，字载之；许叔微，字知可。北宋著名医家。

其家传方书一编载此丹云："人以为补下元而使气实。杜壬①谓不然，先补心气而五脏实，心气正而元气自实也。若更以药补下元尤妙。此方极养心气。若止②补元气，耗心气，非养气之理也。中年以后宜服之。"此说极有理，虽名医亦少知之。

远志二两，去心　人参一两，去芦头　辰砂一钱，别研　天门冬一两，去心　石菖蒲一两，去须　生龙脑一钱，别研　白茯苓一两，去皮

上为细末，炼蜜圆如梧桐子大，用硃砂、龙脑为衣，每服二、三十圆。煎人参汤，食后、临卧服。

茯神散

宋明远教授母，七十四岁，因戎马惊，疾如上证，服此三方得力。

予族弟妇，缘兵火失心，制此方与之，服即愈。亲识多传去，服之皆验。出许氏方。

茯神　熟干地黄　白芍药　川芎　当归　桔梗　白茯苓远志　人参以上各等分

上为细末，每服二钱，水一盏，灯心③、枣同煎至七分，不拘时候。

宁志膏

人参一两　酸枣仁一两　辰砂半两　乳香一分

---

① 杜壬，宋代名医。熙宁六年（1073）宋神宗诏杜壬为"翰林医学"，撰《杜壬医准》一卷，佚。

② 止，同"只"。

③ 灯心，即灯芯。

上为细末，炼蜜和杵，圆如弹子大，每服一粒，薄荷汤化下。

远志圆

治因惊，语言颠错。不能服温药。

远志　南星　白附子　白茯苓　人参　酸枣仁各半两　金箔五片　朱砂半两，入麝少许同研

上为细末，炼蜜圆如梧子大，朱为衣，每服三十丸，薄荷①汤下，食后、临卧服。

乳朱砂丸　大治一切心气。

盛觉民传王宣子尚书方。

朱砂一两，有墙壁透明者方可用

上用石苇叶裹之，以布线缚定，用人乳汁一小瓯，入银盂内，以物覆之，重汤内煮，候乳汁干，研细，圆如梧桐子大。空心、温酒下六丸。石苇叶当以新布拭去毛，方可用。

人参当归圆　治心气虚损。

昆山神济大师方，献张魏公丞相、韩子常知府阁中，服之有效。

平江医者丁御干为葛枢密②云："此药本治心气怔忡而自汗者，不过一③二服即愈，盖奇药也"。

人参半两，细切　当归半两，上去芦，下去细者，取中段切　猪

---

① 荷，底本作"苟"，误。
② 密，底本误为"蜜"。
③ 一二服，底本漏书"一"字，据《医方类聚》补。

腰子一只

上以腰子用水两碗，煮至一盏半，将腰子细切，入二药，同煎至八分。吃腰子，以汁送下。有吃不尽腰子，同上二味药滓，焙干为细末，山药糊丸，如梧桐子大，每服三、五十丸。此药多服为佳。

小补心丸

绍兴府慧应都正方，钱文子传。

天门冬　麦门冬　干山药各一斤① 　熟干地黄　五味子　石菖蒲各二十两　人参去芦　茯神去木　茯苓各十两　远志去心　官桂去皮，各六两　地骨皮　酸枣仁　龙齿各四两　柏②子仁三两

上为细末，炼蜜为丸，如梧桐子大，朱砂、麝香为衣，每③三十丸，温酒、盐汤下。

辰砂远志丸　安神镇心，治惊悸，消风痰，止头眩。

此二方，医官都君予④常用以疗心疾，良验。

石菖蒲　远志　人参　茯神　川芎　山芋　铁粉　麦门冬　天麻　半夏麯　南星刬，骰⑤子大，麸炒黄　白附子生，各一两　细辛　辰砂各半两

上为细末，生姜五两，取汁入水煮糊，丸如绿豆大。别以朱为衣，干之。每服三、五十粒。夜卧、生姜汤下。小儿减少服。

----

① 斤，底本为"片"。

② 柏，底本为"栢"。

③ 此处底本多一"每"字。

④ 都君予，北宋名医，为许叔微所称道者。

⑤ 此处底本缺字，据后文义补"骰"字。

茯苓圆

辰砂　石菖蒲　人参　远志　茯神　白茯苓　真铁粉　半夏粬　南星牛胆制，各等分

上为末，生姜四两，取汁和水煮糊，圆如梧子大。别用朱为衣，干之。每服十粒，加至三十粒。夜卧、生姜汤下。

狗肝散　治失心。

张德明传秦太师，以治徐履之疾。

黄丹　硝石各二两

上煅硝石为汁，以皂角逐小段子投其中，直候无火方止。去皂角，以黄狗肝一具，用竹刀切作片子，掺药末数钱于中，同煮食之。

宁志丸

好辰砂一两，将熟绢一小片包裹，以线扎定，獖猪心一枚，以竹刀子切破，不可犯铁，用纸拭去血，入朱砂包子在猪心内，却用麻线缚合猪心，又以甜笋壳再裹了，麻皮扎缚。无灰酒二升，入砂罐子或银器内煮，令酒尽为度。去线并笋壳，取辰砂别研。将猪心以竹刀细切砂盆内，研令烂。却入后药末六件并辰砂、枣肉为丸，留少辰砂为衣。药末须隔日先碾下，枣肉于煮猪心日绝早煮熟，剥去皮、核，取肉四两用。

此方濮十太尉之子六将使传。乃侄尝患心风，服此一料，病减十之八。

人参半两　白茯苓半两　当归半两，去芦，去土　酸枣仁半两，用酸枣仁五两，汤浸去皮，可剥半两净仁，炒赤香熟为度　石菖蒲半两　乳香半两，别研

上同和丸，如梧桐子大，以留下朱砂为衣，每服五十丸。人参汤下，不拘时候。

朱雀丸 治心神不定，恍惚不乐，火不下降，时有振跳。消阴养火，全心气。

苏韬光传此方，极验。

茯神二两，去皮　沉香半两，并为细末

上炼蜜丸如小豆大，每服三十丸，食后、人参汤下。

软朱砂法 补心气，轻健手足，治废忘。

赵从简方。

颗①块有墙壁辰砂一两，研如粉

上以好清麻油四两，白芨二两，木通一两，于油内煎令焦黄，滤去，放令油如人体温，于磁器内和辰砂末，令如糍糕，以皂角浆水洗去油。却用新汲水洗去皂角浆，于磁盒内以新水养之，每日早晨换水。空心就舌上圆七粒，如桐子大，若用一匙头许，以温酒化下亦得。

有人病心虚，每见垂挂动摇之物，辄恶之。服此遂愈。

密②陀僧散 治惊气入心络，暗不能语。

出《夷坚己志》十五卷章倅事。昔有人为狼及恶蛇所惊，皆以此药疗而愈。

密陀僧研极细如粉

————————

① 颗，底本此字残破莫辨，参《医方类聚》补。
② 密，底本为"蜜"。

上以茶调服一钱匕①，一服即愈。

田师中太尉秘方，亦治暗风。密陀僧大如两手者一块，以铁线密缠，留铁线一条，垂空挂之，四畔以火煅令通红，酒一升、醋一升，合和淬药，取酒、醋尽为度。出火毒一宿，研令极细。每服一钱，麝香酒调下。

补心神效丸

崔参政家方。

黄芪剉了，蜜②汤少许拌匀，焙干　茯神去木　人参去芦　远志去心，各四两　熟干地黄三两　柏子仁别研　五味子各二两　朱砂一分，别研　酸枣仁汤泡七遍，去壳炒熟，别研

上为细末，炼蜜圆如梧桐子大，每服五十圆，米饮或酒任下。盗汗不止，麦麸汤下；乱梦失精，人参龙骨汤下；卒暴心痛，乳香汤下；虚烦发热，麦门冬汤下；吐血，人参汤下；大便下血，当归地榆汤下；小便出血，茯苓、车前子汤下；中风不语，薄荷、生姜汤下；风痫涎潮，防风汤下。

人参散　　补心气。

史载之处此方治心疾，无不效验。

人参七钱　茯神　山药各半两　白芍药　熟干地黄　黄芪各一分　防风一钱半　甘草一钱，炙　官桂一分半　南星炮，二钱

上为细末，每服二钱，水一盏，生姜、枣少许，同煎至七

---

① 钱匕：古方中的特殊计量单位之一。用汉代的五铢钱币抄取药末，以不落为度者称一钱匕。

② 蜜，底本为"密"。

分服。

枣仁圆 治心气不足，恍惚健忘，睡卧不宁，梦寐危险[1]，心忪如人捕。

张承节累用有效。

酸枣仁炒，去皮　　黑豆炒，去皮

上等分为细末，炼蜜为丸，如梧桐子大，朱砂少许为衣，每服三十圆。日午、临卧，熟水或人参汤送下。

一醉膏 治心恙。

武昌施倅云：传此方于喻子才郎中家，已疗数人之疾矣。

无灰煮酒二碗　　真麻油四两

上和匀，用杨柳枝二十条，逐条搅一、二百下，换遍，直候油、酒相乳入如膏，煎至七分碗。狂者强灌之，令熟睡，或吐或不吐，觉来即醒。

麝香圆 治心风。

张德明传。其阁[2]中失心数年，服此药而愈。疾再作，服第二方遂安。

水银半两　　麝香一钱　　建茶好者研一分　　半夏一两，以生姜汁煮三、五十沸，取出，作块子切，更煮令熟，焙干，捣为细末　　生薄荷一大握，和水银如泥，研细

————————

① 险，底本此字为"夋"，误。"梦寐危险"是中医论证心气不足，精神恍惚的典型症状，据改。

② 阁，音 hé。同"阁"。

上件药，都入在薄荷泥内，更研千百转，圆如芥子大。金银汤下十五丸，临睡时服。三日再进一服。

琥珀圆

朱砂一分，别研　乳香一分，别研　酸枣仁温酒浸半日，去壳了，纸上炒令香熟。一份①以一两半浸，去壳只得一分仁　人参半两　远志酒浸半日，新布裹，捶去心，焙干，以一两只得半两肉　石菖蒲细而节密者　白茯苓　茯神　琥珀各半两

上为细末，炼蜜为丸，如梧桐子大，每服二十丸。食后，酒下，日进二服。如不能饮酒，以枣汤下。此药可常服。

震灵丹　治气虚心疾。盖心药多性寒，服之令人腹痛，饮食减少。此药治怔忡，恍惚健忘，睡卧不安。益心进食，补虚去冷。

张承节传授此方，用之无不效验。以《局方》震灵丹，不拘多少重，研细，用灯芯、麝香少许，煮北枣，去核、皮，研细搜圆，如桐子大，每服三十圆。食空，枣汤或人参汤下。

此丹不犯金石、飞走有性之药，不僭不燥，夺造化冲和之功。大治男子真元衰惫，五劳七伤等疾。

禹余粮石火煅，醋淬，不计遍次，以手捻得碎为度　赤石脂　丁头赭石如禹余粮石修事　紫石英已上各四两。上件四味并作小块，入坩锅内，盐泥固济。候干，用炭一十斤煅过，红火尽为度。入地坑埋，出火毒二宿　的乳香二两，别研令细　没药二两，去沙石，研　五灵脂二两，去沙石，研　硃砂一两，水飞过

上件前后共八味，并为细末，以糯米粉煮糊为圆，如小鸡

---

① 份，底本为"分"。

头大，晒干出光。每一粒空心、温酒下，冷水亦得。常服镇心神，驻颜色，温脾肾，理腰膝，除尸痊蛊毒，辟鬼魅邪厉。久服轻身，渐入仙道。忌猪羊血、滞气等物。妇人醋汤下，孕妇不可服。极有神效，不可尽述。

顺经散　治因惊之后，心气不行，小府淋沥，日及三十余次，渐觉黄瘦，宜服此剂主之。

高逢辰制干传。予表侄十余岁时尝游慧山，归已昏暮，遇一巨人醉卧寺门，惊悸得疾。自是之后，一日便溺五、六十度，医治数月不能效。遂以病证扣①高逢辰，即授此方。服药未几，日减一日，初则三、二十度，最后十数度，凡服两料而愈。

韭子一两，汤浸，退②取白仁干　益智半两，取仁，盐炒过　琥珀半两，令研　石苇一钱、去毛、土　白茯苓三分　狗脊燫③去毛净，半两　石燕子火煅、醋炒，出火毒，令研极细，半两

上七味为末，和匀。每服一钱，用韭菜白煎汤调下。空心、食前各一服。日午一服尤妙。

熟干地黄散　治心气虚，忧恐恍惚，心腹痛，胀满食少。
太平圣惠方，常用累有神效。

熟干地黄三分　陈皮三分，汤浸去白瓤，焙　远志去心　桂心芎④䓖　白芍药以上各半两　人参去芦头　白茯苓　菖蒲各一两

---

① 扣，意同"叩"。
② 退，意同"褪"。
③ 燫，làn，焚烧、烤。
④ 芎䓖，底本误为"䓖䓖"。

上件捣粗罗为散。每服三钱，水一中盏，煎至六分，去滓温服，不计时候。

沙参散　治心实热，惊悸，喜笑，心神不安。泄热安心。

沙参去芦头　白薇　川芒消　羚羊角屑　子芩以上各一两　石膏二两半　人参三分，去芦头　茯神三两　栀子仁三两　甘草半两，炙微赤，剉

上件捣，粗罗为散。每服三钱，水一中盏，煎至五分，去滓，入地黄汁一合，竹沥半合，更煎一、两沸，食后温服。忌炙煿、热面。

神效正元散　治气不接续，气虚，仍专治滑泄及小便数。王丞相服之神效。

蓬莪茂炮，去须①，一两，剉　金铃子一两，去核，焙焦

上件药，捣罗为末，更入鹏砂一钱，炼过，研细，都和匀。每服二钱，盐汤或温盐酒调下，空心、食前服。

---

① 须，底本误为"鬓"。

活人事证方后集卷之三

虚损门

巢氏论五劳七伤六极证候

五劳者，志劳、思劳、心劳、忧劳、瘦劳。又有心劳、肝劳、肺劳、脾劳、肾劳。**心劳者**，口内生疮，大便苦难，忽忽喜忘。**肝劳者**，目视不明，精神不守，面目干黑。**肺劳者**，气短，鼻不闻香臭，面目微肿。**脾劳者**，舌本苦，咽唾不得。**肾劳者**，腰背俯仰难，小便黄赤，阴湿，小腹满。

七伤者，阴寒，阴萎，里急，精连，精少，精清，小便数，临事不举。一曰：大饱伤脾，面黄，困乏欲睡。二曰：大怒伤肝，气逆，血少，目暗，精神昏。三曰：多欲伤肾，少精，下冷，腰痛。四曰：寒饮伤肺，气少，咳嗽，鼻塞。五曰：忧愁思虑伤心，多惊，多喜，多怒。六曰：风雨伤形，寒暑雾露所伤，肤发枯悴。七曰：恐惧不节伤志，恍惚不宁。

六极者，气、血、筋、骨、肌、精。气极：令人内虚，五脏气乏，邪气多，不欲言。血极：令人无颜色，枯悴，忽忽喜忘。筋极：令人转筋，脚手指皆痛，不能久立。骨极：令人手足烦疼，不欲行动，又齿痛。肌极：令人羸瘦，面无精光，食不生肉。精极：令人少气，噏噏①然，内虚，五脏气不足。

太上紫霞丹　升降阴阳，神仙药也。

福州石医②。

硫黄四两，研细　　针沙四两，罗去细者　五倍子一两，打破

上同用沙锅内，以水煮一时，放冷。先拣了五倍子不用，然后淘去针沙，将硫黄用池纸一张，于灰上渗，令干，团作球，用荷叶一枚裹之，安地上，以大火煅。俟药红即拦去火，经宿。研令极细，用饭膏和圆，如皂角子大，阴干。每服一、二圆，空心白汤下。此药治气虚头痛如神。

太素丹　治停寒肺虚，痰实喘急，咳嗽经久，痰中有血；及疗气虚感冷，脏腑滑泄，脾胃羸弱，不进饮食。此药治一切危困之疾，神效。

周彦广侍郎传。

炼成钟乳粉一两　真阳起石二钱，新瓦上用熟火煅过，通红为度，去火候冷，研极细

上二味合研，令匀，用糯米粽子尖拌和为丸，如鸡头大。临合时入白石脂一钱，须用大盘子不住手转，候八、九分坚硬，阴干。用新粗布以滑石末出光。每服两粒至三粒，空心，人参汤或陈米饮下。

蜀仙丹　大壮元气，去百病。

---

① 噏，音 xì，噏噏然：寒冷的感觉。
② "石医"后当有"方"或"传"之类佚文。

钱观文方。

辰砂四两，细研，水飞过　杏仁二两，去皮、尖，研

上用宣州木瓜二枚，切下盖子，以竹刀斡去瓤，先入朱砂实按，次入杏仁填满。却以盖子覆之，用竹签定，以生绢袋子裹之，入磁器中蒸一百遍。候数足，取出，刮去木瓜粗皮，一处研细，候可圆，即圆如绿豆大。每服十粒，空心、温酒、米饮下。木瓜忌铁，见铁即不作效。

雄朱丹　治宿寒痼冷，饮食呕逆，经隔五、七年即疲瘠异形，变为劳瘵。

钱观文方。

朱砂二两　雄黄二两

上用沙合①子一个，先以牡丹皮二两，内外熏令黄色，入前药在内，用酽米醋和腊茶作饼子盖定，以赤石脂固合子口缝，又用赤石脂泥裹合子一重，再用黄泥纸筋又裹一重，约一指厚。先以草火烧，令合子极干，再用五斤火，渐渐添至一秤，候火力渐消，取出。掘地坑一尺以来，埋一宿，去火毒。取出细研，续入药：

附子炮裂，去皮、脐，别为末　胡椒　官桂去皮　赤石脂　木香　沉香　荜拨　丁香　白术已上各一两　乳香半两，与赤石脂同研细

上为细末，入前煅药同研匀，却以清酒二升，三分熬去二分。入附子末，煮成糊为丸，如梧桐子大。每服十圆，温酒、盐汤下，空心、食前。

---

① 合，此同"盒"。

资寿小金丹　补益真元。治诸虚不足，上盛下虚，喘急泄泻，手足厥逆，小腹结痛，翻胃脾寒，霍乱呕吐，食不腐化。白浊梦遗，便多盗汗，恍惚虚惊，耳鸣目眩，久痢赤白，肠风痔漏。妇人诸疾，经候不匀，带下崩中，子宫虚冷，久无胎孕。此丹温平不僭①，常服镇养心气，溢益精神，轻身延年，活血驻颜。

峡州王教授云：金丹治疟，尤神效。

代赭石一斤　　余粮石②四两　　石中黄二两　　赤石脂五两一分

上四味，各研为细末，再秤数足同入罗三、两遍，再匀研细腻，旋旋抄二、三匙入盏中滴水，圆如桐子大，急手圆毕再圆，入盘以光实无破裂为度。赤石脂性硬，故须旋旋圆之。待阴干，入新坩③锅子内装载。用木炭每排三、两行，用炭排十字眼，中放药锅子，再四围聚木炭，以多为佳。自顶放熟火，令慢慢烧下，不得用扇，直至火与药通红。自冷方取出，入干净瓷器中收。每服两粒或三粒，枣汤送下，或米饮下，妇人艾汤。空心、食前服。

玄珠先生耘苗丹三方　王启玄传④

序曰：张长沙戒⑤人妄服燥烈之药，谓药势偏有所助，胜克流变，则真病生焉，犹悯苗不长，而揠之者也。若禀气受血不强，合服此而不服，反忽略之，是不耘苗者也。

---

①　僭，音 jiàn，过分。
②　余粮石，即禹余粮。
③　坩，底本为"甘"字。
④　此句底本置于"玄珠先生耘苗丹三方"名之前，为统一体例，兹改于方名后。
⑤　戒，通"诫"。

上丹　养五脏，补不足，秘固真元，均调二气，和畅荣卫，保神守中。久服轻身耐老，健力能食，明目，降心火，交肾水，益精气。男子绝阳，庶事不堪；女子绝阴，乃不能妊。腰膝重痛，筋骨衰败，面色黧黑，心劳志昏，瘛瘲恍惚，烦愦多倦，余沥梦遗，膀胱邪热，五劳七伤，肌肉羸瘁，上热下冷，难任补药。服之半月，阴阳自和，容色、肌肉光润悦泽①。开心意②，安魂魄，消饮食，养胃气。

五味子半斤　百部酒浸，别研　肉苁蓉酒浸　杜仲炒，断丝　巴戟去心　远志去心　枸杞子　防风去叉　白茯苓　蛇床子　山药　柏子仁别研　菟丝子酒浸，别研，以上各二两

上为末，蜜丸梧子大。食前温酒、盐汤任下三十丸。春煎干枣汤；夏加五味子四两；四季月加苁蓉六两；秋加枸杞子六两；冬加远志六两。食后兼服卫生汤。

卫生汤　补虚劳，强五脏，除烦养真，退邪热，顺血脉，缓中，安和神志，润泽容色。常服通畅血脉，不生痈疡，养胃益津。

当归　白芍药各四两　黄芪八两　甘草炙，一两

上为剉散，每服四钱。水盏半，煎七分，去滓，不以时。年老加酒半盏煎。

中丹　补百损。体劣少气，喜惊昏愦，上焦客热，中脘冷痰，不能多食，心腹弦满，脾胃气衰，精血妄行，容色枯悴。

黄芪　白芍药　当归各四两　白茯苓　人参　桂心各二两

---

①　此处底本为"怿"字，对校《太平惠民和剂局方》卷五，当为"泽"字。
②　此处底本为"忆"字，对校《太平惠民和剂局方》卷五，当为"意"字。

川椒炒，出汗，一两　　大附子炮，去皮、脐，一两　　黄芩一两，先为末，姜汁和作饼

上为末，粟米饮搜和得所，捣千杵，丸如梧子大，酒饮任下三、五十丸，食前服。

小丹　补劳益血，去风冷百病，诸虚不足，老人精枯神耗，女子绝伤断绪。久服益寿延年，安宁神志魂魄，流滋气血脉络，开益智慧，释散风湿，耳目聪明，筋力强壮，肌肤悦泽，气宇泰定。

熟地黄　肉苁蓉酒浸，各六两　　五味子　菟丝子酒浸，各五两柏子仁六两，别研　石斛　巴戟去心　天门冬去心　蛇床子炒覆盆子各三两　续断　泽泻　人参　山药　远志去心，炒焦　山茱萸　菖蒲　桂心　白茯苓　杜仲刬，炒丝断，各二两　天雄炮，去皮、脐，一两　　炼成钟乳粉扶衰三两，续老二两，常服一两，气完则删去

上为末，蜜丸如梧子大。食前，酒服三十丸至五十丸。忌五辛、生葱、芜荑、饧、鲤。虚人多起，去钟乳，倍地黄；多忘，倍远志、茯苓；少气神虚，倍覆盆子；欲光泽，倍柏子仁；风虚，倍天雄；虚寒，倍桂心；小便赤浊，三倍[①]茯苓，一倍泽泻；吐逆，倍人参。

张承节论劳瘵证

尝观劳经，言传尸瘵疾，其虫如人似鬼，形状可畏，及患者多相继而夭。愚见考之，断无是理。以此观之，譬如俗谈不

---

① 倍，底本误为"陪"。

晓事人，害①相思病也。与一妇人情密，忽而别离，念念不
舍，至于失寐忘餐，便觉容颜瘦瘁。再偿所愿，如沉疴去体，
恍然而释。其劳病之说，岂不类此？《经》云：悲则气耗，思
则气结，伏郁不散，久则气血俱虚。令人发寒发热，饮食减
少，相搏作痛。或因感冒，遂添咳嗽。非嗽也，缘气虚，易感
风寒。在肺为嗽，久而着床，便作劳病。治之服柴胡、地骨
皮、秦艽之属凉药退热，致令真气消散，丧命之源。古之广客
蛇影仿此，不可不审，因书为后人之警。

青蒿膏 治骨蒸劳。

曾医洛阳周秀才。小娘子自为青蒿膏，在旅不能办②，令
渠自作膏。病者恨患，自亲手熬至成膏，只或火伴，出一身汗
而愈，更不曾服此药。只更调青蒿酒一杯吃，肌③肉再生，饮
食增美，此患永痊。此方得自颍阳卖五熟一隐者。闻金人杀
逼，撞入石中，后不复见。

青蒿二秤，净洗，控干

上以水三斗，煎令滚后，入蒿一秤，煎令黄色，熟，滤
出，又入一秤煮。如此遍尽，用生布绞，压汁在前者汤内，细
滤过，熬将稠，换砂锅内熬。以竹算④搅，不得令住，直候成
膏，以净磁器贮之。右如患轻者，只此膏酒调，更用青蒿煎此
酒，下一钱，食后服。若骨蒸患重甚者，用自然铜先捶碎，入
铫子内炒，令无鬼焰止，取铺地上，盆覆，出火毒一日。乳钵

---

① 底本此处原注有："害疑患"。
② 办，底本误为"辩"。
③ 肌，底本为"饥"。
④ 算，音 bì，有空隙而起间隔作用的片状器具，如竹算。

研细，膏为圆如弹子，煎青蒿酒化下，被盖卧，取汗出为效。此药极神效。

灵宝丹　治丈夫、妇人传尸劳，断一切邪梦。

张丞节方。

天灵盖一个，蔡州者　鬼箭　白术炒，令黄　虎头骨涂酥炙令黄，以上各一两

上四味，细捣罗为末后，更用好朱砂、雄黄、麝香各一两，并细研如粉，同拌匀，炼蜜为丸，如梧桐子大。每服十九至二十丸，煎安息香汤下，米饮亦得。一日二服，不得嚼破。如修合时，须是拣子、寅、辰、午、申、戌日合和，和余日及午后并不得合。

香甲桃仁散　治五劳干瘦及传尸，梦寐不祥，日渐消瘦，肌体困倦，骨节疼痛，不思饮食。宜服此药最妙。

天灵盖半两，酥炙黄色　鳖甲一两，酥炙令黄色　柴胡三分，去苗　安息香半两　地骨皮三分　山栀子仁半两　人参半两，去①芦头　赤茯苓三分，去皮　贝母半两　桃仁半两，麸炒熟，去皮、尖　麦门冬三分，去心　阿魏半分，面裹煨，令面熟　黄连半两，去须　生地黄三分　槟榔半两　当归半两

上件为粗散，每服四钱，童子小便一大盏，入葱白茎五寸，桃、柳枝各七寸，生姜钱子二片，同煎至五分，不计时候服。夜后煎下，放患人床头，至五更已来，必梦人来辞别。此是药效也。

---

① 底本此处漏"去"字。

玉抱肚 治停寒痼冷，心腹刺痛。常系于脐、腹间甚妙。梁县郑主簿涣传。

一方用针砂如上法炒讫，只①入硇砂半两，并不用余药。

针砂四两，铁铫内火炒，用木或竹棒儿不住手搅，烟出尽为度，放冷　白矾半两　硇砂一钱　粉霜半钱

上件白矾等三味，同研为细末，与针砂拌和，只作一服。以水数点洒，用匙拌，摊令匀，厚皮纸为贴，阔二寸以上，长四、五寸，贴之，外以帕子包系疼处，或常②系脐下。如觉太热，即以衣衬之。若药力过，再洒水如前拌用，其热如初。可用四、五次。药力退，即将针砂再炒过，别入余药仍可用。

麋茸圆 治肾经虚，腰不能转侧。

许学士云：戊戌年八月，淮南大水，城下浸灌者连月。予忽脏腑不调，腹中如冰吼数日，调治得愈。自此腰痛，不可屈折，虽颒③面亦相妨，服遍药不效，如是凡三月。予后思之，此必水气阴盛，肾④经感此而得。乃灸⑤肾俞三七壮，服此药瘥。

麋茸一两，治如鹿茸。无麋茸以鹿茸代　菟丝子取末，一两舶上茴香半两

上为末，以羊肾二对，法酒煮烂，去膜，研如泥，和圆如梧子大，阴干。如肾膏少，入酒糊佐之。每服三、五十圆，温酒、盐汤下。

---

① 只，底本为"止"。
② 常，底本为"尝"。
③ 颒，音 huì，洗面。按，此字底本为颒，误。据《普济本事方》卷二改。
④ 底本为"肾盛"，据文义改。
⑤ 灸，底本为"炙"。

八仙丹　治虚损，补精髓，壮筋骨，益心智，安魂魄，令人悦泽，驻颜轻身，延年益寿，闭固天癸。

有人年几七旬，梦漏羸弱，气惙惙①然，虚损。得此方服之，顿尔强壮，精气闭固，饮食如旧。予常制自服，良验。

伏火朱砂　真磁石　赤石脂　代赭石　石中黄　禹余粮六②味并用醋淬　乳香　没药八味各一两

上为细末，匀研极细，糯米浓饮丸如梧子大，或如豆大。每服一粒，空心、盐汤下。

混元胎丹　乃阴阳始生之物，气、精、血初生之英华。盖人元宫真气所化，修真之士服饵，补漏壮气，固神益髓，通神明，延寿命，增益道涯，超范围外内丹之基。具服饵方如后。

久无嗣息者服此有验。

以首儿衣二、八月者不用，收时连带中元血收用长流水净洗，控干，入瓷瓶中，下无灰法酒三大升，脑子麝香随力下之，多止一钱或半钱，以纸封瓶口，下用文武火煅，候酒将尽，取出。再入酒三胜，依前煅。却用竹篦或金银篦不住搅，以觉烂糜似粥模样，待冷，取入砂盆内，细研如粉，别入外料：

人参二两　茯苓二两　乳香半两　朱砂半两，水飞晾③干取净山药四两

上并为细末，入于所煮药内，如干时更用原④煅酒旋旋添，拌匀，一处搅搜为圆，梧桐子大，慢火焙干。每日空心五

---

①　惙，音 chuò，惙惙然：气短，气弱的样子。
②　六，底本为"五"。
③　晾，底本为"浪"。
④　原，底本为"元"。

十粒，加至一百粒，用温酒、盐汤下。良久，用甜淡饮食饱压。逐日荤味中减少五味（谓甜、淡、咸等物）。服至五、七日，微觉小腹连腰沉重，不须疑虑，乃是药力攻、元气相补助如此。

苁蓉茸附圆　平补真元，益养脾肾，固精壮气，暖胃思食。督府王翰林方。丞相兄旧苦脚气，自服此药，十余年不作。

鹿茸一两，先用草烧去毛，切作片子用，酥炙，令香熟为度　真乌药一两　苁蓉四两，酒浸一宿，切作片子，焙干　川五味子一两　牛膝二两，酒浸一宿，切焙　熟干地黄二两，炒，焙　附子一两，炮，去皮、脐　菟丝子六两，酒浸两宿，炒令半干，捣作饼子，焙　白术一两　补骨脂炒　葫芦巴炒　茴香炒　干淡木瓜上各一两　沉香一分　木香一钱，面煨　丁香二钱，不见火

上件捣罗为细末，酒糊为丸，如梧桐子大。每服三、五十丸。空心、临卧，米饮、温酒、盐汤下。

活人事证方后集卷之四

白浊门

博金散　便浊之疾，皆缘心肾，水火不济，或因酒色，遂至以甚，谓之土淫。盖脾有虚热，而肾不足，故土邪干水。

史载之常言：夏则土燥而水浊，冬则土坚而水清，此其理也。医者往往多峻补，其疾反甚。此方中和补泻兼之，服之水火既济，而土自坚，其流清矣。

人参一两，去芦　白茯苓二两，去皮　络石①二两　龙骨一两，略煅

上为细末，每服三钱，空心、临睡，米饮调下。

金锁丹　治男子、妇人遗精、鬼交，小便白浊。

陈氏云：余在连山，得之黎昉渠。乃祖宣和、政和间御医②，甚秘此方，力扣③而得之。

茯神二钱　远志三钱，去心　五色龙骨三钱，煅红　牡蛎四钱，左顾者，炒赤黄　坚白茯苓二钱

上为末，酒煮糊为圆，如桐子大。盐汤、温酒下三十丸或

---

① 络石，即薜荔。
② 底本北宋末两年号先后倒置。
③ 扣，同"叩"。

四十丸，空心、食前服。

补气圆 治白浊小便多。

陈氏云：今横守徐叔虞服此有效，录以相授。余顷常服之有益。

半夏四两，拣圆正大者切作两片　石薜荔枝叶四两　班猫①二十八个　糯米一升　远志肉二两　白茯苓二两，去黑皮，净　石菖蒲去毛，净秤二两，同制了半夏一处为末

上先以半夏同荔叶、班猫、糯米四味同炒，慢火不住手搅，候半夏微黄，即取上。以炭五斤，掘地作小坑，烧令通红，以米醋一升旋旋沃之。候醋尽，纳半夏与诸药于坑内，以㮋木板覆其上，盐泥护盖一伏时，取出，去余药。只用半夏入远志、茯苓、菖蒲，醋糊为圆梧桐子大。空心，冷酒或盐酒下三十粒至五十粒。圆子②用木猪苓末拌和，炒圆子干，同入罐收之。

心肾圆 治水火不既济，恍惚多忘，心忪盗汗，夜梦惊恐，小便数而白浊，精滑梦遗，目暗耳鸣，悲忧不乐，腰膝缓弱，四肢酸疼。常服养心气，补气血，生津液，进饮食，安神定志。

张茂之传此，四方用之累有神效。

鹿茸一两，燎去毛，酒涂炙　附子炮，去皮、脐，一两　牛膝去苗，酒浸，二两　熟地黄洗，再蒸，二两　当归去芦，一两，酒浸　菟丝子酒浸，蒸，碾成饼，三两　远志去苗，甘草水煮，捶去骨，一

---

① 班猫，即斑蝥。下同，不另出注。
② 子，底本为"了"。

两　苁蓉二两，酒浸　五味子去枝　山药炒　龙骨略煅　人参　白茯神　黄芪炙。以上各①一两

上为细末，用浸药酒煮，薄面糊为丸，如桐子大。每服五、七十圆，枣汤送下，空心食。

益母圆　治肺虚，胆寒，气弱，不得睡。心肾不交，精少，临事不兴。故子令母虚，水不生木，木气短，不能生火，所以不交，非不摄也。此常服，滋养荣卫，抑阴壮阳。治便浊，耳作蝉声，腰疼，腿膝无力，妇人诸疾。

苁蓉酒浸　酸枣仁汤泡，去皮　杜仲去皮，姜汁制炒　阳起石火略煅，研如粉　破故纸炒　白茯苓以上各一两　人参半两　葱白焙干，秤一两　泽泻半两，切成块再蒸　羊石子一对切作片，酒浸，焙干

上为细末，酒煮薄面糊为圆，如桐子大。每服五、七十圆，盐酒、盐汤或麝香酒送下，食前服。

蜡苓圆　治白浊，补虚，润肠，止渴，治肺损吐血。有人耳暴聋，服此药却，间服《局方》安肾丸而痊。

黄蜡四两　好雪白茯苓去黑皮，四两

上将茯苓为末，熔蜡和药圆，如弹子大一圆，半饥半饱细嚼。治妇人血海久冷，白带，白浊，白淫，身常湿，小便如米泔。加木猪苓，去黑皮，切片四两，用水同煮茯苓。却去木猪苓，只用茯苓。如前法为丸服。

千里笈圆　治真气不足，胁腹虚鸣，腰膝无力，气促心

---

① 各，底本写作"并"。

怂，小便滑数，禀受怯弱，尤①宜常服。

乡村道中千里笈乃旧草履也

上不以多少，却于村道中，置于小遗缸内，遇晚以棒杖搅动。四十九日将取出，于日晒，令草鞋干，烧灰。将灰淋水，以锅如常煎，候水将尽，却于银器煎其色干，已成物看多少，盖用千里笈，乃荷重之人，取其涌泉一穴之气成药，将药研细，用雪白茯苓为细末，煮糊，圆如桐子大。每服三、五十丸，米饮或人参汤下，食前。

茯苓圆　治心肾气虚，神志不守，白浊遗泄，小便淋沥或不禁。

张真君方。

赤茯苓　白茯苓各等分

上为末，以新汲水挼②洗，澄去红沫，控干。别取地黄汁，同与好酒，银石器内熬成膏，搜和为丸，如弹子大。空心，盐酒嚼下。常服轻身延年。

秘精圆　治元气不固，遗精梦泄。

华宫使方。

大附子炮裂，去皮、脐　龙骨煅通赤　牛膝酒浸一宿，焙　肉苁蓉酒浸一宿，焙　巴戟去心，以上各一两

上为末，炼蜜为丸，如梧桐子大。空心，温酒、盐汤任下三二十粒，甚者日午再服。小便如米泔者，不过十服。

---

① 尤，底本为"九"。
② 挼，音 ruó，揉搓。

清心圆　治梦泄。因酒多积热所致者，奇效。

大智禅师方。

黄蘗片　甘草等分

上生为末，入脑子炼蜜为丸，如梧桐子大。空心、临卧，温熟水吞下二十圆，麦门冬饮尤佳。

矾附圆　治白浊、漏精，如米泔色，此方绝妙。

大附子一只①，端正，重七、八钱者，炮裂，去皮、脐　绛矾半两，煅存性

上为末，水煮细面糊为丸，如绿豆大，每十圆，空心、温茶清下一十丸至十五、二十丸，忌生、冷、毒物。

大山芋圆②　治诸虚百损，五劳七伤，肢体沉重，骨节酸疼，心中烦悸，唇口干燥，面体少色，情思不乐，咳嗽喘乏，伤血伤气，夜多异梦，盗汗失精，白浊，腰背强痛，脐腹弦急，嗜卧少起，善惊多忘，饮食减少，肌肉瘦瘁。又治风虚，头目眩晕，心神不宁，及病后气不复常，渐成劳损，久服补不足，愈风气百病。

叶伯才用此二方累验。

山芋七两半　当归　桂心　神曲炒　熟地黄　大豆卷各二两半　甘草　人参一两七钱　川芎　芍药　白术　麦门冬去心　杏仁麸炒，去皮，各一两半　柴胡　白茯苓　桔梗各一两一分　阿

---

①　只，底本为"枝"。

②　大山芋圆，《太平惠民合剂局方》有"大山芋丸"，《金匮要略》有"薯蓣丸"，均为一方。山芋，此即为山药。

胶麸炒，一两七钱半　干姜炮，三分　白蔹半两　防风去叉，一两半　枣一百个，炊，去皮、核

上为末，蜜丸，与枣肉同和，丸如弹子大。每服一圆，温酒、米汤任嚼下。加琥珀一两，远志，去心，炒，二两，茯苓二两半，即是养心丹。虚劳遗泄，浊甚，加龙骨二两。

大神圆　治元脏虚惫，血气不足，白浊遗泄，自汗自利，口苦舌干，四肢羸瘦，妇人诸虚皆主之。

木香炮　附子炮，去皮、脐　茴香炒　苁蓉酒浸　川椒炒去汗，各十两　桃仁炒，去皮、尖　葫芦巴　牛膝酒浸　巴戟去心　五味子　黄芪　白蒺藜炒，去刺　泽泻各五两　羌活　槟榔　天麻　川芎　桂心各二两

上为末，蜜丸梧子大，盐汤、酒，空腹任下三、五十丸。

草还丹　大治虚劳白浊。

乃翊圣真君降授与张真人方。服之百日，百病除；二百日，精髓满，视听倍常，神聪气爽，瘟疫不侵；服三百日，步骤轻健，鬓须①如漆，返②老还童。久服延年益寿，耐寒暑，能双修德行，可登地仙。

补骨脂　熟地黄　远志　地骨皮　牛膝　石菖蒲

上等分末，酒糊为丸，梧子大。每三、五十丸，空心、日午，温酒、盐汤，熟水亦可。

---

① 须，底本为"鬓"。
② 返，底本为"反"。

摩腰膏　补下元虚败，白浊。

若摩一丸，腰下如火；至二丸，血脉舒畅；三丸，颜色悦泽；十丸，骨健身轻，气全精足，骨髓坚充；至百丸，其功就可用五百[1]童女之精，日月满足，可以升天，长生不死，不为过当。故知道术难究、难测，孰谓药力之功能如是耶[2]。蜀士骆仲实进此方，赐号冲虚先生。

母丁香　木香　朱砂　藿香　附子　干姜　沉香　桂　生硫黄　白矾枯　吴茱萸　雄黄　杏仁　陈皮以上各一两　麝香一分　轻粉一分

上除麝香、轻粉，捣为末。再入二味，研匀，蜜丸小鸡子大，每用老生姜汁煎滚，倾在盏中，将一丸浸汁中，良久化破，研之为汁匀。于净密室中，令人沾药于腰上摩之，药尽为度，果[3]肚系之。逡巡，腰上如火疗。男子阳道衰，伤败虚弱，五劳七伤，腰背疼痛，头白，疝气下坠，面色萎黄，水脏久冷，耳聋眼暗，及肠风僻疾，但是[4]诸虚之疾，悉能治疗。兼治子宫久冷不受胎，头发疏薄，赤白带下，面生黯𪒠[5]，风劳血气，产后诸疾。摩之即得神效。神仙之法，玄之至玄，千万宝惜，勿非人传。

既济丹　调阴阳，正气血，治一切虚惫，白浊。

乃京师气主丹。何太丞方。

---

① 百，底本为"伯"。
② 耶，底本为"邦"。
③ 果，意同"裹"。
④ 但是，意即但凡，凡是。
⑤ 黯𪒠，音 wéigǎn，指面部黑斑。

陈皮　青皮各四两，去白，焙　五灵脂去沙石，四两　硝石
硫黄各二两，火上制砂

上为末，糊丸梧桐子大，每空心、米饮下二十丸。

神仙打老圆　此药性温无毒，上治百病，下至婴儿，光润
皮肤。

此系宣徽①收南蛮到钟南山②，路边见村庄有一村妇人，
年方二八，持杖责一老儿，年约百岁。宣徽驻车，令问何故。
妇人遂前至车前，覆云："此老儿是妾长男。"宣徽怪此，下车
问其仔③细。妾云："适来责此长男，为家中自有此神药，累训
令服，不肯服。至令老迈，须发如霜，腰曲头低，故责之。"
宣徽闻之，恳求数服。常服延年益寿，颜貌婴儿，气力倍常，
齿落再生，发白再黑，补接下元。

生干地黄　熟干地黄各五两　川椒十两，不去核　牛膝五两，
酒浸了为末　大黑豆一升，生用　干山药五两　雌雄何首乌各十
两，雌者白，雄者赤，雄者不碾　肉苁蓉五两　枸杞五两　藁本十
两，洗

上将雌何首乌为末，用水甑内，旦辰蒸，日入晒，夜间
露。如此九蒸、九晒、九露数足，焙焦为末，酒糊丸，梧子
大。空心、温酒、盐汤下。忌萝卜。

助寿丹　一名御爱丹，一名四妙丹。

---

① 宣，宣和；徽，宋徽宗。
② "钟南山"或当为"终南山"。
③ 仔，底本为"子"。

半夏　木猪苓各二两，同炒黄色，去半夏　桑螵蛸一分，炒
附子一两，炮，切，入荔石草炒，去草　鹿茸一两，去毛　茴香半
两，斑蝥十个同炒，去斑蝥　阳起石半两，煅　山茱萸半两　龙齿
一分，煅　远志去心

上为末，蜜丸梧子大，吞下任意。

秘真丹　治白淫，小便频数，精气不固，及有遗沥，或梦
寐阴人通泄。

《素问》云：思想无穷，所愿不得①，意淫于外，入房大②
甚，筋绝，发为筋痿，及为白淫，随溲而下，故为劳弱。

张氏秘传方。

羊羟炭三两，火烧通红窨杀，金银铺用者最妙　朱砂一两，熟者
厚朴三两，净，去皮，用生姜三两制炒

上为细末，煮薄面糊为丸，如桐子大，每服三、五十丸，
空心，米饮汤送下。

金樱子煎　补肾秘精，小遗泄，去白浊，牢关键，神妙。

沈存中云：金樱子，当半黄时采。干，末用之，取其性温
而涩。

金樱子一升，捶碎，入好酒二升，银器内熬之。候酒干至一升以
下，去滓，再熬成膏　桑白皮一分，炒　鸡头粉半两，夏采，日干
桑螵蛸一分，酒炙　白龙骨半两，烧赤为末　莲花须二分

---

① 得，底本误为"怯"。
② 大，与"太"字义通。

上为末，入前膏子搜为丸①，如梧子大，空心、盐汤、温酒下三丸。不就，即为酒面糊为丸。

卓剑丹

乃吕真人方。

诗：一乌二木三茴香，久服令人寿命长。但是食中无所忌，早辰三七用盐汤。

神仙不老圆歌

不老仙方功效殊，驻颜全不费工夫。人参牛膝川巴戟，蜀地当归杜仲俱。一味地黄生熟用，兔丝柏子石菖蒲。更添枸杞皮兼子，细末蜜丸桐子如。早午临眠三四服，盐汤温酒任君需。忌餐三白并诸血，能使须乌发亦乌。各一两依常事持。

---

① 丸，底本误为"末"。

活人事证方后集卷之五

盗汗门

巢氏虚劳盗汗证候

　　盗汗者，因眠睡而身体流汗也。此由阳虚所致，久不已，令人羸瘠①枯瘦，心气不足，亡津液故也。或自汗，多因伤风伤暑，及喜怒惊恐，房室虚劳，皆能致之。无问昏醒，浸浸自出者，名曰自汗，或云寝汗。若其饮食、劳役、负重、涉远、登顿②、疾走，因动汗出，非自汗也。人之气血，犹阴阳之水火，平则宁，偏则病，阴虚阳必凑，故发热自汗，如水热自涌；阳虚阴必乘，故发厥自汗，如水溢自流。考其所因，风暑涉外，喜怒惊恐涉内，房室虚劳不内外，理亦甚明。

　　牡蛎散　治诸虚不足，及新病暴虚，津液不固，体常自汗，夜卧即甚，久而不止，羸瘠枯瘦，心忪惊惕，短气烦倦。

　　牡蛎米泔浸，去土，煅，取粉　麻黄根　黄芪各一两

　　上为剉散，每服三钱，水一盏半，小麦百余粒，同煎至八分，去滓，不拘时。又一方为细末，每三钱，水三盏，葱白三

────────────

① 瘠，底本为"脊"。
② 顿，底本及台湾故宫影宋抄本皆为"颊"，误。

寸，煎一盏半，分三服。

麦煎散　治荣卫不调，夜多盗汗，四肢烦疼，饮食进退，肌瘦面黄。

秦艽二两　柴胡去苗，二两　大鳖甲二两，醋煮三、五十沸，净，去裙栏，别用醋涂，炙黄　干漆炒，青烟尽　人参　茯苓　干葛　川乌炮，去皮、尖。各一两　玄参三两

上为末，每服二钱，先用小麦三七粒煎汤一盏，去麦入药煎七分，食后温服，或临卧服，如久患后亦宜服此，以退其劳倦，调顺经络。

大建中汤　治虚热盗汗，百节酸疼，腰痛，肢体倦怠，日渐羸弱，口苦舌涩，心忪短气。

《素问》云：肾病传心，筋脉相引而急，小腹痛热，出白液。又《左传》云：以丧志名为蛊病，乃真精不守也。若小便滑数，日夜无度，由脬①门不闭，水液不藏。因思虑过多，心气散溢，服之尤妙。

绵黄芪炙　远志灯心煮，去心　当归洗　泽泻各三两　白芍药　龙骨　人参各二两　甘草一两，炙

上㕮咀，四钱重，水二大盏，生姜五片，同煎八分，去滓热服。气弱加附子二两，炮用。腰痛筋急，增官桂，去皮，一两。

白术散　治盗汗。

---

① 脬，音 pao，俗称尿脬，即膀胱。

陈氏云：余为通倅①日，得于同官翟且叟，每传与人，无不作效。

好白术四两，切作小骰子块，劳作②四份③　黄芪一两，炒一份　金钗石斛一两，炒一份　牡蛎一两，炒一④份　麦麸一两，炒一份

上去四味，只将白术四两，碾为细末，每服二钱，用粟米三百粒煎汤调，空心服。

牡蛎汤　治盗汗。

吴内翰《备急方》云：余家有妇人盗汗，服之即愈。后试之累验。

牡蛎火煅，为细末　小麦麸炒黑焦，为末

上各贴之，每服牡蛎末一钱，麸末二钱，以熟猪皮去尽脂膜煎汤，临卧调服。

粟米粉　治体虚自汗。

赵从简通判传此二方。

牡蛎粉煅过，研　麻黄根为末　粟米为粉

上等分和匀，生绢袋之，时以扑身。

蒸饼法　临卧时放令少饥，吃宿蒸饼一枚，不可吃汤水，只干吃尽便就枕，不过两次即止。

---

① 倅，音 cuì，古时的副职之官。通倅日，即当官之时。
② 劳作，即"分作"。
③ 份：底本为"分"，后同。
④ 底本此处缺"一"字。

人参当归散 治心液为汗，宜服此药，收敛心经。

富次律云：史丞相家方。渠与王叔东母子皆曾取效。

人参去芦，片切　川当归去芦并细者，片切

上二味，等分，每服秤五钱，先用猪心一枚，破作数片，并心内血煎汤，澄清汁，煎药服。

术附散 治盗汗不止。

孙盈仲云：绍兴壬子冬，予病中亲曾服此药，的有神验。

附子炮裂，去皮、脐，切作骰子块，如小指面大，碎者不用。与小麦同炒，以附子黄色为度，如麦先焦即易之，易三、五次不妨　白术　白茯苓

上三味，等分，碾为细末，米饮调下，食前。

茯苓散 治脾虚盗汗。

华宫使传。

白术三两　白茯苓二两

上为粗末，每服五钱，水一盏半，生姜三片，枣二枚，煎至八分，去滓，通口服，空心、食前三服。

粉汗散 止汗出过多。

明州陈山谷道人传此四方。

麻黄根一两　龙骨半两　　牡蛎一两，火煅　赤石脂半两

上件为细末，以绢袋盛，如扑粉用之。

椒目散 治盗汗日久不止。

麻黄根　椒目各等分

上件为细末，每服一钱，无灰酒调，乘热食后服。

黄芪散　治盗汗。

黄芪洗净，控干　浮麦淘净，控干

上不以多寡，剉①黄芪如麻豆大，以盐拌和，炒令香熟，筛拣去盐。却以浮麦淘净，控干。每一服用黄芪、浮麦各五钱，水一盏半，煎至八分，空心、食前，通口服。

麻黄散　治虚汗。

麻黄根半两　半夏一钱　天花粉一钱

上件为细末，临睡，米醋调敷两乳上。

止汗温粉

川芎　白芷　藁本

上并为细末，各一份②，入米粉三份③，绵裹，扑于身上，渐觉其病自愈也。

杏子汤　治发热，恶风自汗，嗜卧身重，小便难，潮热而哕。叶伯才《三因方》集此自汗三方。④

杏仁去皮、尖　半夏汤去滑　五味子各二钱半　芍药　桂心　细辛　干姜炮　大黄蒸　甘草炙，各三钱　茯苓四钱

---

① 剉，底本原为"州"，疑为"剉"字误书

② 份，底本为"分"。

③ 份，底本为"分"。

④ 底本此处有"按"：《三因方》序称绍兴辛巳为叶表弟补伯材集方六卷，题曰'依源指治'"。

上哎咀，每服四钱，水一盏半，煎至七分，去滓，食前服。

却暑散 治冒暑伏热，自汗，头目眩晕，呕吐泄利①，烦渴，背寒面垢。

赤茯苓 甘草生，各四两 寒食面 生姜各一斤，切，搜面令匀

上为末，每服两钱，新汲水调下，或汤点服，不以时。

防己黄芪汤 治伤风湿寒，脉浮紧细，身重，自汗恶风。并治风水，脉浮，身重不渴。

防己四两 黄芪五两 甘草炙，二两 白术三两

上为剉散，每服五钱，水盏半，姜五片，枣两枚，煎七分，去滓，空腹服。喘者加麻黄；胃中不和，加芍药；气上冲，加桂；下有陈寒，加细辛。服药后当如虫行皮中，从腰以下如水后。坐被上，又以一被绕腰以温下，令微汗，瘥。

朱砂散 治盗汗。

朱砂研，水飞 白芷

上等分为末，和匀。临卧，酒调下二钱。

左顾散 治盗汗。

左顾牡蛎粉火煅为粗末，入瓶中，泥固济，候干，却以火煅，令红为度 麻黄根炒 甘草芦头炒 蛀小麦炒

---

① 泄利，即腹泻。

上各等分为粗末，二钱，水一盏，姜七片，煎至七分，去滓服。

当归散　治盗汗。

当归半两　人参半两　猪心一个分四片

上每用一片，水三盏，煎至一盏半，作三服。

防风散　治盗汗。

防风

上为末，用浮麦煎汤服之。每至大屋则凛，须以帐幕遮蔽①，用此即安。

---

① 蔽，底本为"敝"。

活人事证方后集卷之六

中暑门

巢氏论中暑证候

伤暑，乃夏至前后各三十日有奇，少阳相火用事之时也。炎热大行，烁石流金，草萎河涸，人或伤之，则身热恶寒头痛，状如伤寒；或往来寒热如疟，烦躁渴甚，眩晕呕吐，背寒面垢，泄泻，昏闷不清，其脉阴阳俱虚，缓而微弱，皆由伤暑之所致也。

冰黄散　治伏热，烦渴引饮，呕逆恶心，肢体倦怠。

陈氏云：四明魏丞相家，常施此药。余每登长途①必饮，从者少有中暍，间有闷绝，一服即苏。

头面一斤　生姜一十两，洗净，和皮切作片子，和面盦一宿，焙干　甘草四两四钱

上为细末，每服二钱，新汲水调下，胜如大顺五苓。

大黄龙圆　治中暑，身热头疼，状如脾寒，或半热半寒，或寒热来往，或烦渴呕泄，昏闷不省，或不能饮食。

此方曾合治暑甚妙。尝有中暍已昏欲死者，灌之立甦。

---

① 途，底本为"涂"。

李子英传。

舶上硫黄　硝石各一两　白矾半两　雄黄半两　滑石半两
白面四两，飞罗者

上五味，研为极细末，入面在内，滴水为圆，如梧桐子
大。每服十丸至二、三十丸，新汲水下。小儿黍米大。如无硝
石，以盆硝代之。

水瓢圆　治暑毒，解烦渴。

中书何舍人希深①方。

乌梅肉四两　甘草二两　青盐二两　干木瓜一两　檀香一两
白茯苓一两　麝香二钱半，蜜炼过，随药加减使

上除麝香别研，余并为细末，炼蜜为丸。每两作三十丸。
每服一丸，含化或新汲水温水嚼下，不计时候。

乌金散　治中暑，不拘老少皆可服。

朱子新传。云吴内翰《备急方》，用皂角五斤，去皮弦，
炙焦黑存性，甘草五两。

皂角不蛀者　甘草

上以皂角不计多少，刮去黑皮，烧烟欲尽，用盆合于地
上，周回②用土遮缝，勿令透烟。每一两皂角灰，用甘草末六
钱。每服一钱，新汲水调下。如气虚人，用温浆水调下。昏迷
不省者，不过两服。

---

① 何逢原，字希深，南宋大臣，理学家。
② 周回，即四周。

加减小柴胡汤　治伏暑烦躁发渴极妙，若躁闷，煎放水沉，冷服。

柴胡半斤，去芦　黄芩①三两　人参三两　甘草三两，炒　半夏三两，汤泡

上㕮咀，五钱，水二盏，生姜五大片，枣子一个，加瓜蒌实一个。若渴，去半夏、人参，瓜蒌、赤茯苓各一两②；腹痛，去黄芩，加赤芍药三两；胁下痞鞭，去枣，加牡蛎③；心下悸，小便不利，去黄芩，加赤茯苓四两；若不渴，外有微热，去人参④，加桂三两，取汗愈；若嗽，加五味子三两，干姜二两。

枇杷叶汤　治伏暑暴泻，兼去暑毒。

赵从简亲服此方立效。

枇杷叶去毛，三钱　罂粟壳去瓤、蒂，三钱　生姜三钱，湿秤

上三味，细剉，用水二大盏，蜜一合，酒半合，粟米百余粒，同煎至一盏以下，温服。一服即愈。

十味香薷饮　治脾胃不和，乘冒暑气，心腹澎闷，饮食无味，呕哕恶心，五心潮热，力乏体倦，并宜服之。常服消暑健脾，进饮食。

傅公实方。

香薷叶一两　人参去芦　白术　白茯苓　陈皮温汤浸少时，

---

① 芩，底本误为"苓"下同。
② 底本方中并无"赤茯苓"，疑漏书。
③ 蛎，底本误作"砺"。
④ 参，底本误为"三"。

去白　黄芪去芦　厚朴去粗皮，剉碎，生姜自然汁拌和，炒至黑色
干木瓜　白扁豆炒，去壳　甘草炙，半两

上为粗末，每服三钱，水一盏，枣一枚，同煎至七分，去
滓，不拘时候服。

冷香汤　治夏秋暑湿，恣食生冷，遂成霍乱，阴阳相干，
脐腹刺痛，胁肋胀满，烦躁①，引饮无度。

王元礼传。

附子二两，炮②裂，去皮、脐　良姜二两　檀香二两　丁香二钱
川姜三分，炮　甘草二两，炒令赤　草豆蔻五个，去皮，面裹煨

上为细末，每用药末五钱，水二升，煎十数沸。贮瓶内，
沉井底作熟水服，大能消暑止渴，服之永无霍乱。

大蒜水　治暑喝③逡巡，闷绝不救者。

《石林避暑录》云：亲治一御马之仆，立甦。且云沈存中
尝著其说。

道上热土　大蒜

上略等多少，烂研，冷水和，去滓脚，饮之即瘥。此方在
徐州沛县城门上板书揭之，不知何人所施之。

地榆散　治中暑昏迷，不省人事，欲死者。并治血痢。

华宫使传此方，妙不可言。

----

① 躁，底本为"燥"。
② 炮，底本为"泡"。
③ 喝，音 yē，中暑。

地榆　赤芍药　黄连去须　青皮①去白

上等分，为细末，每服三钱，浆水调下。如无，只以新汲水调亦得。血痢，水一盏，煎七分，去滓，温服。

五苓散　治伤暑烦躁，引饮发黄，渴欲饮水，水入口即吐，名曰水逆。若吐出涎沫，头痛烦躁，五苓散内增吴茱萸、人参。

木猪苓去黑皮　泽泻剉成块再蒸　赤茯苓去黑皮、筋膜　白术用有芦者。各一两半　肉桂去皮，半两

上为㕮咀，三钱，水一大盏半，灯心五茎，同煎八分，去滓，热服。发黄，加茵陈同煎；小便不利，加去心麦门冬；烦躁②，睡卧不安，加朱砂；躁渴，热极如狂，加大黄。

橘皮汤　治中暑痰逆恶寒。

陈皮去白，二两　甘草炙，半两　人参半两

上㕮咀，每服五钱，水二盏，刮竹茹一块如弹子大，生姜五片，枣子一个，同煎八分，去滓，热服。如不恶寒，只服竹叶汤。

香薷圆　治大人、小儿伤暑伏热，躁渴瞀闷，头目昏眩，胸膈烦满，呕哕恶心，口苦舌干，肢体困倦，不思饮食。或发霍乱，吐利转筋，并宜服之。

庐州知录周汝功中暑，晕闷烦渴，服此方立效。

干木瓜　紫苏去粗梗，茎、叶并用　香薷去土，以上各一两藿香叶去土　甘草炙，剉　檀香剉　白茯神去木　丁香以上各半两

① 青皮，底本误为"青白"。

② 躁，底本为"燥"。

上为细末，炼蜜和圆，每一两作三十圆，每服一圆至二圆，细嚼，温汤下，或新汲水化下亦得。小儿服半圆，不计时候。

枇杷叶散　治冒暑伏热，引饮过多，脾胃伤冷，饮食不化，胸膈痞闷，呕哕恶心，头目昏眩，口干烦渴，肢体困倦，全不思食。或阴阳不和，致成霍乱，吐利转筋，烦躁引饮。

刘驻泊①汝翼亲用此方，无不效验。

香薷三分　厚朴去粗皮，姜汁炙，四两　甘草炙，一两　麦门冬汤浸，去心，焙干　干木瓜　白茅根以上各一两　枇杷叶去毛，令尽净，炙　陈橘皮汤浸，去瓤　丁香以上各半两

上件药，捣罗为末，每服二钱，水一盏，入生姜二片，煎至七分，去滓，温服，温水调下亦得。如烦躁，用新汲水调下，不计时候。小儿三岁以下，可服半钱，更量大小加减。

谷神散　治夏月暴泻。

赵从简方。

楮实青者，蒸，一次晒干，用一斤　陈仓米一升　干姜　甘草一两，炙

上为末，饭饮调下。

大顺散　治冒暑伏热，引饮过多，脾胃受湿，水谷不分，清浊相干，阴阳气逆，霍乱呕吐，脏腑不调。

刘子寿上舍②伏暑泄泻，水谷不分，服此甚验。

---

① 驻泊，驻泊郎，宋代医官之有功者，亦代称名医。
② 上舍，宋熙宁四年（1071）立太学三舍法，第一等称上舍。

甘草㓤，长一寸许，三十斤　干姜　杏仁去皮、尖　肉桂去粗皮，以上各四斤

上先将草用白砂炒及八分黄熟；次入干姜同炒，令姜裂；次入杏仁又同炒，候杏仁不作声为度。用筛隔净后，入桂一处，捣罗为散。每服二钱，水一中盏，煎至七分，去滓，温服。如烦躁，新水调，不计时候。以沸汤点服亦得。

异功敌暑圆　专治暑毒如水泻，米饮下即愈。

赵教授得之泉州沈医方，用之甚效。

黄连一斤，去须，洗净　仓陈米二升，淘①去糠秕

上拌匀，用锅内如罨②饭相似，饭熟水干为度。晒干，碾为细末，以水丸如梧桐子大。每服三、五十丸，冷水下。

---

① 淘，底本为"陶"。
② 罨，音yǎn，覆盖、掩盖。

活人事证方后集卷之七

瘴疟门

治疟总论证治

夫疟之为病，其名虽同，其状不一。盖其受之有所不同，其治之不得不异。先寒而后热者，名之为**寒疟**；先热而后寒者，名之为**温疟**；其次有**五脏疟**，心、肝、脾、肺、肾；又有五种疟，风、寒、暑、湿、气；有**劳疟**、**瘴疟**、**痎疟**、**牝疟**、**疫疟**、**鬼疟**。其状不一，当随证而治之。

吴茱萸散　治寒疟，临发时先寒战动，相次发热，便头痛不可胜忍，热极即汗出，烦渴，相次便醒，宜服此方。须是先寒后热，方可服此药。

杨子建①一宗六方，用之累验。

吴茱萸一两　甘草　半夏　干姜　川芎　细辛　麻黄　高良姜　藁本　官桂生使，以上各一分　羌活　牵牛炒熟，各半两

上件细捣罗为末。每服三钱，以水一盏，煎取九分。临发寒时，和滓、空心、热吃。若寒了已②热，更不请吃，须只用

---

①　杨子建，即杨康候，北宋名医。
②　丸，底本为"以"。

初发寒时服也。寒未定，更进一盏，吃药后不请卧，须臾病减八分也。若是太岁遇六壬，已亥之年常疟未发，常吃暖脾药。

麻黄羌活散　治温疟初发，浑身大发热，头痛不可胜忍，临醒时即寒栗战动，梭巡便醒，宜服此方。须是先热后寒，方可吃此药。

麻黄去根　羌活　牡丹皮去心　独活　山栀　柴胡去毛　桔梗　升麻　荆芥穗　大黄　知母　黄芩各一分　半夏四铢①　牵牛半两

上件细捣罗为末。每服三钱，水一盏，生姜二片，同煎，取九分。临发壮热时和滓吃。须是用初发热时服，仍是食后吃也。发了已寒，即更不要吃，待第二发热时吃也。

苍术鳖甲散　治脾疟，寒热不定，非时发作，肌肉黄瘦，吃食减少，大腑不调，心中常如战栗，频频腹痛，宜服此方。

吴茱萸　苍术　鳖甲醋炙　防风　人参　川芎　藿香　柴胡去毛　肉豆蔻各一分　甘草四铢

上细捣罗为末。每服二钱，水一盏，生姜一片，同煎，取八分。空心、去滓服。

半夏汤　治痰疟，发作有时，热多寒少，头痛不可胜忍，额角并胸前肌肉跳起，食才入口，即便吐出，面色带赤，宜服此方。

半夏　藿香　羌活　川芎各一分　牵牛半两

上细捣罗为末。每服二钱半，食后，熟汤调下，和滓吃。

---

① 铢：古代衡制中的重量单位。汉以二十四铢为一两，十六两为一斤。

以吐涎为度，未吐，更进一服。

山茵陈汤 治瘴疟，发作有时，热多寒少，忽热而不寒，头痛不安，身上肌肉①忽然通身俱黑，大腑秘热，小便黄赤，宜服此方。

山茵陈 山栀 柴胡去毛 黄芩 桔梗 升麻 牡丹皮去心 贝母去心 荆芥穗 杏仁 半夏 羌活 独活 麻黄各一分 细辛三铢

上件捣罗为末。每服三钱，水一盏，生姜二片，煎一沸急泻②出。临发热头痛时，和滓热服。仍须是食后吃也。但此疟须热多寒少，并初发时先壮热，然后吃此方。

鳖甲麝香散 治劳疟，乍寒乍热，毛发枯焦，寒热不定，吃食减少，肌肉消瘦，面色青黑，两足无力，忽非时足冷，小便频数，大腑不调，夜梦泄精，宜服此方。若大腑秘，骨槽热，不请吃。

鳖甲醋炙黄 天灵盖酥炙香，黑色 续断 菟丝子 牛膝 黄芪以上各半两 茯苓 川芎 山茱萸各一分 独活 柴胡去毛 藿香 羌活各三铢 干地黄 黄橘皮各四铢 麝香二铢，别研细，方入诸药末，令匀

上为细末，每服三钱，水一盏二分，入盐少许，同煎。取一盏，空心、和滓吃。炼蜜丸如梧桐子大，空心、盐汤下四十丸。

---

① 肉，底本误为"内"。
② 泻，底本作"寫"，义通。

菩萨丹　治诸疟，亦名五方丹。

陈氏云：余昨经豫章，俞子清为漕，语及此方，求得十粒，沿路中外病者用之，立效。后作书觅方，遂制①一料。一年之间，良贱用之，皆愈。仍施他人。

巴豆不去皮　桂心别为细末　青黛　硫黄　白矾

上件各等份，下三味同研如粉。于五月五日，合药人沐浴、净衣、斋戒，念"救苦救难观世音菩萨"一千遍。至午时，入净室内，面南，将巴豆入乳钵内，先研如泥，后入下四味，同研半时辰久，圆如桐子大，勿令鸡犬②、孝子、妇人见。入在净器内，于神佛前安顿供养。凡有患者，于发日前，令男子取一圆，以新绵裹合，炭上烘令热，与男子乘热塞在病人耳窍中，男左女右。若女人病，亦令男子取药塞耳。候不发日，亦令男子取出，却收入合子内，遇有患者再用。可医三、五人。轻者便瘥，重者须臾重发一次，即愈。须不发一、两日，方取出药，其验如神。若病者用药日，斋戒至诚，念"救苦救难观世音菩萨"五百声，其效尤灵验。故名菩萨丹。如药大干，难丸③，须用端午日粽子烂研，相和匀圆之，勿太湿。

瘴疟饮子

辛御史谪广西，传此方。

常山　甘草各四两　大青一钱或半钱　人参三钱

上咬咀，水一碗，二钱，煎至中碗。未发隔夜，露早月一

---

① 制，底本误为"裂"。
② 犬，底本误为"大"。
③ 难丸，难以制成丸子。

宵。临发日早晨，空心、温服。不吐，三滓并煎一服。

七宝散　治一切疟疾，及不伏水土，山岚瘴气，寒热如疟。①
张承节处此四方，累用有效。

常山水煮　青皮不去白　槟榔　草果子仁　甘草炙　厚朴去
皮，汤泡，姜制　乌梅连核以上各半两

上咬咀，每服半两重，水一碗，酒一盏，煎至一盏，去
滓。露一宿，来早再温，面东服。隔夜煎下，发日早服。

四圣散　治诸般疟疾。

山栀子仁　常山　川升麻　鳖甲去裙，用好醋煮

上等分咬咀，每服三钱重，水一盏半，乌梅肉二个，同煎
七分，去滓，热服，不计时候。

断疟丹　治疟疾，不问逐日、间日发，不过两日而愈。

雄黑豆四十九粒，取末　信砒研极细，一钱　黄丹一钱为衣
蜘蛛三个，研

上和匀，滴水为圆，如豌豆大，临发日早，用桃柳头入井
花水，面北②送下一圆，醋汤放温服亦得。忌食热物一日。

冷附汤　治疟疾痰实，痞塞不通。

附子一只重九钱、一两，去皮，炮，去皮、脐

上切作片，分二服，生姜十大片，水二大盏，煎至一盏。

---

① 底本此处有按语："此方本出《是斋方》，无厚朴。"
② 北，底本为"此"。

隔夜煎下，用绵蒙盏，露一宿。至五更初取，冷服。凡患疟疾，无过是痰实，痞塞不通，脾胃弱，虚热在上，停于胸膈，不得入于脏腑。所以五更冷服，乃使药下达，壮脾胃，去痰实，除虚热，降心气。屡用屡效。

半夏草果饮　治疟大效。

朱子新方，曾合累效。

半夏十枚，汤洗七遍　大枣十枚　甘草三寸，炙　青皮五枚，汤浸过，连白用　陈皮四个，汤浸，连白用　乌梅十个，捶碎　草果五个，大者，去皮　生姜三大块，连皮　厚朴三寸，去粗皮，姜汁制①

上九味，为粗末，以水三大碗，煎一碗半，去滓。当发日，五更初服一盏，五点又服一盏，平明又服一盏。此至饭前，要分服令尽，再将滓，以水碗半，煎七分，慢慢呷吃，神妙。

白虎加桂汤　治温疟，先热后寒，恶风多汗。

叶伯才②集此数方，治诸疟疾无不效验。

石膏四两半　知母一两半　桂心一两　粳③米一合

上剉散，每服四钱，水盏半，煎七分，去滓，未发前三服。

---

①　底本此处缺一"制"字。
②　书中数处均作"叶伯材"，此处"才"字或误书。
③　粳，底本此处原为一错字，此据《医方聚类》改。

麻黄白术汤　治伤风寒暑湿，不留经络，与卫气相并，病以日作，寒热交煎。

麻黄去节，汤浸　白术　茯苓　桂心各一两　陈皮　青皮　桔梗　白芷　甘草　半夏曲　紫苏　乌梅各三分　干姜半两

上为剉散，每服四钱重，水两盏，姜三片，枣两枚，煎七分，去滓。当发日，空心一服，临发一服尤妙。亦治时疫。

桂姜汤　治牝疟，寒多微热，或但寒不热。

柴胡八两　桂心三两　黄芩三两　牡蛎煅　甘草　干姜炮，各三两　瓜蒌根四两

上为剉散，每服四钱，水二盏，煎七分，去滓，空心服。日三服，初服微烦，汗出愈。一法有半夏三两。

七枣汤　治五脏气虚，阴阳相胜，作为痎疟，不问寒热先后，与夫①独作、叠、间日，悉主之。

附子一枚，炮裂②，以盐水浸，再炮，如此凡七次，至第七次不浸，去皮、脐

上为剉散，水一碗，姜七片③，枣七个，煎至八分盏。当发日，空心温服，仍吃三、五个枣子，忌如常。良方用乌头兼④，不用盐水浸，不特服之僭燥，亦不能分利阴阳。去滓服。

四兽饮　治五脏气虚，喜怒不节，劳逸兼并，阴阳相胜，结

---

① 夫，底本为"大"，此据《医方聚类》改。
② 裂，底本为"制"。
③ 底本此处漏"片"字。
④ 兼，替代之意。

聚涎饮，与卫气相搏①，发为疟疾，悉主之。兼治瘴疟，最效。

半夏汤去滑　茯苓　人参　草果　陈皮　甘草　乌梅肉
白术②　生姜　枣子各等分

上为剉散，盐少许，淹③食顷，厚皮纸裹，水淹入，慢火
煨香熟，焙干。每服秤半两，水二盏，煎至七分，去滓④。发
前并进三服。

草果饮　治脾寒等疟。

草果　川芎　白芷　紫苏叶　良姜　甘草炙　青皮去白，
炒。各等分

上为粗末，每服二大钱，水一盏，煎七分，去滓，热服。
当发日连进三服。

经效疟丹　治鬼疟殊效。

真阿魏半两　桃枝　柳枝各长一尺七茎　雄黄通明、好者半
两，别研　辰砂一钱，别研，留一半

上为末，以重午日，五家粽角为丸，如梧子大，辰砂所留
一半为衣。遇发时用净器水摩一丸，涂鼻尖并人中，未⑤退，
以冷水服一丸，合时须五月五日。

大正气散　治山岚瘴气，发作寒热，遂成疟疾。

---

① 搏，底本为"得"，此据《世医得效方》改。
② 术，底本为"木"，此据台湾故宫影钞本改。
③ 淹，同"腌"。
④ 底本此处疑多一"水"字。
⑤ 未，底本为"水"，此据《医方类聚》校点本第六分册改。

附子炮，去皮、脐　厚朴姜汁制　桂心　甘草炙　干姜炮
陈皮各一两　吴茱萸①半两，微炒

上为细末，每服二大钱，水盏半，姜五片，枣一枚，同煎
至七分，热服，不拘时。兼治霍乱吐泻，一切气疾。

红圆子　治食疟尤妙。

篷莪术　京三稜各二两，醋煮一伏时　胡椒一两　青皮三两，
炒香　阿魏一分，醋化

上为末，别研仓米末，用阿魏醋煮米糊，搜和，丸如梧子
大，炒上朱为衣。每服五十丸至百丸，以老疟饮下。古方虽有
鳖甲煎等，不特服不见效。抑亦药料难备。

老疟饮　治久疟，结成癥瘕，癖在腹胁，诸药不去者。

苍术泔浸　草果去皮　桔梗　青皮　陈皮　良姜各半两　白
芷　茯苓　半夏汤洗去滑　枳壳麸炒，去瓤　甘草炙　桂心
干姜炮，各三钱　紫苏叶　川芎各二钱

上为剉散，每服四大钱，水二盏，盐少许，煎七分，去
滓，空心服。日三夜一，仍吞下红圆子。

常山饮　治劳疟，虚人、老人皆可服。

常山　川山甲醋炙　木通　秦艽各一分　辰砂半字②，别研
甘草炙，半两

---

① 底本仅"茱萸"二字，查校《三固极－病证方论》当为"吴茱萸"。

② 字：古以铜钱抄取药末，钱面共有四字，将药末填去钱面一字之量，即
称"一字"。

　　上为剉散，作一剂，水三盏，乌梅、枣子各七枚，煎半盏，再入酒一盏，煎至八分，去滓，入辰砂，温服。

　　治诸般疟疾，《局方》藿香正气散，加草果子，去皮，捶碎，同煎服。

　　有人患疟疾，几三年连绵不断，黄瘦，饮食减少，虽有时歇三、两日，每劳力或吃少物相犯，寒热立至。令服《局方》丁香煮散，数日其病不作。

　　治寒热因伤脾胃，久积成痰，若痰不去，何由得断。若壮实者，倍加常山，煎《局方》常山饮。隔夜煎，露一宿。临发早，温服，一吐而安。气弱不可服。

　　治先寒后热，热退汗出，饮食减少，《局方》橘皮半夏汤和治中汤，加草果仁、生姜同煎服。

　　有人患疟疾，每日时刻不差，略略寒发则极热，饮水。令服《局方》小柴胡汤加枳实、大黄，煎一服而瘥。盖是伏暑而得，若寒多不可服。

　　患疟疾连绵不断，每发则极寒极热，疟退汗如雨，令服《局方》巳寒圆①，用生姜、枳实煎汤送下，一服不作。

————————

　　① 巳寒圆，《太平惠民合剂局方》卷二有"大巳寒圆"。

活人事证方后集卷之八

霍乱门

论治霍乱证候

夫霍乱之病，为卒病之最者。以人起居无它，挥霍之间，便至变乱，闷绝不救，甚为可畏，临深履危，不足以喻。有生之流，不可不达其旨趣。霍乱者，心腹卒痛，呕吐下利，憎寒发热，头痛眩晕，先心痛则先吐，先腹痛则先下，心腹俱痛，吐利并作，甚则转筋，入腹则毙。霍乱恶证，无越于斯。此盖阴阳反戾，清浊相干，阳气暴升，阴气顿坠，阴阳痞隔，上下奔逸，遂成霍乱之疾。

论干霍证候

夫人忽然心腹烦满短气，不吐不泻，此名为干霍腹痛。死人如反掌间。此证盖由风冷搏于肠胃，肠胃先实，故不吐利。治法急以通利和气为佳。

三宛汤　治干霍乱，不吐不泻，腹胀如鼓，筑刺心痛。柳宗元方。

盐二两　生姜一两，切

上件药，炒令转色，以童子小便一大盏，煎至六分，去滓，分为二服，温温服之。

理中汤　治霍乱，吐下胀满，食不消，心腹痛。
叶伯材处此数方，累用有效。

人参　干姜炮　白术　甘草炙，各三两

上为剉散，每服四大钱，水一盏，煎七分，去滓，食前。远行防霍乱，炼蜜为丸，如梧子大，每服三、五十丸。如作散，每服方寸匕①，酒调下亦得。

若转筋者，加石膏煅三两；若脐上筑者，肾气动也，去术，加桂心四两。肾恶燥，故去术。恐作奔豚，故加桂；吐多者，去术，加生姜三两；下多者，复用术；悸者，加茯苓二两；渴欲得水，加术，合前成四两半；腹中痛，加人参，合前成四两半；若寒者，加干姜，合前成四两半；腹满者，去术，加附子。服药后食顷，食热粥一杯，微自温覆，勿发揭衣被。

七气汤　治喜、怒、忧、思、悲、恐、惊七气郁发，致五脏互相刑克，阴阳反戾，挥霍变乱，吐利交作，寒热眩晕，痞满咽塞。

半夏汤洗，五两　厚朴姜制　桂心各三两　茯苓　白芍药各四两　人参一两　紫苏叶　橘皮各二两

上为剉散，每服四钱，水盏半，姜七片，枣一个，煎七分，去滓，空腹服。

---

① 方寸匕：古方中的特殊计量单位之一。是依古尺正方一寸所制的量器，形状如刀币。

胃气圆　治忧思过度，脾肺气闭，聚结涎饮，留滞肠胃。气郁于阴，凝寒于阳，阴阳反戾，吐利交作，四肢厥冷，头目眩晕，或复发热。兼治老人胃寒，大便反秘，妊娠恶阻，全不纳食。

硫黄不拘多少，猪脏内缚两头，以米泔、酒、童子小便各一碗，煮干一半，取出，洗断秽气，控干，秤十两　半夏汤洗去滑，秤五两　白茯苓一两①　人参一两　石膏一分，煅，一法同硫黄煮

上为末，生姜自然汁释，炊饼糊为丸，如梧子大。每服五十丸至百丸，空腹、米汤，入少生姜汁下。

真珠散　治喜怒不常，忧思兼并，致脏气郁结，留积涎饮，胸腹满闷，或复疠痛②，憎寒发热，吐利俱作。

附子二个，一生一炮各用，去皮、脐　滑石半两　半夏汤二十一次，洗去滑，一两半　辰砂三钱，别研　成炼钟乳半两

上为末，每服二钱，水二盏，姜七片，藿香两、三叶，蜜半匙，煎七分，食前冷服。小便不利，加木通、灯心、茅根煎。

红圆子③　治脾胃虚冷，饮食不节，宿食留饮，聚癖肠胃。或因气不调，冲冒寒湿，忽作霍乱，吐利并作，心腹绞痛，肠胃缠刺，疲苶④不胜。

蓬术剉　三稜剉，各二两，同以米醋煮一伏时　胡椒一两　青

---

① 底本此处漏"两"字。
② 疠，音 jiǎo。绞痛。
③ 此方与前卷"红圆子"同方同药，用法有异。
④ 苶，音 nié，疲倦状。

皮三两，炒　阿魏一分

上为末，醋化阿魏，入陈米粉为糊，丸如梧子大，矾、朱为衣。每服一百丸至二百丸，煎生姜甘草汤下。

胡椒汤　治霍乱吐利，极妙。

胡椒七粒　荳豆①三七粒

上为末，煎木瓜汤调下。

水浸丹　治伏暑伤冷，冷热不调，霍乱吐利，口干烦渴。

黄丹一两一分，炒　巴豆二十五个，去皮

上同研匀，用黄蜡熔作汁，和为圆，如梧子大。每服五圆，以水浸少顷，别以新汲水吞下，不以时候。

如神汤　治霍乱吐。

厚朴二两，去粗皮，生姜汁炙黄　高良姜一两　甘草半两，炙

上为末，以新汲水调下二钱。素有冷气者，用温酒下。

香朴散　治霍乱吐逆及利，并脚转筋。

厚朴姜汁炙　陈皮　人参　白术　干木瓜各一两　干姜炮
甘草炙，各半两

上为末，每服三钱，水一中盏，以生姜半分煎，去滓服，不以时候。

---

① 荳豆，即红豆蔻。《本草纲目拾遗》称其"治肠虚水泻，心腹绞痛，霍乱，呕吐酸水，解酒毒。"

姜附汤　治中脘虚寒，久积痰①水，心腹冷痛，霍乱转筋，四肢厥逆。

王德肤治霍乱，简要数方大有神效。

干姜二两　熟附二两

上㕮咀，每服四钱，水一盏半，煎七分，去滓服。或虑此药太燥②，即以附子理中汤相继服。

缩脾饮　止吐利霍乱之后，服热药太多，烦躁者尤宜服。

草果　乌梅　甘草　缩砂各四两　干葛二两

上㕮咀，每服五钱，水一碗，生姜十片，煎至八分，侵③以熟水浸冷，极冷旋服之。

平胃散　治霍乱及五噎八痞，膈气反胃，并宜服之。

厚朴五两　　苍术八两　橘红五两　甘草三两

上㕮咀，每服四钱，水一盏半，姜五片，枣一个，煎至六分，去滓，食前服。

养正丹　治霍乱转筋，咳逆不定。

出宝林真人谷伯阳方，一名交泰丹。

硫黄研细　黑锡去滓，净秤，与水银结砂子　水银　朱砂细研，以上各一两

上用黑盏一只，火上熔黑铅成汁，次入水银，以柳杖子搅

---

① 痰，底本为"疾"。
② 燥，底本为"躁"。
③ 侵，渐进之义。

匀。次下朱砂，搅令不见星子，放下少时，方入硫黄末，急搅成汁，和匀。如有焰，以醋洒之。候冷取出，研如粉极细，用糯米粉煮糊为丸，如绿豆大。每服二十粒，加至三十粒，盐汤下。此药升降阴阳，既济心肾。空心、食前，枣汤送下。神效不可具述。

四逆汤　治霍乱吐泻，手足厥冷，或咳或悸，内寒外热，下利清谷，四肢沉重。

甘草一两　干姜三分　熟附三分

上㕮咀，每服四钱，水一盏半，煎六分，去滓，温服。

感应圆　治霍乱吐泻，大便频并，后重迟涩，虚中积冷，气弱有伤，停积胃脘，不能传化。或因气伤冷，因饥饱食，饮酒过多，心下坚满，两胁胀痛，心腹大疼。

高殿前家方。

新拣丁香一两半　南木香去芦头，秤一两半　肉豆蔻去粗皮，用滑仁子二十个　巴豆七十个，去皮、心、膜，研细，出尽油如粉　百草霜用村庄家锅底上刮，细研二两　川干姜炮裂，秤一两　杏仁拣肥者，去双仁者，一百四十个，去尖，汤浸一宿，去皮，别研极烂如膏

上七味，除巴豆粉、百草霜、杏仁三味外，余四味捣为细末，与前三味同拌，研令细，用好蜡匮和。先将蜡六两熔化作汁，以重绵滤去滓，更以好酒一升，于银石器内煮，蜡熔滚数

沸，倾出。候酒冷，其蜡自浮于上，取蜡秤用。凡①春夏修合，用清油一两，于铫内熬，令末散香熟。次下酒煮蜡四两，同化作汁，就锅内乘热拌和前项药末。秋冬修合，清油一两半，同煎煮热作汁，和匮药末成剂，分作小铤子，以油单子裹之旋圆，服饵。

---

　①　凡，底本与台湾故宫影宋抄本俱作"圆"，然作"圆"义难通顺，无法句读。这是辗转传抄所致的错误，盖先抄者以形近，误作"丸"，后抄者以"丸"与"圆"通，便抄作"圆"了。一误再误矣，今据《覆载万安方》"感应圆"条改。

活人事证方后集卷之九

痰饮门

论痰饮证候

　　人之有痰饮病者，由荣卫不清，气血败浊，凝结而成也。内则七情汩乱，脏气不行，郁而生涎，涎结为饮。四饮者即悬饮、溢饮、支饮、痰饮是也。悬饮者，饮水流在胁下，咳唾引痛；溢饮者，饮水流于四肢，当汗出而不汗，身体疼重；支饮者，咳逆倚息，短气不得卧，其形如肿；痰饮者，其人素盛今瘦，肠间漉漉有声。又有留饮者，背寒如手大，或短气而渴，四肢历节疼，胁下痛引缺盆，咳嗽则转甚。又有伏饮者，膈满，喘咳，呕吐，发则寒热，腰背痛，目泪出，其人振振恶寒，身瞤惕。故曰：四饮生六证。或云：五饮者，即留饮、伏饮合为一证是也。

　　丁香五套圆①　　夫胃气虚弱，三焦痞②涩，不能宣行水谷，故为痰饮。结聚胸臆之间，令人头目昏眩，胸膈胀满，咳嗽气急，呕逆腹疼。伏于中脘，亦令臂疼不举，腰腿沉重，久而不散，流入于脾。脾恶湿，得水则胀，胀则不能消化水谷。又令

---

　　① 圆，底本为"员"。
　　② 痞，底本为"否"。

腹中虚满，而不食也。此药主之。

傅公实方，其子宣赞①安民传。

半夏一两，切破　天南星一两，每个切作十数块。二味先用水浸三日，每日易水，次用白矾三两研碎，调入水内，再浸三日，洗净焙干　干姜炮，一两　良姜一两　白术一两　茯苓一两　木香半两　丁香半两，不见火　青皮去白　陈皮去白，各半两

上十味，为细末，用神䴴一两，大麦蘖二两，同碾，取末打糊，和药为圆，如梧桐子大。每服三十丸至五十丸，温熟水送下，不拘时候。常服温脾胃，去宿冷，消留滞，化饮食，辟雾露风冷、山岚瘴疠、不正非时之气。但是酒癖停饮，痰水不消，累服汤药不作效者，服之如神。

千金圆　治中寒停饮不散，痰实，不入食。

王嗣康方

硫黄二两，通明者，别研如粉　青皮四两，去白　白茯苓二两半夏一两，汤洗，去脐　干山药二两　附子一两，去皮、脐，生用

上为细末，拌匀，汤浸，炊饼圆，或用淡面糊，圆如梧桐子大。每服三十丸至五十丸，空心、食前服。

枳壳半夏散　治远年痰饮，发作有时，诸药未效者。

半夏汤洗七遍　枳壳麸炒黄　缩砂仁　陈皮去白　白茯苓各半两　丁香二钱半　木香二钱半

上件七味，并为粗末，每服四大钱，水一盏半，煎八分。食前热服，可断根本。

---

①　宣赞，宋代官名。原名通事舍人，政和中改称官赞舍人。

三奇散　治一切嗽，不问新旧，喘顿不止，昼夜无时。

陈氏云：予家一仆①，久苦此疾，数令医治，如水投石，偶在曲江置得沅州一婢，亲制此药，两服而愈。

款冬花二百文　熟干地黄二两　佛耳草五十文

上焙干，碾为粗末，每次二大钱，装猛火于香炉中烧之。用纸作筒子，一头大一头小，如粽子然，安在炉上，以口吸烟，尽为度，即以茶清咽下，有涎出任之。

三妙汤　治痰嗽。

武昌赵都统传，其家屡服得效。

大罂粟壳四枚　乌梅②二枚　北枣二枚

上于银石器中，用水两大盏，煎一半，候熟，入少饧。临睡随意热温冷饮，略仰卧，少定嗽止。

快活圆　常服消食化痰，养生之家不可阙。

韩倅子髦传，此方甚验。

枳壳一两半，炒　桔梗二两　半夏二两，汤洗七遍　桂一两

上为末，姜汁糊丸桐子大，每服二十丸，姜汤下，食后。

前胡散　治痰客于上焦，久之令人昏眩。

前胡去芦　人参去芦　紫苏子真者　赤茯苓各三分　甘草炙　陈皮去白　枳壳麸炒　半夏汤洗七遍　木香生用，各半两

上九味，㕮咀，每服三钱，水一大盏，生姜十片，煎至半

---

① 仆，底本误作"获"。

② 梅，底本为"枚"。

盏，去滓，热服。

紫芝丸　治痰。

五灵脂粒粒取全者，去砂石　半夏汤浸七遍，慢慢浸，令心透

上二味，等分为细末，生姜自然汁浸，蒸饼为圆，如桐子大。每服二十丸至三十丸，生姜或茶汤下，食空、临睡时服。

三仙圆　治中脘气滞，胸膈烦满，痰涎不利，头目不清。

天南星生，去皮　半夏沸汤泡七遍。二味各五两，碾为细末，用生姜自然汁和，不可太软，但手捏得聚为度，摊在筛内，用楮叶盖之，令发黄色，晒干收之，须是五、六月内做粬，如酱黄法　香附子略炒，于砖上磨去毛，五两

上用南星、半夏粬饼子二两，净香附子一两，同为细末，水煮面糊为丸，如梧子大。每服二十至三十丸，食后、临卧，姜汤下。

导痰汤

费达可运使传。

白茯苓　桂心　半夏汤洗十次　干生姜　橘红　枳壳炒香

甘草

上等分为末，入生姜三片，煎七分，非时温服。

半夏汤　治痰饮。

捷径赵从简方。

白茯苓　半夏汤洗七遍

上等分，各剉如小豆，每服秤三钱，水一盏半，生姜十

片，煎至七分，去滓服。

神效化痰飞矾丹

张承祖运干①传。

飞过枯矾二两，北矾、绛矾尤佳，如无，只用通明南矾　半夏一两，生姜制一宿　天南星一两，切作片子，用皂角②水浸过一宿，来日就用铫子熬，水尽为度　白僵蚕一两，半两生用，半两米醋浸一宿

上同为细末，姜汁糊为丸，如梧桐子大，小丸亦得。每服十五丸至二十丸，生姜汤下。兼治喉闭，用薄荷两叶，新汲水浸少时，嚼薄荷，吞药，以水送下。如咽不得，即以十五粒捣细，用皂角水调，灌下即开。又治小儿急、慢惊风，牙关紧急，不可开者，亦用皂角水调涂牙龈上，入咽即活。

神仙化痰圆　亦治风秘，甚妙。

天南星四两　半夏四两。二味生姜、皂角各四两，水五升，同煮水尽，去姜及皂角　丁香一两　橘红二两

上为细末，白水面糊为丸，如梧桐子大。每服三十丸，生姜汤下，食后。

下痰圆

李镛解元传。

橘红四两　白术两半　半夏一两，姜制　天南星二两，炮

上为细末，姜汁煮面糊为丸，如梧桐子大，姜汤下四十

---

① 运干，宋代官名转运司干办公事的省称。
② 此处底本原有一"挪"字，查《普济方·痰饮方》165卷无此字，据删。

粒，不拘时候。

破痰消饮圆　治一切气，一切饮，其效甚速。
何自然中丞传。

京三棱一两，灰炮，捶碎　半夏三两，汤泡七次　蓬术一两，灰炮，捶碎　青皮一两，洗　草果一两，面裹，炮　陈皮一两，洗　良姜一两，湿纸裹煨　川姜一两，炮裂

上并焙干，秤，为细末，水煮糊为圆，如桐子大，阴干。每服五十圆，姜汤或熟水下，不计时候。

薛氏桂辛汤　下痰饮，散风邪，止涎嗽，聪耳鼻，宣关窍，利咽膈，清头目，解冒眩，进饮食。
邓左丞方

桂去皮　细辛去苗土　干姜　人参去芦　白茯苓去皮　甘草炙，各二分　五倍子　陈皮去白　白术　半夏汤浸洗七遍，细切如豆，不搗。各三分

上件除半夏外，搗罗为粗末，再同拌匀。每服二钱，水二盏，同煎至一盏，去滓温服，食前。

宣肺散
钱医产家方，盛公纪传。

白茯苓四两　干姜一两半，炮　五味子二两半　细辛二两半　甘草二两半，炙　人参二两，去芦

上为细末，每服二钱，沸汤调下，食后、临卧服。

新法半夏汤　治痰。

郭医传

大半夏四两，汤洗七次，每个切作两片，用白矾一两，碎之，沸汤一碗，乘热浸半夏一昼夜，汤洗去矾，摊①干。一片切作两片，再用生姜自然汁，于银盂中没头浸一昼夜，却于重汤中炖②，令姜汁干尽。慢火焙干，为细末，再用生姜自然汁搜成饼子，曝或焙干，炙黄，勿令焦　甘草二两半，炙　陈橘红　草果煨，取肉　神粬炒　缩砂仁各一两　丁香　白豆蔻仁各半两

上八味，为细末，每服抄一钱，先用生姜自然汁一匙，调成膏子，入少炒盐，沸汤点服。

治痰茯苓圆

本治臂痛，具《指迷方》中云：有人臂痛不能举手，或左右时复转移，由伏痰在内，中脘停滞，脾气不流行，上与气搏。四肢属脾，滞而气不下，故上行攻臂，其脉沉细者是也。后人谓此臂痛乃痰证也。用以治痰，无不效者。

茯苓一两　枳壳麸炒，去瓤，半两　半夏二两　风化朴硝一分

上四味为末，以生姜自然汁煮糊，丸如梧桐子大。每服三十丸，生姜汤下。累有人为痰所苦，夜间两臂常若有人抽牵，两手战灼，至于茶盏亦不能举。只以此药治之，皆随服随愈。世间所谓痰药者多矣，至于立见神效，未有若此药之妙也。

破饮圆　治一切停饮不散，时呕痰沫，头眩欲倒，膈脘不利。漳州周判官柄传。

---

① 摊，底本为"滩"。
② 炖，底本为"顿"。

白术一斤二两　干姜六两,炮　肉桂六两　赤茯苓七两　旋覆花八两　枳实二两

上件为末,面糊为丸,如梧桐子大。每服五十丸,熟水下,不拘时。

搜饮丸

宇文尚书方。

木瓜一个,切下顶作罐儿,去瓤　生白矾　半夏糷各等分

上将二味药,填在木瓜内,却用元①顶盖定,用麻缕扎缚,于饭甑上炊②两次,烂研,以宿蒸饼为丸,不拘多少,但和得聚即止,如梧桐子大。每服三、五十丸,生姜汤下,不计时候。

倍术散　治酒癖痰饮,此药大有功效。

白术二两　附子炮,去皮、脐,一两

上㕮咀,分三服,水一大瓢③,姜十片,煎七分,去滓,空心服。脏腑微动即安。

芎辛散　治壅塞痰盛,清头目。

辛丑年,葛丞相作正言苦此疾,逾月语音不出,服柴胡之类亦不能去,医者云是燥,用此药数服而愈。

川芎　细辛　防风　桔梗　白芷　甘草　羌活以上各一两
桑白皮半两

---

① 元,通“原”。
② 炊,底本为“吹”。
③ 瓢:盛茶酒的陶器。

上为细末，每服二钱，水一盏半，生姜二片，薄荷三叶，煎至七分，不饥不饱时温服。

人参紫菀汤　治肺气不调，咳嗽喘急，胸膈烦闷，痰涎不利，坐卧不安，昼夜不止，久不愈者，以致形容瘦减、力气羸劣者并宜服之。

苏司法次参[①]传之于滕举二方。

人参一分　京紫菀半两　款冬花半两　五味子一分　杏仁半两　甘草一分　缩砂仁一两　罂粟壳去顶、瓤，用姜汁制炒，一两　桂枝一分

上并为饮子，每服四钱，水一盏半，姜五片，乌梅两个，煎至七分，去滓，温服。

星砂圆　消痰积，温中顺气，治一切风痰，利胸膈，壮脾胃，及内伤生冷，腹胁胀痛，酒后痰实呕吐，服之神效。

镇江邢医方，朱子新传。

天南星四两，汤浸洗七遍　良姜四两　缩砂仁二两

上为细末，以生姜自然汁煮，面糊为圆，如梧桐子大。每服十五、二十丸，生姜汤下，不计时候。夏月吃生冷尤宜服。虽多至七、八十丸，无害。加香附子二两尤妙。

化痰圆　治停痰宿饮。

半夏汤洗七遍，别作末　人参去芦　白茯苓　白术　桔梗切作小块，姜汁浸。以上各一两　枳实　香附子　前胡　甘草以上各半两

---

① 苏次参，南宋人，开庆无年（1259）任安乡知县，曾开义仓赈饥，得誉。

上为细末，用半夏、姜汁煮糊，丸如梧桐子大。每服三、四十丸，姜汤下。

玉尘散　治痰饮。

出《千金方》。

桑白皮自取东向未出土者，净洗，二两　桔梗三两　半夏一两，沸汤泡七遍　南星一两，沸汤泡七遍

上为粗末，每服三钱，水一盏半，生姜七片，煎至七分，去滓，温服。一方加北五味子各等分。

十枣汤　治悬饮，咳唾，引胁下痛。又治支饮，咳烦，胸中痛至百日、一岁，其脉弦者。

叶伯材处此数方，大有神效。

芫花微炒　甘遂　大戟炒

上等分为末，水一盏半，枣十个，煎至八分，去枣。调药，壮人一钱，羸人半钱。平旦温服。不下者，次日更加半钱。下后，糜粥自养。若已下，不可与之。

大青龙汤　治溢饮，身体疼重，汗不出，拘急痛。

麻黄去节，汤，七钱半　桂心　甘草炙，各二钱半　石膏鸡子大　杏仁四十枚，炒，去皮尖

上为剉散，每服四大钱，水一盏半，姜五片，枣二枚，煎七分，去滓，空腹服，温覆。一服汗者，勿再服。复汗出多，亡阳虚逆，恶风烦躁，不得眠也。

小青龙汤　治溢饮、支饮，倚息不得卧，及喘满者。

麻黄去节，汤　芍药　细辛　桂心　干姜炮　甘草炙，以上

各三钱三字　　五味子二钱　　半夏汤洗七次，三钱

上为剉散，每服四大钱，水一盏半，煎七分，去滓，空腹服。渴者，去半夏，加瓜蒌根三钱三字；微利，去麻黄，加芫花，一鸡子大，炒入；噎者，去麻黄，加附子一枚，炮；小便不利者，去麻黄，加茯苓半两；喘者，去麻黄，加杏仁三钱三字；咳而上气，肺胀，其脉浮，心下有水气者，胸中痛引缺盆，加石膏二钱半，研。

防己桂枝汤　治膈间支饮，其人喘满，心下痞坚，面色黎黑，其脉沉紧，得之数十日，医吐下之不愈。

木防己三两　　桂心二两　　人参四两　　石膏六两

上四味为剉散，每服四大钱，水一盏半，煮七分，去滓，温服。虚者即愈，实者三日。复发，再服。不愈，宜去石膏，加茯苓四两，芒硝一两半，微利则愈。

小承气汤　治支饮胸满。

厚朴四两，姜制　　大黄二两，蒸　　枳实一两，麸炒，去瓤

上为剉散，每服四大钱，水一盏半，煎七分，去滓，不拘时服。

参苓饮　治胸中停痰宿水，自吐出痰后，心胸间虚，气满，不能食，宜服此方，大有神效。

茯苓　　人参　　白术各三两　　枳实麸炒，去瓤，二两　　橘皮一两半

上为剉散，每服四大钱，水二盏，姜三片，煎七分，去滓，空腹温服。

活人事证方后集卷之十

呕吐门

治诸呕吐发作所因证候

呕吐，虽本于胃，然所因亦多端。故有寒热、饮食、血气之不同，皆使人呕吐。据《论》云：寒气在上，忧气在下，二气并争，但出不入。此亦一途[①]，未为尽论。且如气属内因，则有七种不同；寒涉外因，则六淫分异，皆作逆。但郁于胃则致呕，岂拘于忧气而已？况有宿食不消，中满溢出，五饮聚结，随气翻吐，痼冷积热，及瘀血凝闭。更有三焦漏气，走哺[②]，吐利，泄血，皆有此证，不可不详辨也。

寒呕证治

病者胃中寒，心下淡淡，四肢厥冷，食即呕吐，名曰寒呕。或因饮食多，致伤胃气，或因病，曾经汗下，致胃气虚冷之所为也。

叶伯材处此数方，大有神效。

---

① 途，底本为"涂"。
② 走哺，指上见呕逆、下见二便不通的病症。

四逆汤　治寒呕，脉弱，小便复利，身有微热。见厥者，难治。

甘草一钱，炙　干姜三钱三字　附子六钱重，生，去皮、脐

上为剉散，每服三钱重，水二盏，煎七分，去滓，食前、温服。

灵液丹　治胃中虚寒，聚结痰饮，食饮不化，噫醋停酸，大便反坚，心胸胀满，恶闻①食气，妇人妊娠恶阻，呕吐，不纳食者。

硫黄打碎，一两　附子一两，去皮、脐，切绿豆大　绿豆四两，水一碗，煮干，焙

上为末，生姜自然汁煮，面糊为丸，如梧子大。每服五十丸，米汤下，食前服。

热呕证治

病者胃中挟热，烦躁，聚结涎沫，食入即吐，名曰热呕。或因胃热伏暑，及伤寒，伏热不解，湿阻②之类，皆热所为也。

小柴胡汤　治呕哕烦渴，寒热往来，身面皆黄，小便不利，大便秘涩，并宜服之。

柴胡去芦头，秤半斤　黄芩　人参去芦头　甘草炙，各三两
半夏汤洗七次，焙干，秤二两半

———————————

① 闻，底本为"间"。
② 阻，底本为"疽"。

上五味，同为粗末，每服三大钱，以水一盏半，入生姜五片，枣一个，擘破，同煎至七分，去滓，稍热服，不拘时。

痰呕证治

病者素盛今瘦，肠中沥沥有声，食入即呕，食与饮并出，名曰痰呕。或因气郁，涎结于胃口，或因酒食甜冷，聚饮之所为也。

大半夏汤　治心气不行，郁生涎饮，聚结不散，心下痞硬①，肠中沥有声，食入即吐。

半夏二两，汤洗十次，完用　人参三钱②，切

上分四服，每服水三盏，蜜二钱重，和水，扬令匀，水药煎至六分，去滓，温服。一法有生姜七片。

治法曰：呕家先渴③，今反不渴者，以心下有支饮故也。治属支饮，无不取效。

食呕证治

病者胸腹胀闷，四肢厥冷，恶闻食臭，食入即呕，朝食暮吐，暮食朝吐，名曰食呕。此由饮食伤脾，宿谷不化之所④为也。

大养胃汤　治饮食伤脾，宿谷不化，朝食暮吐，暮食朝

---

① 硬，底本为"鞕"，据《三因极一病证方论》改。
② 三钱，底本为"钱三"。
③ 渴，底本为"谒"。
④ 底本此处多一"所"字。

吐，上气复热，四肢冷痹，三焦不调。及胃虚，寒气在上，忧气在下，二气并争，但出不入，呕不得食。

厚朴去皮　生姜各二两，剉　肥枣三两，剉，同上二味炒　白术　山药炒　人参　川芎　橘皮　当归　五味子　藿香　甘草炙　枇杷叶刷去毛，用姜炙　黄芪各一两

上为剉散，每服四钱，水一盏半，姜三片，枣一个，煎七分，去滓，空腹服。或为细末，大汤调下亦快。

血呕证治

病者心下满，食入即呕，血随食出，名曰血呕。此由瘀蓄冷血，聚积胃口之所为也。

茯苓汤　治忧怒兼并，气攻血溢，停留胃管，暧闻血腥，呕吐食饮。及妊娠中脘宿冷，冷血侵脾，恶闻食气，病名恶阻。

半夏三两，汤洗七次　茯苓　熟地黄各一两八钱　橘皮　细辛　人参　芍药　川芎　旋覆花　桔梗　甘草炙。各一两二钱

上为剉散，每服四大钱，水二盏，姜七片，煎七分，去滓，空心服。有客热，烦渴口疮者，去橘皮、细辛，加前胡、知母；腹冷下利者，去地黄，入桂心炒；胃中虚热，大便闭，小便涩，去地黄，加大黄一两八钱，黄芩六钱。

当归汤　治三焦虚损，或上下发泄。吐、唾血皆从三焦起。或因热损发，或因酒发，悉主之。

当归　干姜炮　熟地黄　蘖皮　小蓟　羚羊角镑　阿胶炒，

各三钱三字　　白术　芍药各半两　黄芩　甘草炙，各一分

上为剉散，每服三钱，水二盏，竹茹一块如指大，煎至八分，去滓，入伏龙肝半钱匕，头发灰半钱匕，蒲黄半钱匕，再煎至七分，不以时服。

气呕证治

病者心膈胀满，气逆于胸间，食入即呕，呕尽却快，名曰气呕。胃者，足阳明，合荣于足，今①随气上逆，结于胃口，故生呕病也。

茱萸人参汤　治气呕，胸满，不纳食，呕吐涎沫②，头疼。

吴茱萸汤洗数次，五两　人参三两

上为剉散，每服四大钱，水一盏半，姜五片，枣三枚，煎七分，去滓，不以时服。

藿香汤　治心下虚满，饮食不入，时时呕吐，惄惄短气，大病将理不复，胃气无以养，日渐羸弱。

藿香　人参　桂心　桔梗　木香　白术各半两　茯苓③半两　枇杷叶十片，去毛　半夏一两，汤洗，用姜汁制

上为剉散，每服五钱，水二盏，入炒姜丝一分，煎七分，去滓，食前服。

---

① 今，底本为"令"，据《医方类聚》改。
② 涎沫，底本写作"涯沐"，据《三因极一病证方论》及《医方类聚》改。
③ 苓，底本误为"芩"。

哕逆治法

橘皮竹茹汤 治咳逆呕哕，胃中虚冷，每一哕至八九声相连，收气不回，至于惊人。

橘皮二两　人参一两　甘草炙，半两

上为剉散，每服四钱，水一盏半，竹茹一小块，姜五片，枣二个，煎七分，去滓，不以时服。

大藿香散 大治一切心肺、脾胃气变为万病，服之皆愈。

盛季文传于贺方回，云：顷在河朔，因食羊肝，生脾胃泄泻、脓血，仍发脾气，呕吐霍乱，心腹撮痛，时出冷汗，四体厥逆，殆不可忍。邑宰万俟湜怀此药，煎以进，再服即定。既而求其方常服，尤能和气进食。

藿香叶一两　木香　陈皮去白　肉豆蔻面裹，煨　诃子煨，去核　人参去芦　大麦蘖炒　良姜炒　神粬炒　白茯苓　甘草炒　青皮去瓤，面炒　厚朴姜汁制炒。以上各一两　白干姜半两，炮

上为细末，每服二钱，吐逆泻痢不下食，或呕酸苦水，翻胃恶心，并用水一盏，煨生姜半块，拍破同煎，盐一捻，安盏中，候煎药及七分，热呷。

安脾散 治翻胃吐食，及吃食咽酸，日吐黄水，曾经诸方不瘥者，服之神效。

顷者以事至临安，寓止詹翁店。詹翁年六十余，苦翻胃，危殆，已治棺在床侧。予往别去，其翁已不能言。及再自淮上归，过其门访问，此翁已出迎揖，见其颜色极红润，甚惊异之。问其所以，乃云：有一川官来歇，得药数服遂无事。其后

授得此方，昨以此①在建康医朱机宜新妇，及近日医圆通观维那，皆作效。其妙不可具述。詹承宗书。

高良姜一两，以百年壁上土二、三合敲碎，用水二碗煮干，薄切成片　草果面煨，去壳　南木香　胡椒　白茯苓　白术　丁香怀干　人参去芦　陈皮去瓤。以上各半两　甘草一两半，炙

上同为细末，每服二大钱，空心、食前、米饮，入盐点服，盐酒亦得。

半夏圆　治翻胃及不忺②饮食。

杨叔子知府传，甚效。

半夏汤洗十遍　　胡椒

上等分为细末，姜汁为圆，如桐子大。每服三、五十圆，姜汤下。

丁香圆　治呕吐。

无为徐医。

半夏七个，汤洗去滑　丁香十四粒　　胡椒二十一粒

上同为细末，生姜自然汁圆如大鸡头大。每用一圆，以干枣一枚擘破，去核，入药在内，以湿纸裹，煨熟，放温，以米饮汤烂嚼送下。

丁香温气汤　治胃寒，呕吐涎沫，甚妙。

张上舍传，云其母常服有效。

---

① 此，底本阙，据《是斋百一选方》补。
② 忺，音 xiān，高兴，惬意。

丁香一两　白茯苓二两　人参一两半，去芦　黄芪二两，去芦　白术一两半　附子二两，炮，去皮、脐　桂心一两，去粗皮　良姜一两半　吴茱萸一两，汤浸，微炒　半夏一两半，沸汤①泡十次　甘草七钱，炙　沉香少许　诃子面煨，去核，三分

上件㕮咀，每服四钱，水一盏半，姜五片，枣二个，煎七分②，去滓，不拘时候。

---

① 汤，底本为"沸"。
② 分，底本为"公"。

活人事证方后集卷之十一

肿满门

治十水肿满证候

十肿证候，以短气不得卧为心水，两胁疼痛为肝水，大便鸭溏为肺水，四肢苦重为脾水，腰痛足冷为肾水，口苦咽干为胆水，乍虚乍实为大肠水，腹急肢瘦为膀胱水，小便秘涩为胃水，小腹急满为小肠水。各随其经络，分其内外，审其脉证而甄别之。然此十水，谓之正水。外有风水、皮水、石水、黄汗。以义考之，风合归肝，皮合归肺，黄汗归脾，石合归肾，虽名理不逾，奈证候少异，古方备列，不可不辨。但风水脉浮，必恶风；皮水亦浮，按不没指；石水脉浮，不恶风；[①] 石水脉沉，腹满不喘；黄汗，脉沉迟，发热多涎，久而不愈，必致痈脓。

五伤证候，诸唇黑则伤肝，缺盆平则伤心，脐出则伤脾，足平则伤肾，背平则伤肺。凡此五伤，必不可疗也。治法曰：腰以上肿，宜发汗，腰以下肿，宜利小便，学者当知之。

苦葫芦散　治遍身水肿如神。

---

① 底本此处多一句"皮水亦浮，按不没指"。

吕大资宅经效秘方。

木通一两半，细剉　泽泻三分　苦葫芦子一两半　防己三分
猪苓一两，去黑皮　海蛤一两，细研

上件药，捣罗为末，每服五钱，水七分，酒七分，入葱白
五寸，煎至八分，去滓，食前温进。当下小便数升，肿消。

大蒜圆　治气虚水肿浮胀。

滁州公使、酒库攒司陈通，患此一病，垂死，医者已不下
药。偶一妇人传此方，云是道人所授。服之，病自小便而下，
几数桶，遂愈。

大蒜一个　蛤粉

上以蒜研烂，以蛤粉和，无分两，可圆即止，如梧桐子大。
每服十圆，白汤下。若气不升降，即以大蒜一头，每瓣切开，
逐瓣内入①茴香七粒，用湿纸裹，煨香熟，烂嚼，白汤送下，不
以多少。若脏腑不止，即以丁香如茴香法煨服，每瓣用三粒。

吴茱萸汤　治脾虚脚肿，面黄，小便黄赤，腹胁胀满，疞
痛，或大小便涩。

钱昭远知县传。

吴茱萸一两，去枝，汤泡　枳实麸炒，去麸，半两　赤茯苓一
两　半夏汤泡，半两

上㕮咀，三钱重，水一盏半，生姜七大片，同煎八分，去
滓，热服，不以时候。

_____

① 　入，底本误为"八"，此据台湾故宫影钞本改。

冬瓜散　治水气极有神效。

冬瓜一枚，着中者，去瓤　肉桂十两，剉

上以肉桂内冬瓜中，盖口，湿纸裹数重，撅地坑，簇以炭火，煅令存性，为细末。每服二钱，米饮调下，日二服。一料可绝根本。

枣仁散　治浮肿。

俞子清少卿家传方，云得效甚多。

红枣核捶破取仁　白茯苓等分

上为细末，米饮调下。

黄鱼汤　治水气。

王尚之提刑传，云武义县方，已治数人，甚妙。

黄颡鱼一个　绿豆一合许

上煮淡羹，顿食。绍兴张医升之云：以商陆根煮绿豆，令熟，去商陆，取绿豆任意食之，亦妙。王氏《博济方》第二卷"逐气散"，与此二药大同小异。

木瓜汤　治水气。郑签判名本中云。

宣木瓜一个　吴茱萸

上以木瓜，用竹刀切下盖子，去子并瓤，入吴茱萸在内，却将盖子用竹签签定，蒸熟。各研细焙干，同为细末。以紫苏熟水调下，不计时候。积日水自消退。①

---

① 底本此处约缺二页，注有"原书阙"。

导水圆　治男子、妇人水气，肿满。①

茯苓琥珀圆　治水气，通身浮肿。②

消肿圆③　治水气、腹胀四肢皆肿。④ 喘⑤急咳嗽，睡卧不得，服之小便自利，肿胀悉消。须忌盐酱、藏腌⑥之物。

淡豉二两，新好者研　巴豆一两，去壳，河水半升煮干，去心，出油取霜　五灵脂去砂石，一分　京三稜煨，切　大戟新者　杏仁烧留性，研细。三味各半两

上件为细末，以生面水调，搜和，杵千下，圆如绿豆大。每服五丸，浓煎桑白皮汤送下，食后服。大便秘者，加至十丸。喘急者，用杏仁，去皮、尖，研细，浓煎汤送下。忌甘草三日。

塌胀圆⑦　治水病，浑身肿胀，喘急，小便不利。

白樟柳根三两，剉细　赤小豆五两　陈皮去白，二两　木香一两⑧

上件为细末，滴水和丸，如绿豆大，每服三十丸，煮赤小豆汤下，不拘时候。

---

① 底本原缺方名与证治，此据目录"肿满门"补。方剂未详。
② 底本原缺方名与证治，此据目录"肿满门"补。方剂未详。
③ 底本原缺方名，此据目录"肿满门"补。
④ 治证据目录"肿满门"补，以下仍缺数个字。
⑤ 喘，底本原阙，据《杨氏家藏方》补。
⑥ 腌，底本写作"淹"。
⑦ 塌胀圆，目录为"消胀圆"。此据《杨氏家藏方》改。
⑧ 底本中缺剂量，仅有"一"字。此据《杨氏家藏方》补。

冬瓜圆 治十种水气浮肿，喘满。

大冬瓜一枚，先于头这切一盖子，取去中间瓤不用，以赤小豆，水淘净，填满冬瓜中，再用盖子合了，用竹签签定，以麻线系。纸筋、黄泥通身固济，窨干。用糯谷破取糠片两大箩，埋冬瓜在内，以火着糠内煨之。候火尽取出，去泥，刮冬瓜，令尽薄，切片子并豆，焙干。

上为细末，水煮面糊为圆，如梧桐子大。每服五十丸，煎冬瓜子汤送下，不拘时候。小便利为验。

海蛤汤 治水气，肢体肿满，元气发动，遍身壮热，小便不通。此药最妙。

海蛤 泽泻 木猪苓去皮 木通 滑石 桑白皮 葵菜子①七味各一两

上件为细末，每服二钱，水一盏，入灯心十茎，通草二寸，同煎至七分，温服，食前。

消胀圆 治蛊胀，推气退肿。

法楜四两，焙 干葛二两 肉桂去粗皮，一两 葴仁三十粒 巴豆二十五粒，去皮、油，生用 陈皮去白，一两 槟榔半两 木香一两 缩砂仁一两 黑牵牛一省升，用无灰酒半升，浸一宿，取出焙干

上件为细末，用獖肚一枚，净洗，将前件牵牛盛在内。用无灰酒五升，慢火煮之，酒尽肚烂，取出，于臼中捣极烂，和前药末一处杵为圆，如绿豆大。每服五十丸，空心、日午、临卧，温酒送下。更量虚实加减之。

---

① 葵菜子，即冬葵子。

萝卜子圆　治蛊气胀满，四肢虚浮，上气喘急，大小便秘涩。服此有效。

萝卜子四两，炒令黄　雷丸一两，炒黄　白附子一两半，炮　槟榔半两　陈皮去白，二两　蓝根二两，炒黄

上件为细末，酒煮面糊为丸，如绿豆大。每服十九至三十丸[1]，橘皮汤、空心吞下。

独胜散　治水气肿胀，无比之妙。

大理孙评事传。一家专货，此药盛行，服者皆痊。

川独活

上用巴豆炒，去巴豆，碾为细末，煮精猪肉蘸药服。

气宝圆　治腰胁俱病，如抱一瓮，肌肤坚硬，按之如鼓，两脚肿满，曲膝仰卧，不能屈伸。自头至膻中，瘦瘠露骨，胸膈塞隘，四肢无力，饮食无味。气积、食积并皆治之。

青皮一两，去白　羌活半两　川芎半两　陈皮半两，去白　茴香半两　南木香半两　槟榔一两　大黄一两半　当归半两　黑牵牛末二两

上细末，用不蛀皂角熬膏为丸，如桐子。每服五、七十丸至百丸，生姜、灯心煎汤送下。一切气血凝滞，风毒炽盛，及脚气走疰作肿痛，或大便秘，并宜服。脚气入腹，心胸满闷，寒热往来，状类伤寒，更兼服《局方》苏子降气汤。治痈疽、疮疖、便毒尤宜。

---

① 丸，底本为"圆"，现据文义改为"丸"。

青龙圆 治久新水蛊病。

轻粉二钱 白丁香二钱 硇砂一钱 青黛一分

上同研匀，水和成块，硬软得所，用生蒸饼面裹一重，以桑柴慢火煨熟。不去已烧熟面，再以生面又裹一重，再如前煨，候香，放冷，取出药，不用面。别煮好面糊为丸，如黍米大，用茴香汤下三丸，日三服；第二日四丸，日三服；第三日五丸，亦一日三服。每日如此加服，自然水尽。其水有自三服下，有自五服下者，凡水下即溺，至七日即止。

葶苈圆 治一切水蛊气，通身肿满，喘急。

人参一两，剉，炒 苦葶苈四两，铺纸在铫中，炒

上为细末，煮枣，去皮、核，擂细搜丸，如桐子大。每服三、四十丸，桑白皮煎汤送下。喘急、食后，不计时亦得。

复元丹 治水肿。

夫心肾真火，能生脾肺真土。今真火气亏，不能滋养真土，故土不制水，水液妄行；三焦不泻，气脉闭塞；枢机不通，喘息奔急；水气盈溢，渗透经络；肢①肤溢满，足胫尤甚。两目下肿，腿②股间冷，口苦舌干，心腹坚胀。不得正偃，偃③则咳嗽，小便不通，梦中虚惊，不能安卧。

叶伯材处此数方医肿，累有神效。

附子炮，二两 南木香煨 茴香炒 川椒炒，去汗 独活

---

① 肢，底本为"支"。
② 腿，音 zhuì，足肿。
③ 偃，此处底本为空格，此据文义及参校《世医得效方》补。

厚朴去皮，剉，姜制炒　白术略炒　陈橘皮　吴茱萸炒　桂心以上各一两　泽泻一两半　肉豆蔻煨，半两　槟榔半两

上一十三味为末，糊丸梧子大，每服五十丸，紫苏汤下，不以时。此药世传，屡验，未尝示人。其间君、臣、佐、使，与造物同妙，服者自知，要当屏去诸药，一日三服，先次旋利如倾，次乃肿消喘止。盖药能助真火，以养真土，运动枢机，安平必矣。法当禁欲，并绝咸半年，乃不再作。

当归散　治如前。

当归洗　木香煨　赤茯苓　桂皮　槟榔　赤芍药　牡丹皮　陈皮　木通　白术各剉，焙干，秤等分

上为末，脚膝、头面肿，大小便不快，每服二钱，水一盏，紫苏二叶，淡木瓜一片如指大，同煎八分，温服，日三。如已愈，常服，早晚二。觉气下，或小便快，是效。脏寒，去槟榔；脐已凸，添大腹皮、木猪苓各一两。忌乌鸡肉、咸酸、海味物。

消肿圆　治水肿喘满，小便不利。

滑石　木通　白术　黑牵牛炒　通脱木　茯苓　茯神去木　半夏汤，去滑　陈皮以上各一分　木香半分　瞿麦穗半钱　丁香半钱

上为末，酒糊丸，如梧子大，每服三十丸，灯心、麦门冬汤温服。

消肿散　治水气浮肿，喘呼不得睡，烦热躁扰，渴燥，大小便不利。

大黄蜜蒸　山栀炒　甘草炙　干葛　橘皮　麻黄去节，汤
马牙硝　川芎以上各等分

上为细末，蜜汤调下，二钱。

第一退水圆　能化气退水肿，去宛①荃，利湿，通小便。

蓬术炮　三稜煨　桂心　青皮　益智以上各半两　巴豆二十
粒②，去皮、油，别研

上为末，面糊丸如梧子大，用黄栀十个，劈破，荆芥、黑
牵牛、酸浆草各少许，煎汤，空腹下二、三十丸。

第二退水饼　服前药未效，即服此方。

甘遂　大戟

上为末，入面打水，调为饼，如棋子大，火煨熟，五更淡
茶汤嚼下一饼。

第三大腹子散　取转后调正胃气，进食。

大腹子炒　桂心　茴香炒　陈皮各半两

上为末，每服二钱，米饮调下。

换金散　治水气肿满。

苦葫芦子

上炒为细末，每服二、三钱，木通、陈皮煎汤调下。

----

① 宛，底本为"苑"。去宛荃，中医治疗术语，出《素问·汤液醪醴论》：
"平治于权衡，去宛陈荃"。
② 粒，底本为"立"。

异功散　治水气蛊胀。

池中立死干荷叶

上烧灰，每服一钱，米饮调下，日三服，不拘时。

嘉禾散①　治水蛊腹胀。

上取嘉禾散、四柱散细末，各等分，合和令匀，依法煎服。

绍兴术士朱蕤衣，名黼②，苦此疾，医者但令服嘉禾散，久之不效。葛丞相授以此法，遂安。

治水气　神仙所授。

上用冬瓜自然汁，和大麦面，作馎饦③食之。

治水蛊

商陆根，赤者捣烂，贴脐心，以绵帛系缚定，病自小水而去。商陆有二种，白者不可用。

---

①　底本原阙方名，此据目录"肿满门"补。
②　黼，音 fǔ，古代礼服上白与黑相间的花纹。此处为人名。
③　馎饦，音 bótuō，一种煮食的面食，见《齐民要术》卷九。

活人事证方后集卷之十二

疝气门

治诸疝气发作证候

　　经论虽云七疝，诸疝等更不见名状，但出寒疝、㿗疝而已，唯《大奇论》列五脏脉为五疝证。所谓肾脉大急沉为肾疝，肝脉大急沉为肝疝，心脉搏滑急为心疝，肺脉沉搏为肺疝，三阴急为脾疝。三阴，即太阴脾脉也。大抵血因寒泣，则为瘕；气因寒聚，则为疝；但五脏脉理不同，不可不辨。且肾脉本沉，心脉本滑，受寒则急，于理乃是；肝脉本弦，肺脉本涩，并谓之沉，未为了义。又脾不出本脉，但云急为疝，亦文义之缺也。凡云急者，紧也。紧为寒，亦可类推。且贼风入腹，亦为疝；冒暑、履湿，皆能为疝。常①随四气改易急字。风则浮弦，暑则洪数，湿则缓细，于理甚明。要知疝虽兼脏气，皆外所因也。寒则温之，风则散之，暑则利之，湿则燥之，各有成法。

　　失笑散　治疝气肿硬。
　　徐都承叔至传，云是钱参政方。

---

　　① 常，《景岳全书》等作"当"。

防风去芦　牡丹皮去心

上等分为细末，食前、酒服方寸匕^①，日三。亦治㿉卵偏坠。又一方加黄蘗、桂心二味等分，治气上下肿胀。

大戟丸　治膀胱气阴肿，或小肠气痛。

泗州杨介吉老方，累用有效。

槟榔一两，略炮过　麝香半分，好者　葫芦巴四两，炒香　大戟拣好者寸，剉去皮，炒令黄色，秤半两　木香一两　舶上茴香一两　黑附子一两，炮，去皮、脐　诃梨勒炮，去核，一两

上件药为末，用川楝子五两，好酒二升，葱白七枝，长三、四寸已，来一处煮，令楝子肉透软，去皮、核，只取肉，和上件药末，丸如梧桐子大。每服五、七丸，加之十丸，每日空心、温酒少许下之。生姜、盐汤下亦可。如潮发疼痛，可用炒生姜，热酒下十五丸，一服立效。吃药后消尽气肿，且却减药。

茴香散　治寒湿气，小腹疼，外肾偏大肿痛。

军头司何押番传与陈端。遇发时只一、两服，立定。何云等子辈常服此药，故无下部之疾。

茴香　柿楂子《本草》名糖球

上二味等分，为细末，每服一、二钱，盐酒调，空心，热服。

蛇床子散　治淋泄。

蛇床子　川椒　木通　石茱萸　藁本　陈橘皮各一两

---

① 匕，底本误为"已"。

上为粗末，每用连根葱白七枝，水三碗，药两匙，煎五、七沸。先嘘，候通，手淋洗。

木香散　治疝气。

汉阳洪签判名价传，复州史君亲服得效，并下三方。

木香　青皮去白　玄胡索　马扑儿①新瓦上焙干　土茴香炒

上等分，为细末，每服抄二钱，空心、温酒调服。忌滞气食物，如豆腐、鸡鸭子、湿面、虀②菜等。病愈任意食，无害。

桃仁散

桃仁三十粒，炒

上细嚼，热酒吞下茴香丸，食前。

皂子圆

肥皂子独肾者四十九个

上烧过存性，为细末，再研如粉。用陈米饭烂研如膏子，丸如梧子大，每服四十丸，茴香煎汤下。

又治疝气，细末、热酒调下。

茱萸桃仁散

茱萸拣，四两　桃仁一百二十粒

上二味，同炒香熟，去萸不用，止将桃仁去皮、尖，葱白十寸，细剉，沙盆内烂研，银铫内炒香熟，用酒二盏，浸作一

---

① 马扑儿，即马剥儿，王瓜之异名。
② 虀，音ｊī，细切的酱菜或腌菜。

服，热吃，有汗便解。

金铃圆　治丈夫本脏气并膀胱气，往往冲心脐下，胸胁刺痛。及妇人血气冲心，并皆治之。消容饮食，通三焦气。

金铃子四十个，去皮、核，只取肉。用巴豆①二十粒，去皮，入麸同炒金铃子肉，如桑根色为度，弃却巴豆、麸，只使金铃肉　茴香轻爁过，舶上者　蓬莪术醋浸，纸裹，炮　荆三棱醋浸，纸裹，炮　枳壳麸炒，去瓤　陈皮汤浸，去瓤。以上各二两　川根②子焙，一两　木香半两　百部炒，一两

上件拣净，细为末，醋煮面糊为丸，如梧桐子大。每服三十丸至四十丸，不计时候，茶、酒任下，消酒食。如若只为散，用酒调，或入盐点更佳。

大乌头桂枝汤　治风寒疝，腹中痛，逆冷，手足不仁，身体疼痛，灸刺、诸药不能疗。及贼风入腹攻刺，五脏拘急，不得转侧，发作叫呼，阴缩，悉主之。

医官杜壬，以此五方治寒疝，极效。

大乌头五枚，实者，去皮、尖，蜜大盏煎减半，漉出，汤洗，切　桂心三钱三字　芍药三钱三字　甘草一分，炙

上为剉散，每服四大钱，水盏半，姜五片，大枣三个，入前煎乌头蜜半合，同煎至七分盏，去滓，食前服。

仓卒散　治寒疝入腹，心腹卒痛，及小肠、膀胱气，绞刺

---

① 此处底本缺"豆"字。
② 底本作"川根子"，当为"川根朴"的误书。川根朴，即厚朴。

脾肾，气攻挛急，极痛不可忍，屈伸不能，腹中冷重如石，白
汗出。

山栀子四十九个，烧半过　附子一枚，炮

上，末，每服二钱，水一盏，酒半盏，煎至七分，入盐一
捻，温服即愈。

神应散　治诸疝，心腹绞痛不可忍。

玄胡索　胡椒等分

上为末，每服二大钱，酒半盏，水半盏，煎七分，食
前服。

牡丹圆　治寒疝，心腹刺痛，休作无时，及治妇人月病，
血刺疼痛。

川乌头炮令焦黑，去皮、尖　牡丹皮四两　桂心五两　桃仁
炒，去皮、尖，五两，别研

上为末，炼蜜，圆梧子大，每服五十丸，温酒下。妇人醋
汤下。

补肾汤　治寒疝入腹，上实下虚，小腹疠痛，时复泄泻，
胸膈痞满，不进饮食。常服温脾补肾。

人参　茯苓　白术　黄芪　附子炮，去皮、脐，各一两　沉
香四钱　木瓜一两半　羌活半两　甘草炙　芎䓖各一分　紫苏
三分

上为剉散，每服三钱，水一盏，姜三片，枣一枚，煎七分，

去滓，食前服。呕，加半夏半两，添水一①盏半，姜七片，煎。

世宝圆　治一切厥心痛，小肠、膀胱痛不可忍。

附子炮，去皮、脐，一两　郁金　姜黄各半两

上为细末，醋糊为丸，如桐子大，朱砂少许为衣，每服三十丸，温酒下。妇人淡醋汤，更服代针散。

神圣代针散　治小肠气，搐得如角弓反张，膀胱肿硬，一切气刺虚痛。

张氏处此数方，的有神效。

乳香研　没药研　安息香研　当归洗，去芦　川芎　白芷各半两　元青②去足翅，二钱

上为细末，每服一字，病甚半钱。先点好茶一盏，将药掺在茶上，不得吹搅动，立地细细呷之。

脱铃圆　治奔豚，肾余肿坠，小肠气痛，并下部一切疾。

葫芦巴炒　破故纸炒　蓬术炒　京三棱炒，以上各一两　槟榔半两，生用　南木香半两，不见火　川楝子一两，用巴豆七个炒，去巴豆

上为细末，面内入少许硇砂细末，同煮糊为丸，如桐子大。每服三、四十丸，温酒、盐汤送下，空心、食前服。

---

①　盏半，底本前空一格，似应有一量词。兹据《三因极一病证方论》补"一"字。

②　元青，即蚖青。

妙应散　治大人、小儿偏坠。

防风二两　　官桂去皮，一两

上为细末，二钱，温酒、盐汤调下，服了食压之。治小肠气，用葱白入茴香煨，同嚼缩砂仁，妙。

木香趁痛圆　治下部诸疾，不问虚实，往来作痛，时发寒热。

南木香二两，不见火　胡椒　大黄炒　青皮去白　全蝎炒。以上各一两　黑牵牛四两，半炒半生

上为细末，面糊为丸，如桐子大，二十丸至三十丸，盐汤、空心下。

半夏汤　治心脾疼，及小肠奔豚等痛患。

吴茱萸去枝并目　半夏汤泡，切片　肉桂去皮。等分

上㕮咀，三钱重，水一大盏半，生姜十片，同煎八分，去滓，热服。

肠风门

辨肠风、痔漏、下血证候

夫有五痔人，奏圊则下血，或点滴，或洴①箭，或清或浊，面黄唇白，心忪脚弱，头目眩晕，此因饱食、坐久、肠癖所为。亦有饮酒、房室过度所致。世医多指此为肠风脏毒。然肠风脏毒，自属滞下门。脏毒，即是脏中积毒；肠风，即是邪

---

① 洴，音 píng，溅、射。

入脏。纯下清血，谓之风利。今五痔下血，乃是酒痔、脉痔，其血自肛门边别有一窍，如针孔大，滴淋而下，与泄物不共道，不可不知。

黄连汤 治脉痔下血不止，量冷热加减法。

此数方系叶伯材累用，有神效。

黄连去须　乌头炮，去皮、尖，各等分

上为剉散，每服二钱，水一盏半，煎七分，去滓，空心服。热则加黄连，冷则加乌头。

酒连圆 治酒痔下血，伏暑，久治不效。

黄连不以多少，燎去须，酒浸，银器中重汤煮，漉出晒干，添酒煮七次止

上为末，以余酒为圆，如梧子大，每服五十丸，米汤下。

加味四君子汤 治五痔下血，面色萎黄，心忪耳鸣，脚弱气乏，口淡，食不知味。

人参　茯苓　白术　甘草炙　黄芪　白扁豆蒸，各等分

上为末，每服二钱匕，汤点服。此方人未之信，服者颇效，所谓"看不上手面，自有奇功"。

猪牙皂角散 治五种肠风下血。粪前有血，名外痔；粪后有血，名内痔；大肠名脱肛；谷道四边有胬①肉，如乳头，名鼠奶；痔有穴，肠出血，名漏。并皆治之。

---

① 胬，底本为"努"。

黄牛角䚡一枚，捶碎　白蛇蜕一条　猬皮一两　猪牙皂角七
铤　穿山甲一片七十鳞

上并剉碎，入砂瓶内，以盐泥封固，候干。先少着火烧，
令烟出，后用大火煅，令通赤为度。取出摊冷，为末。先以胡
桃一个，分四分①。一分临卧时，细研如糊，酒调下，便睡。
先引出虫，至五更时一服，次日辰时一服，并三钱药末。久患
者不过三服即愈。

黄芪圆　治肠风泻血。

吕大资宅经效方，石寺丞服后得验。

黄芪　黄连各等分

上件药为末，以面糊为丸，如赤豆大，每服二、三十丸，
米饮下。

厚朴煎　治积年下血②。

王嗣康为蔡昭先处此方。韩县尉，名楚卿传。云乃尊主
藏，服之作效。

厚朴五两，用生姜五两，同捣开，于银石器内炒，令紫色　白术
一两　大麦蘖　神麹二味各一两，同炒紫色

上为细末，白水面糊为圆，如梧桐子大。疾作空心、米饮
下一百丸③，平时三、五十丸。嗣康云：肠胃本无血，缘气虚
肠薄，自荣卫渗入。今用厚朴厚肠胃，神麹、麦蘖消酒食，白

---

① 分，通"份"。后同。
② 此句底本在"王嗣康为蔡昭先处此方"后，为统一体例，现改在方名后。
③ 丸，底本为"元"。

术导水，血自不作也。

荆芥散　治脉痔下血。

荆芥穗　槐花炒焦，各一两　石菖蒲一两半

上为末，米饮调下二钱，食前服，日二。

白玉丹　治久年肠痔下血，服百药不效者。

凝水石不以多少，煅红，研细，水飞，再入银锅①中煅

上糯米糊丸，如梧子大，陈米饮下五十丸，只一服愈。

消毒圆　治肠风外痔结核，或痒或痛。消毒定痛，令结核自散。

杨氏用此数方，治诸肠风痔漏，大有功效。

黄芪一两半，蜜涂，慢火炙　荆芥穗一两　枳壳三两，汤浸，去瓤，切作片子，麸炒黄色　薄荷叶去土，半两　槐花一两，炒赤　皂角子仁一两，炒香　蜗牛十四枚，炙，去壳，焙干

上件为细末，炼蜜为圆如梧桐子大，每服三十丸至五、七十丸，茶清送下，食后。

聚金圆　治大便下血，发热烦躁②，腹中热痛，作渴喜妄，舌涩目昏，脉来弦数。多因蓄热，或有酒毒，即此见证。

黄连四两，一两水浸，晒干；一两炒；一两灰火炮；一两生用　黄芩一两　防风去芦头，一两

---

① 锅，底本为"窝"。

② 躁，底本为"燥"。

上件为细末，煮面糊为丸，如梧桐子大，每服五十丸，量意加减，以米泔浸枳壳水下，不拘时候。冬月入大黄一两，三时①不须。

北亭散　治肠风、痔漏，积年脓血不干。

白矾别研　乳香别研　黄连去须。以上各一两　硇砂半两，别研　全蝎一钱，取末

上件为末，用大鲫鱼一枚，去肠、鳞，入药末在内，湿纸裹，麻皮缠，盐泥固济。文武火煨熟，去泥纸，却用慢火炙焦，同为细末。每服二钱，空心、粟米饮调下。

凤眼草散　治肠风下血。

凤眼草拣净，即拣荚也　褐油麻水淘②净，二味各四两　枳壳去瓤，二两，麸炒　轻粉一字

上件为细末，每服二钱，温酒调下，米饮亦得，食前服。

地榆散　治肠风下血不止。

地榆　诃子煨，去核　赤芍药　橡斗子各一两

上件为细末，每服二钱，陈米饮下，食前。

皂角子散　治肠风、痔漏下血，经久不瘥者。

皂角子一百枚，烧留性，研细　榼③藤子一枚，金者去壳，研，

① 此处"三时"指"春、夏、秋"三个季节。
② 淘，底本为"陶"。
③ 榼，音 kē，榼藤子，中药名。

不可捣

上件为细末，每服二钱，热酒调下，如人行三、五里再饮，热酒一盏投之。

蜎皮汤　治肠风下血。

白刺蜎皮一枚，于铫子内煿，针焦，去皮，只用针　木贼半两，炒黄

上件为细末，每服二钱，热酒调下，空心服。

松皮散　治肠风下血过多。

松木皮就木上以刀刮去粗浮者，只取贴木嫩皮

上剉细，焙令半干，再入铫子内，慢火炒干，为细末。每服一钱，入腊茶一钱，白汤点服，食前。

立圣散　治年深日久肠风下血，或如鸡肝，日夜无度，全不入食，通身黄肿者。兼治尿血。

黄连去须，一斤

上为细末，每服一钱，浓煎荆芥，蜜汤调下，空心、食前。

橄榄散　治肠风下血，久不瘥者。

橄榄核不以多少

上件，灯上烧灰，为细末，每服二钱，陈米饮调下，空心。

万灵圆　治五种痔漏。

凡谷道生瘤，似鼠奶；时时发动，或出血者，名曰酒痔，

又曰冷痔；若生核子者，曰肠风；痔发时热，大便难下，脱肛①，良久不入，名曰气痔；大便或出清血，名曰血痔。此因湿地久坐，肠胃虚冷，搏结得之。

硫黄二钱，别研　白矾枯，二钱　猪牙皂角半两，炙　附子一两，炮，去皮、脐　皂角刺一两，烧留性　刺猬皮一两，烧留性　榼藤子一枚，生，广中圆者，色如肥皂子。

上件为细末，煮稀面糊为丸，如梧桐子大。每服二十丸，空心、温酒下。如已②有头者，用朱砂少许，同药三、五丸，一处细研，涂于头上，旬日自落。又用米醋调药三、五丸，敷疮上即愈。在里面，即将米醋和糟，拌药三、两丸，烧熏之。

治酒毒下血，多至升斗者

卢州郭医云：赵俊臣帅合肥日，其婿司马机宜患此。服四物汤，每料加炒焦槐花二两，如常法煎服必止。久之不复作效，于一同官处得此方，遂安。

獖猪肚一枚，洗净，入去须土了净黄连四两，以酒、醋各二升半，文武火煮，候干控起。将猪肚并黄连，一处研，杵极烂，丸如梧桐子大。每服五十丸。米饮汤下。

治下血如猪肝片

煎四顺饮子，下驻车丸。僧保俊患此，服而愈。

---

① 肛，底本误为"红"。
② 已，底本为"巴"，参校《杨氏家藏方》改。

治下血

汉阳章教授传。

葱须，新瓦上炒干，碾为细末，每服三、二钱①，米饮调下，甚妙。

---

① 二钱，底本原阙，据《是斋百一选方》补。

活人事证方后集卷之十三

胎产门

治妇人胎前产后诸疾证候

大率治病，先论其所主。男子调其气，妇人调其血。气血，人之神也，不可不谨调护。然妇人以血为基本，气血宣行，其神自清。所谓血室，不蓄则气和，血凝结则水火相刑①。月水如期，谓之月信。不然血凝成孕，此乃调燮之常。其血不来，则因风热伤于经血，故血不通。或外感寒，内受邪热，脾胃虚弱，不能饮食。食既不充，荣卫抑遏。肌肤黄燥，面无光泽，时②发寒热，腹胀作痛，难于嗣息。子脏冷热，久而劳损，必挟带下，便多淋沥，忽致③崩漏。《经》云：腹中如块，忽聚忽散，其病乃瘕；血涸不流而搏，腹胀，时作寒热，此成瘕也。或先后爽期，虽通而多寡，究疾之原，盖本于此矣。

内补圆　治妊娠，冲任脉虚，补血安胎。

此三方诸集皆载之，在人用之，如何尔？大率妇人妊娠，

---

① 刑，底本作"形"，据《产宝方序论》改。
② 时，底本阙，据《妇人大全良方》补。
③ "沥忽致"三字，底本原漶漫不清，据《产宝方序论》补。

唯在抑阳助阴。《素问》云：阴搏[1]阳别，为之有子。盖关前为阳，关后为阴，尺中之脉，按之搏手而不绝者，妊子也。妇人平居，阳气微盛无害，及其妊子，则方闭经隧以养胎。若阳盛搏之，则经脉妄行，胎乃不固。《素问》所谓"阴虚阳搏，谓之崩也"。抑阳助阴之方甚多，然胎前药唯恶群队。若阴阳交杂，别生它病，唯是枳壳散所以抑阳，四物汤所以助阴故尔。枳壳散差寒[2]，若单服之，恐有胎寒腹痛之疾，以内补圆佐之，则阳不至强，阴不至弱，阴阳调匀，有益胎嗣。此前人未尝论及也。

熟干地黄二两　当归一两，微炒

上细末，炼蜜和圆，如桐子大。每服三、四十丸，温酒下。

益血四物汤　治妇人荣卫气虚，挟风冷，胸胁膨胀，腹中疠痛。经水衍期，或多或少，崩伤漏下，腰腿痛重，面色青黄，嗜卧无力。安胎、止痛、补虚。

当归　芎劳　熟干地黄　白芍药各等分

上为粗末，每服四钱，水一盏，煎至八分，去滓，温服，不拘时候。

枳壳散

此虽孙真人滑胎易产方，然抑阳降气，为众方之冠。

商州枳壳二两　甘草一两

上细末，每服二钱，百沸汤点服，空心、食前，日三服。

---

① 搏，底本为"博"。后同。
② 寒，底本为"塞"，参校《普济本事方》改。

凡怀孕六、七月以上，即服，令儿易生。初生胎小，微黑，百日以后肉渐变白。

宁志膏　治妇人因出血多，心神不安，不得睡，语言失常。滕生色家方，极有效。

辰砂　酸枣仁　人参　茯神去木　琥珀以上各一分　滴乳香一钱，别研

上为细末，和匀，每服一钱，浓煎灯心、枣汤调下。

拱辰丹

妇人当壮年而真气犹怯，此乃禀赋素弱，非虚衰而然也。僭燥之药，尤宜速戒。勿谓手足厥逆，便云阴多。如斯治之，不惟不能愈疾，大病自此生矣。滋益之方，群品稍众，药力微细，难见功效。但固天元一气，使水升火降，则五脏自和，百病自去，此方主之。

行在孙琳郎中方，葛丞相夫人少年时服之，果①效。

鹿茸酥炙，去毛、皮，四两　山茱萸新好有肉，红润者，四两　川当归洗，去土，四两　麝香半两，别研

上三件，为末，入麝香拌匀，酒煮面糊为圆，如梧桐子大。每服一百粒或五十粒，温酒、盐汤下。

琥珀散　治妇人月经壅滞，每发心腹脐疠痛不可忍。及治产后恶露不快，血上怆心，迷闷不省，气绝欲死。

此方，许学士之秘方也。若是寻常血气痛，只一服。产后

_____

① 果，底本误为"杲"。

血冲心，二服便下。常服尤佳。予前后救人急切不少，此药易合，宜多合以救人。

荆三稜　蓬莪术　赤芍药　刘寄奴　牡丹皮　官桂　熟干地黄　菊花　真蒲黄　当归干，秤。以上①各一两，细剉

上以前五味，用乌豆一升，生姜半斤，切片，米醋四升同煮，豆烂为度，焙干。入后五味，同为末。每服二钱，温酒调下，空心、食前服。一方不用菊花、蒲黄，用乌药、玄胡索亦佳。

桃仁煎　治妇人血瘕，血积，经候不通。

此出《千金方》。顷年在毗陵，有一贵人妻，患小便不通，脐腹胀，不可忍，众医皆作淋，治如八正散之类，数种治皆不退，痛愈甚。予诊之曰：此血瘕也，非瞑眩药不可去。予用此药，更初散，至日午，痛大作，不可忍。遂卧少顷，下血块如拳者数枚，小便如黑汁者一、二升，痛止得愈。此药治病的切，然猛烈太峻，气虚血弱者，更斟酌与之。

桃仁去皮、尖，麸炒黄　大黄　川朴硝以上各一两　虻虫半两，炒黑色

上四味，末之，以醇醋二升半，银石器中慢火煎取一升五合，下大黄、桃仁、虻虫等，不住手搅。欲下圆下朴消，更不住手搅，良久出之，丸如桐子大。前一日不用吃晚食，五更初用温酒吞下五丸。日午取下，如赤豆汁、鸡肝、虾蟆衣。未下再作，血鲜红即止。续以调气血药补之。

通经圆　治妇人室女，月候不通，疼痛，或成血瘕。

---

① 上，底本缺，此据文意补。

徽州医巫张扩，顷年缘事在推勘院。有王医者，以医职直宿，日夜与之稔熟，口传此方，渠甚秘之。予后得此方，以治妇人疾，不可胜数，且欲广行，不敢自秘。寻常血气凝滞疼痛，数服便效。

桂心　青皮去白　大黄炮　干姜　川椒　蓬莪术　川乌　干漆　当归　桃仁各等分

上细末，一两为率。先将四钱米醋熬成膏，和余六钱末，成剂，臼中治之，丸如桐子大，晾干。每服二十丸，用淡醋汤下，加至三十丸，温酒亦得，空心、食①前服。

艾煎圆　治妇人一切虚寒，胎前产后，赤白带下，或成血瘕，久服此药，自然融化。

汉阳苏司法孝祥传。名次参。

伏道艾揉去尘土，择净枝梗，取叶，秤五两　大淮枣十二两，砂瓶内水煮烂，去核，同艾叶一处捣烂如泥，捻成薄饼子，猛火焙干　汉椒去目、枝梗并合□□□□□②五两，以阿胶二两，米醋三升，同椒于砂瓶内，煮极干，取出，焙燥，碾为细末　当归去芦及用酒洗　白芍药真白者　熟干地黄如铺上卖者，须净洗，滤去浮者，晒干。酒浸，蒸，晒。再入酒浸，蒸五十次，如糖煎香美，方可用　川芎　白薇　附子大者，炮，去皮、脐　卷柏取青叶　泽兰去枝、梗。以上各焙干，秤

上件同为细末，与前艾叶、椒末拌匀，米醋、面糊为丸，梧桐子大。每服五、七十丸至一、二百丸，艾、醋汤、空心、

---

① 食，底本误为"养"。
② 底本此处缺五、六字。

食前服。

当归散 治妇人天癸已①过期，经脉不匀，或三、四月不行，或一月再至，腰腹疼痛。

《素问》云：七损七益，谓女子七②七数尽，而经脉不依时者，血有余也。不可止之，但令得依时，不腰痛为善。

当归　川芎　白芍药　黄芩③各剉炒，各一两　白术半两
山茱萸一两半

上细末，每服二钱，酒调下，空心、食前、日三服。次冷，去黄芩④，加桂一两。

煮附圆 治妇人室女，一切血气，经候不调，脐腹疗痛，面色萎黄，心忪乏力，腹胀胁疼，头晕恶心，饮食减少，崩漏带下，大肠便血，积聚癥瘕，并皆治之。若以其名，人人言之耗气，不喜此药。出讹之久，疑惧不肯服者甚多，殊不知获效非常。古书所载妇人仙药，不可轻忽。况修制相感，岂同日而语也，服之自显其功耳。

出张氏方，极效。

香附子不计多少，先擦去毛，净用

上以好醋煮出，焙干，碾细末，煮醋糊为丸，如桐子大。每服三、四十丸，米饮送下，不计时候。妇人数数堕胎，由气不下降，所以胎气不固，此药尤妙。

---

① 已，底本为"以"。
② 七，底本误为"十"。
③ 芩，底本误为"芩"。
④ 芩，底本误为"芩"。

生熟地黄散　治妇人血隔。若血崩者，服之住；血隔者，服之效。

李秀传此方，甚验。

生地黄　熟地黄　甘草炙　柴胡　白芍药　当归　地骨皮　牡丹皮　玄胡索　川芎各一两

上为粗末，每服三钱，水一大盏，同古老钱一、两文，煎至熟。入麻油一两点候，煎及八分，去滓热服，空心、食前。忌鱼腥之类。

十柔圆　补治妇人气血。

蒋签判传。

熟地黄四两　当归二两　桂　苁蓉酒浸，无，以鹿茸代之　紫苑　补骨脂　鹿角胶炒　柏子仁　熟艾别研，酒熬膏　白茯苓各二两

上为细末，艾膏丸如梧桐子大。每服七、八十丸，温酒或米饮汤下。

蜎皮散　治产后血气中风，上喘躁渴，欲投入水者，宜服此方。

张氏传，用之无不取效。

蜎皮　乌蛇　血余烧灰存性，为末，五钱　自然铜醋淬①，三、五片　乌金石炭各三两

上件药，细研为散，每服一钱，和白散一钱，酒调下，立效。白散者，用近水岸干枯蜗牛壳，净去土，为细末，与前药

---

①　淬，底本为"碎"。

同调服。如大渴，新汲水调服尤妙。有积物及滞血，则用此散下后方杏仁丸子：

杏仁去尖　巴豆各十四个，并于灯焰上燎存性，各燎七遍　硇砂一钱　没药　木香各半钱　麝香二字　鲤鱼鳞烧灰，一钱　肉豆蔻末，一钱

上件药，捣罗为细末，用狗胆和丸，如绿豆大，临时看虚实加减，随散子下三、五丸。

麒麟圆　治妇人血风劳，体热面黄，血刺，血块，四肢少力，身体困倦，不思饮食，兼通经脉，极妙。

麒麟竭三分　穿山甲七片，近上者，炙令焦黄色为度　干漆炒，令半生半熟　硇砂别研，如粉面细　没药研　京三棱炮，别捣为细末　当归酒浸，细切，焙干。以上各一两　巴豆七粒，去皮、膜，出尽油

上件，除巴豆、硇砂、三棱末外，都一处捣罗为末，后入以前三味，同研，令匀细，用醋煮面糊为丸，如绿豆大，调京三棱末，汤下。初服第一日，吃四丸；二日五丸；三日六丸；第四日七丸；第五日八丸；第六日九丸。尽是空心，服之见效，大病半月安。

参附圆　消腹内血块。
大庆通监院方。

附子两个，炮，去皮、脐　舶上茴香　益智仁　玄胡索　陈橘红　肉桂　蓬术　川姜各半两　乳香　白术　人参　当归木香　白芍药　沉香各一两

上为细末，枣肉为圆，每服六十圆，米醋汤吞下，温酒

亦得。

姜葱散　治妊孕伤寒。

生姜三十片　葱十茎，连根须①

上用水二大盏②，煎八分盏服之。

缩砂散　治妊孕吃颠，或闪肭者③。

钱季毅传。

缩砂仁

上去膜，熨④斗内略炒，为细末，每服二钱，温酒调下。不饮酒人米饮调下，盐汤亦得。

瓜蒌根散　治胎死腹中，其证指甲青，涨闷舌青，甚者口中作屎臭。

郭宅心方，王顺伯运使传。

瓜蒌根

上一味焙干，为细末，每服二钱，倒顺水调下，一服取效。仍先备防晕药。

催生丹

孔世贤方，赵太叔方同，用之累有神效。

蓖麻十四个，去皮　朱砂　雄黄各一钱半　蛇退一尺

---

① 须，底本为"髪"。

② 盏，底本为"甃"。

③ 者，底本为"着"。

④ 熨，底本误为"慰"。

上件为细末，浆水饭和，圆弹子大，临产时先用椒汤淋泄脐下，次安药于脐内，用醋纸数重敷药，上以阔帛系之，须臾即生。急取下药。一丸可用三遍。

下胎蛇蜕散　治妇人生产不下，死胎在腹，横生、倒生，胞衣不下，一切危急，神效。

史丞相方，苏韬先传。

蛇蜕一条，全者，断者不可用。以火箸挑起，令直，用麻油纸燃，从尾烧上，以乳钵接贮，研细，罗过。须要是雄者。墙头或篱上者是。燕翁窠一个，泥须通透，儿出了者，研细

上二件和匀，作一服。以无灰酒半盏暖热，再以童子小便半盏浸平之，服下即分娩①。

白术散　治妊娠气不和，调饮食。

《经》云：饮食自倍，脾胃乃伤。又云：阴之所生，过在五味。阴之五宫，伤在五味。若妊②子饮食不节，生冷毒物，恣性食噉，致脾胃之疾，故妊娠伤食难得药，唯此方隐捷。

白术炒　干紫苏各一两　白芷微炒，三钱　人参三钱　川芎诃子皮　青皮各半两　甘草一钱

上细末，每服二钱，水一盏，姜三片，煎七分，不拘时候，温服。

---

① 娩，底本为"免"。
② 妊，底本为"任"。

蓖麻膏　治妇人生产数日而下，及胞衣、死胎不下者。

政和中一乡人女子，产二日不下，予令漫试之，一涂，俄顷便下。自后常用，极验。

蓖麻七粒，去壳

上研如泥，涂妇人足心，才下便急洗去。此崔元亮海上方，人但未知耳。

鹿屑汤　治妊娠热病，胎死腹中。

鹿角屑一两

上用水一碗，葱白五茎，豆豉半合，同煎至六分，去滓温服。

灵脂散　治妇人胞衣不下，恶血冲心。

五灵脂

上用拣择砂石及铁屑之类，一半炒，一半生，为细末，每服二钱，小酒调下。

六物汤　安胎和气，治胎动不安，腰腿疼重，恶露频下。杨氏家藏此数方，并试验者。

阿胶蛤粉炒成珠子　糯米炒　黄芪蜜炙　川芎　当归洗，焙熟干地黄洗，焙

上六味，各等分，为㕮咀，每服三钱，生姜三片，葱白一寸，同煎至七分，去滓，温服，空心。

人参调中散　调脾肺气，治胸胁满闷，四肢烦热。及妊娠阻病，心胸注闷，呕逆。可思饮食。

人参去芦头　甘草炙。各半两　枳壳麸炒，去瓤　厚朴姜汁①制　白术　白茯苓去皮。各一两　柴胡去苗　细辛去叶、土　藿香叶去土　陈皮去白。各三分

上件为㕮咀，每服三钱，水一盏，姜三片，同煎至七分，去滓，温服、食前。

赤茯苓散　治妊娠恶阻，心胸烦闷，头晕②恶心，四肢昏倦，呕吐痰水，恶闻食气。

赤茯苓去皮　半夏汤洗七遍　陈皮去白　桔梗去芦头　熟干地黄洗，焙。各一两　白术　川芎　人参去芦头　赤芍药各三分　旋覆花　甘草炙，二味各半两

上件㕮咀，每服三钱，水一盏半，生姜三片，煎至一盏，去滓，热服，不拘时。

芎劳圆　安胎，补冲任，止胎漏，调血脉，及疗子脏风冷，腰腹疼痛，或久无子息，或妊娠损坠。

干姜炮　附子炮，去皮、脐　山茱萸　续断　川芎　白芍药　蒲黄各一两　生干地黄三分　白术　菟丝子酒浸令软，别捣　肉苁蓉酒浸一③宿，切④，焙　黄芪各二两

上件为细末，蜜糊为丸，如梧子大，每服三十丸，煎木香、热米饮下，空心、食前。

---

① 汁，底本为"炙"。
② 晕，底本为"运"。
③ 底本此处缺"一"字。
④ 切，底本误为"刀"。

活人事证方后集卷之十四

淋闭门

治诸淋闭结证候

诸淋大率有五：曰冷，曰热，曰膏，曰血，曰石。五种不同，皆以气为本。多因淫情交错，内外兼并，清浊相干，阴阳不顺，结在下焦，遂为淋闭。

宽气汤　利三焦，顺脏腑，治大便多秘。

孙盈仲传。吕子厚右司，阁中服之有效。

香附子六两，须新沙盆内打令净洁，焙干，秤　乌药二两，去心取肉，秤，须用真天台者　缩砂仁一两　甘草一两一分，炒

上为细末，每服一大钱，浓煎橘皮汤下，不拘时候。此方比官局①小乌沉汤加缩砂，二分两不同。

葱白阿胶散　治老人、虚人大便不通。

吴内翰母夫人服之效。

葱白一条　阿胶一片

上先将葱白以水煎，候葱熟，不用；入阿胶溶开温服。

---

① 官局，官局方之省称，即指《太平惠民和剂局方》。

皂角汤　治风秘。

攒宫有一老人，患八、九日不通，有木匠授以此方，只一服见效。

不蛀皂角当中取一寸许，去黑皮

上以沸汤半盏泡上，用盏盖定，候通，口服之，先办①少粥，通后即食。

琥珀散　治老人、虚人小便不通。

吴内翰方，陈彦修侍郎服验。

琥珀

上研如粉，人参汤调下一钱止。

瓜蒌散　治腹胀，小便不通。

绍兴刘驻泊汝翼云：魏郐知明州时，宅库之妻患此疾垂殆，随行御医某人治此药令服，遂愈。

瓜蒌不拘多少

上焙干，碾为末。每服三钱重，热酒调下，不能饮者，以米饮下，频进数服，以通为度。

葱豉膏　治大小便不通。

颜尚书方，屡验。

连根葱一葱，根不得洗　淡豆豉二十一粒

上用盐一捻，生姜一块，胡桃大，同研令烂，炒温，填脐内，以绢帛缚定，良久即通。

---

① 办，底本误为"辨"。

硫黄圆　治腹肚胀痛，脏腑秘。

俞教授方，甚验。

苍术　厚朴姜①汁炙②　陈皮各一两　生好硫黄二两，用萝卜煎沸汤浴之三、两次

上捣罗为末，浸蒸饼糊为丸，如梧子大，每服三十丸、五十丸，日两服，米汤下。

生附散　治冷淋，小便秘涩，数起不通。窍中疼痛，憎寒凛凛，多因饮水过度，或为寒泣，心虚志耗，皆有此证。

附子去皮、脐，生用　滑石各半两　瞿麦　木通各三分　半夏汤洗七次，三分

上为末，每服二大钱，水二盏，姜七片，灯心二十茎，蜜半匙，煎七分，空腹服。

石苇散　治热淋，多因肾气不足，膀胱有热，水道不通，淋沥不宣，出少起数，脐腹急痛，蓄③作有时，劳倦即发。或尿如豆汁，或便出砂石。

叶伯材处此数方，大有神效。

木通　石苇去毛。各二两　甘草　王④不留行　当归各一两滑石　白术　瞿麦　芍药　葵子各三两

上为细末，每服二钱，煎小麦汤调下，食前、日三。兼治大病余热不解，后为淋者。

---

① 姜，底本误为"菱"。
② 炙，底本误为"灸"。
③ 蓄，底本为"畜"。
④ 王，底本误为"羊"。

地肤子汤　治下焦有热及诸淋闭不通。

地肤子三两　知母　黄芩　猪苓去皮　瞿麦　枳实麸炒
升麻　通草　葵子炒　海藻洗去腥。各二两

上为剉散，每服四钱，水一盏半，煎七分，去滓，空
腹服。

立效散　治血淋，多因下焦结热，小便黄赤，淋闭疼痛，
所出如血。或外挟风冷、风热。或内伤志劳神，或房室过度，
丹石发动。便鲜赤者，为风热伤心；瘀血者，为风冷伤肾；及
小便俱出血者。

瞿麦穗一两　甘草炙①，三分　山栀子炒，半两

上同为末，每五钱至七钱，水一碗，入连须葱根七个，灯
心五十茎，生姜五片，同煎至七分。时时温服，不拘时候。既
云血寒则瘀，此药未②必匀治，宜煎木通汤③下麝香鹿茸圆、
菟丝子圆等。所以《养生方》云：不可专以血得热则淖溢为
说。于理甚明，不复详引。

沉香散　治气淋。多因五内郁结，气不得舒，阴滞于阳，
而致壅闭。小腹胀满，便④溺不通。大气分泄，小便方利。

沉香不焙　石苇去毛　滑石　王⑤不留行　当归炒。各半两
葵子炒　白芍药各三分　甘草炙　橘皮各一分

----

① 炙，底本为"灸"。
② 未，底本为"末"。
③ 汤，底本误为"阳"。
④ 便，底本为"使"。
⑤ 王，底本误为"羊"。

上为细末，每服二钱，煎大麦饮调下，饮调亦得，食前。

霹雳煎　治大便不通，累服、转药不能通者。

出张仲景经验方。

好蜜一匙头

上于铫内熬，不住以匙搅，次下盐一钱，成膏。以匙刮出，急手搋之，如小枣大、莲子形，放冷自硬。先以温水浴下部，次用油涂药丸子，深内入谷道中。如人行三里，取下腹内积聚恶物，便与承气汤、散吃。如一丸未透，再用一丸，如三丸不通，是脏气绝也。

子芩①**散**　治血淋。

甘草　芎　伏龙胆乃灶下黄土是也。以上各一两②　子芩　赤芍药以上各二两

上件药，粗捣罗，用水一升，药半两，煎至七合，分三服，去滓，温服。一日服尽，以变色为大效。

石苇饮子　治气淋，小遗涩痛。

石苇汤浸，刷去皮，一两　瞿麦一两　木通　陈橘皮三分，去穰，炒　茯苓　芍药　桑白皮以上各三分　人参二分

上件药，杵罗为细末，每服二钱，入生姜一分，水一大盏，煎至七分，温服，早食后、临卧各一服，忌冷物。

---

① 芩，底本误为"芩"。

② 底本此处原文前后颠倒。

蜡丸子　治淋经效方。

黄蜡二两，净，铫子内化　木香　肉豆蔻各一分，为细末　硇砂半两，研，水飞，去砂石　灯心二束子，寸切

上件药末，并灯心，并入蜡油铫子内，铁筯搅，候烟尽（烟青细便可），放冷取出，丸如梧桐子。以温酒调舶上茴香①末一钱下，每服三丸。炒灯心，欲烟尽，然后入三味药更炒，移时候稍冷，丸之。

大效香枳汤　治大肠秘涩，调风顺气，宜服此方。

枳壳一两，去穰，麸②炒　防风一两　甘草半两，炙

上三味，并捣罗为细散。每服二大钱，百沸汤点服，空心、食前各一服。

麻皮散　治热淋，小腹胀满急痛。

麻皮一两　甘草三分，炙微赤

上件细剉，水二大盏，煎一盏三分，去滓，食前分三服。

发背门

治发背、痈疽证候

发背、痈疽者，该三因而有。论云：痈疽、瘰疬，不问虚实寒热，皆由气郁而成。《经》亦云：气宿于经络，与血俱涩而不行，壅结为痈疽。不言热之所作而后成痈者，此乃因喜

---

① 底本此处衍"香"字。
② 麸，底本为"面"。

怒忧思有所郁而成也。又论云：身有热，被风冷搏之，血脉凝泣不行，热气壅结而成；亦有阴虚，阳气凑袭，寒化为热，热成则肉腐为脓者，此乃外因，寒热、风湿所伤而成也。又服丹石及炙煿酒面、温床厚被所致；又尽力房室，精虚气竭①所致者，此乃因不内外所伤而成也。故知三因备矣。

千金内补散　治痈疽、发背，恶肌不尽，服此消肌生肉。

近胡丞得一方，甚宝秘之，持以献洪丞相，丞相与之作序。言重于世，已遍行矣。其方乃此方也，添黄芪，加人参，减桂。间有轻者，服之稍效。若真痈疽，为害反甚。内补散当用在第四节，当前服内消等药，俟脓尽方得投。苟专用之，亦所谓守一法也。孔子不尝未达之药者，良有旨哉。士夫当深味斯言，无轻信医方，误天下后世，谨之。

当归　桂心各二两　人参　川芎　厚朴姜制炒　防风　甘草炙　白芷　桔梗各一两

上为末，每服二钱匕，酒调，空腹服。不能饮酒，以木香汤调下。

鹿朴散　治脑疽、发背、肾痈、奶痈，一切疮肿等疾。

詹判院传。

鹿朴在处人取其叶，捣汁投溪中以醉鱼。江西人谓之鱼酪草；绍兴人谓之鹿木

上腊中取根捣剉，为㕮咀，每服三、四大钱，无灰酒一大碗，煎至七分盏，去滓，空心、食前，带热服。忌葱、酱、酒

---

① 竭，底本为"节"。

等。煎时不得犯铜、铁器。病深者，日进三、四服，并不用膏药贴。无问男子妇人、癃老幼小、远年近岁、体虚气实。一切疮肿，凡在身者，种类殊异，悉皆治之。已溃，脓自出；未溃，毒自消。不耗真元，不动脏腑。入少甘草、石薜荔同煎尤佳。有娠妇人不可服。

瓜蒌酒　治疗一切痈疽、发背、疮肿，治便毒最效。

韩市舶宁道方。此即淮西赵参议所传刘鹏察院万金散。东平陈彦哲有序，多不复录。如大便秘涩，可服拔毒黄芪散。

大甘草半两，为粗末　　没药一分，研　　大瓜蒌一个，去皮，切

上三物，用无灰酒三升，熬至一升，放温顿服之。如一服不尽，分三服。连进屡有神效。

粉草汤　治谷道前后所生痈，谓之悬痈。

韶州医人刘从周方，林谦之祭酒传。

粉草好者一两，四寸截断

上以溪涧长流水一碗，井河水不可用，文武火慢慢蘸水炙之。约自早炙至午后，炙水令尽，不可急性。擘甘草心，觉水润，然后为透，细剉，却用无灰酒二小青碗，入上件甘草，煎至一碗，温服之。一、二服便可保无虞。此病初发如松子大，渐如莲子，数十日后，始觉赤肿如桃李即破。若破则难治。服此药虽不能急消，过二十余日必消尽矣。投两服亦无害。林判院康朝尝患此痈，已破，服此药两服，疮即合，甚妙。

阿胶散　治痈疽、发背。

汤寿资云：光州有人患肾痈，大小便皆秘，甚以为苦。本

州胡判官令以此方，云：凡疮肿皆可服，不计多少，以脏腑通利为度。

牛皮胶明净者，不以多少

上炭上烧成黑灰，研极细，每服五钱，以米饮调下，服至二两许方通。所下者皆秽恶物，痛肿遂消，不复出脓。

仙翁指授散

徐仙芝，圆者为阴，方者为阳，阴阳对生。面青背紫，茎紫黑色，根盘如蜈蚣，四叶对芳，五月而花，有花无实，凌冬不凋。丛秀异于他草，生于深山、大泽、水石之间，采以五月五日。采讫择根令齐，便于急水中摆去砂土，挂于微带风日处，不可令把束重叠，恐烂不佳而气味无力。方、圆各收一处，不可相杂。既干，临时用方、圆与两根各作一苞，无令差误。每用磨子磨之，不得近铁。再三取极细为度。忌僧尼、妇人、孝子、鸡犬、一切厌秽见之。拣天德、月德、天医或七月七日吉日合之。如此法则，其验如神。寻常疏纵不依此法，但功效差迟耳。方具于后。

杀毒定疮敷散　　初入门下第一服。

用酽醋调，根敷其头，圆者敷其右，方者敷其左。一个时辰当住痛而不住，加一服；又不住，可加后药：

仙芝根叶共一两半　　榉寄生半两　　夜明砂一分，准①前厚调，敷之

风毒盛极，加：

---

① 准，底本误为"佳"。

赵侯须一两，《本草》名败酱　丝瓜半两，生者佳，冬月无，可霜前收，临时末之以敷。生者则细切，石臼中研，绞汁，以一盏当一两，不用醋调，只用汁调更佳。此物亦有阴阳，长者为阳，短肥为阴，可偶用之。

如烟浆沸泼，风毒火丹甚者，可加：

夜明砂服通前半两　真牛黄一字　犀角水磨尽，半钱，不然细末之

准前不用醋调，以丝瓜汁、犀角水调敷。

服食仙翁指授散

仙芝①四两，方、圆根茎枝叶对用，谓如个多，则宜多圆；个少，准常法　丝瓜一两　夜明砂一分

每用三大钱，温酒调下，病在上者，先食后服。

凡毒盛者，加：

赵侯须一两　犀角末半钱

每三钱，酒下。饮酒闷者，木通汤下。

如烟浆者，加：

牛黄一钱　赤茯苓半钱

上用酒下。

老翁神杖散

檊柳树上老寄生藤，自地下量起，与人额齐，以下者不用，以上者取七尺。如无，取三尺六寸，每条皆如此。若只一藤一枝，则止一藤；二枝取二。吉日采，无令人多见。采归，以瓷

---

①　仙芝，即徐仙芝。

片子轻手刮去外黄皮不用，再以片刮中白肉，直见骨心，乃不用，取讫。以瓦上微慢火焙干，磨子磨之。五月五日尤佳。

寄生一两　夜明砂一分

上为细末，二钱，温酒调下催服。依仙芝式敷药如前，以醋调丝瓜汁尤佳。

玉女飞花散

蜀桑根大者即芫花根，不磨，木臼捣用

上五月五日采，轻轻水中洗去土，烧淡醋令沸，以花根于醋中一走过，觉色变白，如寄生法取之，当日采当日合。刮令极细，须用利瓷片而慢手乃可。每服一字，温酒一大盏，放药于盏面上，良久花飞开，服[①]下。日催服[②]如入门式，敷以丝瓜汁，调醋亦可。

赵侯须散

赵侯须一大握，干者，四两为一服　苦辣回根七寸　甘草节三寸　乳香一钱　穿山荷根七寸（蒲桃藤根）

上生捣为粗末，煎，去滓，干者为细末。上件为一剂，分三服。每服用好酒三升半，煎七分，三服敷，酒调依上方。

黄真君妙贴散

硫黄好者，不以多少　乳香半两

上用荞麦面为窝子，包黄在内，于三斤熟火中煅，令黄

---

① 服，底本阙，据《卫济宝书》补。
② 服，底本原阙，据《卫济宝书》补。

黑，取出，入乳香研细，用井花水调，以熟绢剪如肿样贴之，留窍，日两易。

如圣青龙散　治发背，如初觉背上有疮疖，不以大小，或疼或痒，无头，内攻向里，肿硬，如汤火烧，躁①渴，不思饮食。

王史经验方。

薜荔叶小者取一握

上用新水一碗，于瓷器中煎十余沸，放温。临卧一服，两银盏许。如未解热燥，再一服，下疮根恶物为应。

圣效散

潘氏方，治痈、背累有效。

黄蘗末一两，炒，令变色微紫　熟干地黄末三钱，略炒　槟榔末三钱　木香末二钱，同上二味炒，令微黄色

上匀为细末，如大脓已尽，即更入鸡内金二钱，令生肌也。

黄芪汤

常器之方。

黄芪一两　桔梗一两　甘草一两　藿香叶三钱　青皮半两，不去白　干葛半两，如不渴，减半　栝楼根三钱，如不渴，减半

上，为粗末，每服四钱匕，水一盏半，煎至一盏，频频服之，气弱人细呷。

---

①　躁，底本为"燥"。

乳香散　治发背内溃，及诸恶毒冲心，呕，痛。

三两服救一命。凡疮日，宜一两服，内托毒气，使出外不内攻。

予嘉祐庚子赴官南宫，舟过彭门，郡守兵部寇公以中伏日，召会于府园。是时家人左腋下苦大疮，舟中隘热，亟欲解行，以是白公，不待终席独去。公曰：凡疮血滞耳，听自溃，勿过砭治。若毒内行，为烦呕，此候最恶。其家有乳香散，非能治疮也，能反毒之入为呕者也。因出十余匕见遗，服之即效。

真绿豆粉四两，研　乳香光明者一两，于水中坐乳钵，研细

上二物，再同研极细，每服一钱，新汲水调下，水不用多，要药在胸膈也。

活人事证方后集卷之十五

血疾门

治吐血、衄血、咯血证候

人禀二气，不可偏枯。一有胜之，即致妄行。摄生之序，荣卫为先，调护相济，无令参差。经云：诸气皆属于阳，诸血皆属于阴。阴盛则阳亏，阳盛则阴亏。所谓阳胜则阴病，阴胜则阳病。吐衄便溺，乃阳气侵阴，阴气被伤，血失常道。

白术散　治吐血、咯血，行荣卫，顺气止血，进食退热，惟忌食热面、煎煿、海物、猪鸡，一切发风之物。酒不宜饮，食不宜饱，常令饥饱得所自然，胸膈空利，气血流顺也。

苏少连病此，极可畏，百药不效。偶姜孚言通判传此方，服之遂愈。后以济人，累验。韬光传。

白术二两　人参　白茯苓去黑皮　黄芪各一两　山药　百合三分，去心　甘草炙，各半两　前胡去芦　柴胡去芦。各一分

上为散，每服一钱半，水一盏，姜三片，枣一个，同煎至六分，温服、日三。

立效散　治吐血。

辛大参企李之孙佑之，为鄂州户部粮料院，家藏之方，凡

疗十余人矣。专录以相示，真可宝也。

侧柏叶焙干，如仓卒难干，以新瓦置火上，摘叶于瓦内焯干亦得

上为细末，米饮调下二、三钱，两服即止，多服亦无害。

双荷汤　治卒暴吐血。

张氏处此数方，累有神效。

藕节七个　荷叶顶七个

上二味用少蜜同擂细，水二盏，煎八分，去滓，食后服。

万金散　治咯血。

槐花拣净

上为末，每服二钱，热酒调下，食后服。

青杏饼　治吐血，及久嗽、咯血，不问久新。

杏仁去皮尖，擂细　青黛研　牡蛎煅，研

上等分，和匀，熔黄蜡，搅，放温，捏成饼如棋子大。每
服二饼，用干柿，去核，入药在内，湿纸裹煨，嚼细，蔍水度
下，不以时候。

水五散　治男子、妇人咯血、吐血。

寒水石烧通红　五倍子生用

上等分，为细末，每服二钱，冷米饮调下，食后服。

夺命丹　治吐血。

竹蛀屑

上每服二大钱，用无灰酒调下。如不饮，用白茅根煎汤调

下，不以时候。

黄金散　治吐血损肺，伏暑，小便遗血，劳嗽咯血，误服蛊毒。

黄蜀葵花

上不以多少，阴干，为末。每服一大钱，入麝香少许，百沸汤略湿，食后服。不过两服。

黑神散　治大吐血，及伤酒食饱，低头掬损，吐血至多，并血妄行，口鼻中俱出，但声未失。无有不效。

百草霜若村中烧草锅底煤，最妙

上不拘多少，罗细。每服一钱，糯米煎汤调下。鼻衄搐一字。皮破出血、灸疮出血，掺上立止。治舌忽然肿破，干掺。

莲子汤　治劳心吐血。

孙盈仲说，临安张上舍曾以此治数人，得效。

莲子心七个　糯米二十一粒

上为末，酒调服。

地黄膏　治吐血。

葛察判阁中苦此疾，百药皆试。得此方服之取效，后虽发，屡验。

生地黄一斤　附子一两半，炮，去皮，细切　干山药三两

上将地黄洗净，细捣，取汁，其滓再入好酒少许，又取汁，令尽。将附子切作片子，入在地黄汁内，用银石器熬成膏，其附子取出焙干。更用山药同为细末，却以地黄膏子和成

剂，木臼内杵一、二千下，丸如梧桐子大。每服三十丸，渐渐
加至五十丸。米饮、空心下，神效。

地黄汤　治妄行吐血。

张裁衣传。其子病，服此即止，屡作屡效。

熟地黄洗去土，焙干

上为细末，用好真京墨、新汲水磨半盏来许，分作二服，
调熟地黄末服之。墨须用松烟者。

固荣散　治吐血、便血。

王医师方，钟允中铃辖传。

真蒲黄炒，一两　地榆去芦，一两　白芷半两　甘草炒，三钱

上细末，每服三钱，温汤调。气壮人加石膏半两。

止衄散　治气郁发衄，无比神方。

黄芪六钱　赤茯苓　白芍药　当归　生干地黄　阿胶炙。
以上各三钱

上为细末，煎黄芪汤调下二钱匕。未知再作。

二灰散　治肺疽吐血并妄行。

红枣和核烧存性　百药煎煅，各等分

上为细末，每服二钱，米汤调下。

紫金丹　治暴中咯血。

新绵灰蒲炒，一钱　汉防己一两，为末　甘草半两，炮，为末
阿胶半两，炙，为末　麝香半钱，细研　乳香少许，透明者，细研

上件药，合和令匀，滴水为丸，如鸡头大，临卧时腊茶吞下一丸。

中毒门

治中诸毒证候

江南、闽中山间人以蛇虺、蜈蚣、蜓蚰、虾蟆等百虫同器畜之，使其自相食啖，胜者为灵，以事之。取其毒，杂以菜果饮食之类，以害人，妄意要福，以图富贵。人或中之，症①状万状，广如治百蛊说，或年岁闻人多死。又有人家，香火奉事如家先者，亦谓之蛊能病人。世谓之蛊，注以姓类，属五音，谓之五蛊。此皆边鄙邪僻之地，多有此事，中都则蔑闻也。

夫中蛊毒者，令人心腹绞痛，如有物啮，吐下血皆如烂肉。若不即治，食人五脏即死。验之，令病人②唾水，沉即是蛊。有人行蛊毒以病人，若欲知其姓名者，以败鼓皮烧作末，饮服方寸匕，须臾，自呼蛊家姓名，可语令呼唤将去，则愈。治之亦有方。

丹砂圆　治蛊毒，从酒食中着者，方端午日合。

辰砂别研　雄黄别研，水飞　赤脚蜈蚣　续随子各一两　麝香一分

上为末，糯米饮为丸，如鸡头大。若觉中毒，即以酒下一圆，蛇蝎所蛰，醋磨涂之。

---

① 症，底本为"证"。
② 人，底本原阙，据《陈无择医学全书》补。

犀角饮子　解丹石药毒。

杨氏处此数方，累用有神效。

犀角镑　知母　防风去芦头　甘草四味各半两　山栀子　杏仁去皮、尖　蔓荆子　地骨皮　白茯苓去皮。各一两　黄芩①一两半　柴胡去苗，二钱

上件㕮咀，每服五钱，水一盏，煎至七分，去滓，温服。

解毒圆　解一切饮食毒，及诸药毒，并疗溺死、缢死、磕死，或汤烫火烧，气已绝、但心头微热者，皆可治。

五倍子三两　大戟一两　山慈姑半两　板兰根半两　续随子去皮，一两　麝香一钱，别研

上件为细末，研匀，水煮糯米糊为丸，每一两作一十丸，阴干。用雄鸭头血为衣，候经宿，布袋挂当风处。每服一圆，热酒磨下。

化毒散　治中药毒，吐血，或心痛，或舌尖微黑，口唇裂，嚼豆不腥者是。

巴豆一枚，去皮、心、膜，细研　黄丹半钱　雄黄一字，同研细

上用乌鸡子一枚，煎盘内煎成饼，掺药在上，卷为筒子，临睡一服，烂嚼，茶清送下，当夜取下毒。

备急散　解中药毒，烦躁，吐血，口内如针刺。

白矾一两　草茶一两

上件为细末，每服三钱，新汲水调下，此药入口味甘而不

_____

① 芩，底本误为"苓"。

觉苦者，是中毒也。

甘粉散　解一切药毒。

甘草二两，生，剉碎，用水三碗，煎至一碗，去滓，入绿豆粉一合①，打匀。再煎数沸，入蜜半两，温服。

白豆散②　解一切药毒。

白扁豆，生，晒干，为细末，新汲水调下二、三钱匕。

吴内翰《备急方》云，全椒医高照一子无赖，父笞之，遂服砒霜自毒。大渴利，腹胀欲裂。余教照令服此药，以水调，随所欲饮，与之不数碗，即利而安。

菖蒲散　解蛊毒。

张知府叔潜云：平生用此，甚验。

上菖蒲一味，切，焙干，为细末，以甘草煎汤调下，不计时候服，以病退为度。叔潜居官，每施此药。

草豆散③　解砒毒。

叶春方。

白扁豆，不以多少，为细末，入青黛等分，细研。再入甘草末少许，巴豆一枚，去壳，不去油，别研为细末。取一半入药内，以砂糖一大块，水化开，添成一大盏，饮之。毒随利去

----

① 合，古代计量单位，十合为一升。
② 底本缺此方名，据目录卷十五"中毒门"补。
③ 底本缺此方名，据目录卷十五"中毒门"补。

后，即服五苓散之类。

木香饼　治食蟹反恶。

陈正卿云：顷年与一承局同航船，承局者为舟中人言：尝为官司差往昌国，见白蟹不论钱，因买百金，得数十枚，痛饮大嚼，且食红柿。至夜忽大吐，继之以血昏不醒，人病重殆。同邸有知其故者忧之。忽一道人云：惟木香可解。但深夜无此药。偶有木香饼子一贴，试用之。病人口已噤，遂调药灌，即渐渐甦，吐定而愈。

陈土汤①　治中毒，附子、河豚、乌头之类，一切药毒皆可治。

刘医方，袁司法同。

上用多年壁土，热汤泡，搅之令浊，少顷，乘热去脚取饮，不省人事者灌之。甚妙。

解毒散　不以是何毒药，服之，虫皆吐出，神效。

石菖蒲　白矾

上等分为末，新汲水调下二钱，不过两服必效。

黄连汤②　解巴豆毒。

饮生油即解。又，煎黄连汤服亦解。

---

① 底本缺此方名，据目录卷十五"中毒门"补。
② 底本缺此方名，据目录卷十五"中毒门"补。

酽米醋① 　解砒毒。

酽米醋多饮之，吐出毒即解，不可饮水。

甘草汤② 　治中诸药毒。

生甘草　黑豆　淡竹叶

□□□□□③服之。

白芷散④ 　治毒蛇⑤咬。

先以麻绳扎伤处两头，次用香白芷细末掺⑥之，以多为妙。仍以新汲水调下半两许，毒气自消。一方用热酒调下。诸方皆用麦门冬水，盖欲先护心气也。

麝香散⑦ 　治蛇伤及蜈蚣、蝎蜇、诸毒虫咬方。

麝香少许，研　干姜　雄黄研

上等分为细末，用津唾点，时擦患处，痛即止。

又方，用艾灸咬处，五壮或七壮，其痛立止。此二方妙甚。

贝母散 　治蛇伤及一切恶虫所伤。已死，但有微气，可以

---

① 底本缺此方名，据目录卷十五"中毒门"补。

② 底本缺此方名，据目录卷十五"中毒门"补。

③ 底本此处缺五字。按，后人有《沈氏尊生书》称此方为"黑豆汤"，用法为"清水煎服"。兹引录，姑作参考。

④ 底本缺此方名，据目录卷十五"中毒门"补。

⑤ 此处底本缺二字，据目录意补为"毒蛇"二字。

⑥ 掺，此处底本原缺一字，据《普济方·诸疮肿》"白芷散"条补。

⑦ 底本缺此方名，据目录卷十五"中毒门"补。

下药即活。神效不可言。

贝母为末，酒调，令病者尽量饮之。饮不得，即止顷之酒。目伤处，为水流出，水尽为度，却以贝母淬塞疮口，即愈。

苏韬光寓婺州城外魁星馆，有人书此方于壁间，云此方神妙，与前香白芷方并书之。韬光屡以救人，皆验。

治蜈蚣伤　极妙，甚者不过两枚①。

取大蜘蛛一枚，放所咬处，令收其毒。赵参议、陈寺丞、钱文子皆云之。初亦不信，亲曾用之，既啮痛，果即定。蜘蛛虽着身稍远，必径寻其处而啮之，渐觉腹胀。盖为毒气所攻，须急投水中，不尔即死。

---

① 枚，底本为"枝"。

活人事证方后集卷之十六

咽喉门

治咽喉诸病证候

夫喉以候气，咽以咽物，咽接三脘以通胃，喉通五脏以系肺。气谷攸分，皎然明白。有为水喉、谷喉之说者，谬说也。《千金》复云：喉咙候脾胃，咽门候①肝胆，亦非至论。智者当以理推，不可强存乎人矣。诸脏热则肿，寒则缩，皆使喉闭，风燥亦然。五脏久咳则声嘶，嘶者，喉破也，非咽门病。咽肿则不能吞，干则不能咽，多因饮啖辛热，或复呕吐、咯伤，致咽系干枯之所为也，与喉门自别。又有悬痈暴肿，闭塞喉咙，亦如喉闭。但悬痈在上腭，俗谓"莺翁"，又谓之"鹅聚"。俗语声讹，不可不备识。

玉钥匙　治风热喉痹，及缠喉风。

叶伯材用此数方，累有神效。

焰消②一两半　鹏砂半两　脑子一字　白僵③蚕一分

上为末，研匀，以竹管吹半钱许入喉中，立愈。

---

① 候，底本为"喉"。

② 焰消，即朴硝。

③ 僵，底本为"强"。

神效散　治喉闭热肿，语声不出。

荆芥穗别为末　蓖麻生，去皮，别研。各等分

上入生蜜少许，圆如皂子大，以绵裹含化。急则嚼化。一法用朴消，不用荆芥。

玉屑无忧散　治缠喉风，咽喉疼痛，语声不出，咽物有碍。或风涎壅滞，口舌生疮，大人酒癥、小儿奶癖。或误吞骨屑，哽塞不下。

玄参　贯众　缩砂仁　滑石　山豆根　黄连　甘草　荆芥穗　茯苓各半两　鹏砂三钱　寒水石煅，三钱

上为末，每服一钱，先抄入口，以新水咽下。此药除三尸，去八邪，杀九虫，辟瘟疗渴。

荆芥汤　治风热肺壅，咽喉肿痛，语声不出，喉中如有物哽，咽之则痛甚。

荆芥穗半两　桔梗二两　甘草一两

上为剉散，每服四钱，水①一盏，姜三片，煎六分，去滓②服。一法去荆芥穗，名如圣汤。

解毒雄黄圆　治缠风及急喉痹，卒然倒仆，失音不语，或牙关紧急，不省人事，或上膈壅热，痰涎不利，咽喉肿痛。

雄黄飞，一分　郁金一分　巴豆去皮，出油，二七个

上为末，醋糊圆，绿豆大，热茶清下七丸。吐出顽痰立

---

① 此处底本与台湾故宫影宋抄本皆缺三字，参校《三因极一病证方论》补。

② 滓，底本为"宰"。

省。未吐再服。如未至死，心头尚温，灌药下喉，即活。

龙脑散

夫咽喉卒肿痛者，由人脏腑充实，肺脾暴热之所致也。或有服饵丹石，毒气在脏，熏蒸上焦，而又多食炙煿、热酒，冲于脾肺，致胸膈壅滞，气道痞涩，热毒之气，不得宣通。故令咽喉卒肿痛也。

孙氏用此数方治咽喉之病，大有神效。

龙脑一分，研　朱砂三分，研细　犀角屑三分　真珠末半两，研　马牙消一两，研　白药子三分　黄芪半两，剉　甘草半两，细剉

上件八味细杵，研令匀。每服二钱，新汲水调下，不计时候。

牛蒡汤　治咽喉生疮。夫咽喉者，脾胃之候。由脾胃间热，其气上冲咽喉，所以生疮。其疮白头，或赤根，皆热毒之所致，宜用此方。

桔梗一两　甘草一两，生用　牛蒡子一两，微炒

上为粗末，每服三钱，水一中盏，入青竹茹一分，同煎至六分，去滓，不计时候，温温细呷服。

金露丸

夫尸咽喉者，谓人腹内尸虫上蚀于咽喉，而生疮也。此皆阴阳不和，脾肺壅滞，风热毒气在于脏腑，不能宣通，故令尸虫动作，上蚀咽中，或痛或痒，如䘌之候者是也。宜服此方。

朱砂一钱　白矾一分　甘草生，为末，半两　铅霜一钱　麝香一钱　太①阴玄精石一分，研末　蛇蜕皮三条，全，去头，以皂角揉取浓水一盏，浸一伏时，滤出晒干，别更炒令焦黄，为末

上件药，同研匀细，炼②蜜和为丸，皂荚子大，食后、临卧，用新薄绵裹一丸，含化咽津。

犀角散　治马喉痹。

夫马喉痹者，谓热毒之气，结于喉间，肿连颊骨，微壮热烦满，而数吐气，呼之为马喉痹。治马喉痹，颊面肿满，并宜服之。

犀角屑半两　射干三分　桔梗三分，去芦头　马兰根三分，剉　甘草半两，炙微赤，剉　川升麻半两

上六味，粗捣为散，每服三钱，水一中盏，入竹叶七片，煎至六分，去滓，入马牙消一钱，搅令匀细，含咽。

菖蒲丸　治咽喉肿痛，语声不出。

菖蒲二两　孔公蘗一两，细研　木通二两，剉　皂荚一挺，厚实者，去黑皮，涂酥，炙令焦黄色，去子用

上四味，为末，炼蜜为丸，如梧桐子大。每服煎鬼箭羽汤，下二十丸，渐加至三十丸，不计时候。

乳香丸　治咽喉生谷贼。

夫谷贼者，禾里有短穗而强涩者是也。误作米③而食之，

---

① 太，底本误为"大"。
② 炼，底本为"练"。
③ 米，底本误为"末"。

则令喉里肿结不通，致风热气冲于喉间，与血气相搏，则生肿结，如食饮疼痛妨闷，故谓之喉中生谷贼。不急治之，亦能杀人。宜服此方，立效。

乳香半两　硇砂一分　琥珀半两　松脂半两

上件四味，捣研为末。化黄蜡和丸，如鸡头实大，常含咽津，以瘥为度。

千两金丸　治缠喉风，不问阳闭、阴闭，如急病，内外肿塞辄至不救者，用之能起死。

滁州何村丘永兴传此三方，的有神效。

蚵蚾草嫩者　猪牙皂角各半两　铜青二两　大黄半两

上为细末，以白梅肥润者取肉，烂研一处，捣匀。每两作一十五丸，每用以新绵裹，口中含化咽津，有顽涎吐出。若病得两日后难用。

南星防风散　治风壅腮颔肿、内生结核、缠喉风等。

南星半两，汤洗净，捣细，姜汁制，焙干　防风半两，生用，不见铁器　白僵蚕半两，焙干　当归二钱，焙干　天麻三钱，生用　猪牙皂角去黑皮，焙干，三条

上件为末，每服二钱，水一盏，姜三片，入荆芥少许，同煎至七分，温服、食后，日进三服。忌发风、毒物。如肿不散者，加透明雄黄三钱，同前药一道为末煎服。

立圣膏　治缠喉风。

齐州半夏三七粒　巴豆三七粒

上将半夏轻捶，每粒分作四片。巴豆剥去心、膜，于银

铜、石器内用米醋三碗，文武火熬尽醋为度。用清醋微洗过，研为膏子。每患缠喉风，或喉闭，或痫疾，用一斡耳，以生姜自然汁一茶脚化下。患甚者灌药，少时自然吐出恶涎，如鱼冻相似，立愈。极有神效。

吹喉散　治咽喉肿痛。

朴消四两，别研　甘草末生，一两

上研匀，每用半钱，干掺喉中。如肿甚者，用竹筒子吹入喉中为佳。

一字散　治喉痹，气塞不通欲死者。

雄黄一分，别研　蝎梢七枚　白矾生，研，一钱　藜芦一钱　猪牙皂荚七挺

上为细末，每用一字许，吹入鼻中，即吐顽涎，立瘥。

佛手散　治缠喉风，神效。

盆硝一两，研　白僵蚕半两，去丝　青黛一钱，研　甘草二钱半，生

上为细末，以少许掺喉中，如闭甚，以竹管吹入。寻常咽喉间不快，亦可用。

白药子　治急喉痹。

范观道方。

青鱼胆①新瓦上焙干，去膜，取末，一钱　　蛇蜕皮去沙②土，碗
内烧灰，一钱，研令极细　　白僵蚕直者，去丝、嘴，新瓦上焙干，一
两　　白矾铁铫飞过，留性，一两　　白药子新瓦上焙干，一钱

上并为细末，再以乳钵和研令匀，再用半钱吹入咽喉，立
愈。若病轻，以多年白盐梅肉细切，入前项药同捣令匀，圆如
大鸡头大。每服一丸，含化咽津。如白梅稍干硬，用熟汤浸令
软，取肉细切用。

头目门

头者，诸阳之会，上丹产于泥丸宫，百神所集。凡头痛
者，乃足太阳受病。上连风府、眉角而痛者，皆可药愈。或上
穿风府，陷入于泥丸宫而痛者，是为真头疼，不可以药愈，夕
发旦死，且发夕死，责在根气先绝也。原其所因，有中风寒暑
湿而疼者，有气血食饮厥而疼者，有五脏气郁厥而疼者。治之
之法，当先审其证候。

都梁圆　　大治诸风眩晕，妇人产前、产后乍伤风邪，头目
昏重，及血风头痛，服之令人目明。凡沐浴后服一、二粒甚
佳。暴寒乍暖，神思不清，伤寒头目昏晕，并宜服之。

王定国因被风吹，项背拘急，头目昏眩，太阳并脑俱痛。
自山阳挐舟至泗州求医。杨吉老既诊脉，即与药一弹圆便服，
王因款话。经一时再作，并进两圆，病若失去。王甚喜，问为
何药。答云：公如道得其中一味，即传此方。王思索良久，自

---

① "青鱼胆"前，底本原有"人"字。
② 沙，底本误为"炒"。

川芎、防风之类，凡举数种皆非，但一味白芷耳。王益神之。此药初无名，王曰："是药处自都梁名人，可名'都梁丸'也。"

香白芷大块，择白色新洁者，先以揿刷刷去尘土，用沸汤泡洗四、五遍

上为细末，炼蜜和丸，如弹子大。每服一圆，多用荆芥点腊茶，细嚼下，食后常服，诸无所忌，只干嚼咽亦可。

茶芽散① 治偏正头疼，恶心呕吐不止者。

襄阳府胡急脚②专货此药，积钱至数万缗，秘惜不传。上官医以计得之。

细茶芽一两　生草乌半两，去皮、尖　细辛半两

上为粗末，每服五钱，水二盏，慢火煎至六分，去滓，温服。一服取效。

十味如神圆 治偏正头风，坠痰涎，散滞气，宽胸膈，久服清头目，强腰膝。

峡州教授王执中，字叔权，永嘉人。其母患头风，卧病余半年，偏服头风药，虽少愈而未能去体。偶何用之来访，云：祖母尝因惊避戎马，奔走得头风疾数年，有道人令服此而验。因传其方，既服遂脱然。

半夏四十九粒，汤浸七次　晋矾枯过　南星一个，洗，姜汁浸天门冬去心　五味子各半两　麦门冬去心　远志去心，各一两　甘草炙　白术　人参各一分

---

① 茶芽散，底本为"茶芽汤"，此据目录及文义改。
② 急脚，也作"急脚子"，急行传送书信者。

上为末，生姜自然汁调，飞罗面煮糊，圆梧桐子大，朱砂一分为衣，每服十圆至十五圆，食后、临卧，生姜汤吞下。

芎辛汤 治伤风寒生冷，及气虚痰厥，头疼如破，兼眩晕欲倒，呕吐不定。

附子生，去皮、脐　乌头生，去皮、尖　天南星　干姜　甘草炙　川芎　细辛各等分

上为剉散，每服四大钱，水二盏，姜五片，茶芽少许，煎七分，去滓，食后服。

芎附散 治气虚头痛不可忍。

张裁衣得此方，屡以医人，皆立效。

附子一两者，炮，去皮、脐　川芎二钱　熟干地黄半两，须自晒，洒酒九蒸九暴者，市卖者以绿矾搭色，不中用。或无，即以好大川当归半两代之

上咬咀，每料分作五服，水一大盏，生姜三片，枣一枚，同煎至六分，去滓，入细磨木香水一蚶壳，再暖令热，服之。

藿香散 治伤风、挟涎饮、上厥头疼、偏正夹脑诸风。

藿香半两　川乌头汤浸七次，去皮、尖，一两　乳香三皂子大草乌头炮裂，去皮、尖，半两

上为末，每服一字，薄荷茶清调下，食后服。

治眼目诸病证候

夫眼者，五脏之精明，一身之至宝。如天之有日月，其可不保护之？然骨之精为瞳子，属肾；筋之精为黑眼，属肝；血

之精为络果，属心；气之精为白眼，属肺；肉之精为约束，属脾。契筋骨血气之精，与脉并为系。系上属于脑，后出于项中。故六淫、外伤、五脏内郁、饮食、房室、远视、悲泣、抄写、雕镂、刺绣、博奕、不避烟尘、刺血、发汗，皆能病目。故方论有五轮、八廓、内外障等各各不同，尤当分其所主。

千金神粬圆　明目，百岁可读细书，常服益眼力。

神粬四两　磁石二两，煅，醋淬七次　光明砂一两

上为末，炼蜜为丸，梧子大，米饮服五丸。食前，日三服。

圣惠散　治目赤羞明，冷泪不止。

夏枯草穗二两　香附子炒，去毛，三两

上为细末，每服二大钱，百沸汤调下，食后服。若能饮酒而目赤作痛，眵泪，隐涩难开，《局方》密①蒙花散，用白茅根煎汤调下，食后服。

四宝圆　治眼疾，时见黑花，视物不真，及一切目疾。

枸杞子八两　青盐四两　川椒去目并闭口，六两　菊花英六两

上四件，一处用水一斗煮，候水涸出，焙为末，煮薄面糊为丸，如桐子大。每服三、五十丸，空心、食前，盐汤、熟水送下。

---

① 密，底本为"蜜"。局方有"密蒙花散"，见《太平惠民和剂局方》卷七。

大明散　治诸目疾，不问久新，退翳去赤脉，治风毒上攻，羞明怕日，渐觉眼细小，或痛或痒，及素有头风疾，最妙。

苍术四两，米泔浸　荆芥穗二两　防风一两　人参一两　菊花二两　木贼去节，二两　川芎一两　鼠粘子炒，一两　甘草炙，一两　羌活去芦，二两　蝉退去头、足，半两

上为细末，每服三钱，茶清调下。若热泪目赤，米①泔水调下，食后服。

蝉花圆　治眼睛痛，渐生赤障，视物朦朦，隐涩难开。

蔓荆子一两　大川乌炮，半两，去皮　川羌活一两　蝉退去头、足，半两　没药半两，别研　赤芍药一两　龙胆草去苗，半两　木贼去节，半两　当归去芦，洗，一两

上为细末，薄面糊为圆，如桐子大。每服三、五十圆，食后、茶清送下。

黑锡丹②

有人患赤目，皆作肝经有热，服洗肝散凉药治之，久而目觉昏，生翳膜。遂服黑锡丹、锦鸠圆并驻景圆而痊。

安肾圆③　治气虚人，目昏瞻，视不明，常见黑花。

宜服《局方》安肾圆和菊睛圆，每服五、七十圆，空心、食前，盐汤送下。

---

① 米，底本误为"未"。
② 底本缺此方名，据目录卷十六"头目门"补。
③ 底本缺此方名，据目录卷十六"头目门"补。

消风散①　　治男子、妇人风毒攻疰，两眼赤肿而痒。

盖痒则有风也，《局方》消风散和菩萨散二钱，百沸汤调下，食后服。

木香流气饮②

若因怒，或食物热，或饮酒而致目赤，眼胞紫，内生赤脉，局中③木香流气饮加大黄煎服。

凡患眼疾，切须戒饮、节欲。盖酒能引风，况热而有毒。眼属肝，肝属木，尤不可用药点，缘病自内起。俗谚云：眼不点不瞎，耳不干不聋，此之谓也。

---

① 底本缺此方名，据目录卷十六"头目门"补。
② 底本缺此方名，据目录卷十六"头目门"补。
③ 局中，即指《局方》。

活人事证方后集卷之十七

口齿门

治口齿诸疾证候

夫口乃一身之都门，出入、荣养之要道，节宣微爽，病必生焉。故热则苦，寒则咸，宿食则酸，烦躁①则涩，虚则淡，疸则甘。五味入口，藏与胃脾，行其精华，分布津液于五脏。脏气偏胜，味必偏应于口。或劳郁则口臭，凝滞则生疮，不可失睡，失睡则愈增。

齿为关门，肾之荣，骨之余也。肾衰则齿豁，精固则齿坚。又大肠支脉在牙龈②，主灌注于牙。大肠壅则齿为之浮，大肠虚则齿③露。挟风则攻目头面，疳䘌则龋脱为痔，皆气郁而生。诸证不同，治之各有方。

升麻地黄散 治风气上攻，牙齿疼痛，龈肿连腮，颊紧急。

王尚书宣子方。

升麻 生干地黄 地骨皮 青盐 川芎各半两 皂角一挺，

---

① 躁，底本误为"燥"。

② 龈，底本误为"断"。

③ 齿，底本误为"宣"。

烧　细辛二钱半　槐角子半两，烧

　　上为细末，每用少许，揩擦龈上，有涎吐了，误咽不妨。

　　淡豉散　治牙痛。

　　曾府判茂昭说，此方最验。

　　巴豆一个，去壳并膜　淡豆豉一个

　　上同研烂，每用针头许，以连纸裹，安痛处，立止。不可太多，亦不可令侵龈，恐能损肉。

　　赴宴散　治口疮，吃物不得者。

　　五味子小、嫩者，一两　滑石半两，研　黄蘗①半两，蜜涂，炙紫色

　　上为末，拌匀，每服半钱许，干掺疮上，良久便可以饭食，俱无妨碍，甚奇。

　　升麻散　治风蚛牙疼，齿根动摇。

　　出杨氏方。

　　升麻　细辛去叶、土　荜拨　胡椒　川芎　川椒　甘松洗去土　香白芷

　　上件各等分，为细末，每用少许，擦患处，良久漱去。若甚者，用沸汤调药二钱，乘热盥漱，涎出为度，甚妙。

　　如神散　治牙痛，不问年远日近，并皆疗之。

　　出胡氏方。

---

　　①　蘗，底本为"蘗"。黄蘗即黄柏。此据《世医得效方》改。

露蜂房末　椒末　盐

上三味，每用各抄一钱匕①，用水一盏半，煎至八分许，乘热漱，冷即吐出。一服即效，神妙。不可入喉中。

蜂房散　治牙疼风肿。

永嘉朱郎中方②。

露蜂房

上不拘多少，次用好醋煎，含，立效。不得咽入喉中。

乳香膏　治蚛牙痛。

钱参政方。

光明白矾枯了　滴乳香各等分

上二味，为细末，溶蜡量多少和成膏，旋圆，看蚛牙孔子大小填之，其痛立止，神效。

一池散③　治口齿诸疾。

华阴细辛须色白而辛者，去苗　防风去芦，并钗服者　当归洗去土　川芎　藁本去土　地骨皮洗去土　白芷　石膏煅，研　螺青研　青盐研

上一十味④，等分，细辛倍用，晒干，为细末，早晚食后

---

① 匕，底本为"已"。

② 方，底本为"侯"，台湾故宫影宋抄本为"候"。朱郎中，或名"候"或"侯"。

③ 此方名目录原为"玉池散"，正文为"一池散"。因本卷同门下列有"玉池散"，故此处沿用"一池散"的方名。

④ 一十，底本原为"十一"，据文义改。

常揩牙。若病甚，用药末三大钱，水一大盏，姜钱五片，雄黑豆五十粒，煎沸，通口漱，甚妙。须是日晒干，用火焙则走气也。

细辛散　治五种牙疼，不蛀破处者。

昔有一士人，若于牙痛，诸药遍疗不止。忽有一道人授以此方，用之即止。后累用救人，无不取效。

细辛　干姜　川乌　草乌　荜拨　吴茱萸各半两　茵草一两　木律一分

上为细末，先用盐汤蘸湿手，点药揩牙，候良久，药力败，用温水灌漱，齿痛即止。

巴子膏　治风蛀牙，如虫蛀破者。

张主簿赴官于广州怀集县，甚被此疾所苦，吴县丞以此方教之，即愈。

巴豆三粒，纸裹压去油　乳香一钱

上火上熔乳香成汁，用巴豆不住搅和，候冷，取出，圆成膏子。酌量牙齿窍穴大小，将灯上炙旋圆，纳于穴中，痛即止。

绿云膏　治口疮臭气、瘀烂，久而不瘥。

黄蘗①半两　螺青二钱

上研细，临卧置一字在舌下，不妨咽津，迟明瘥。

杏粉膏　治口疮，以凉药敷之。

---

①　蘗，底本为"蘖"。此据《世医得效方》改。

杏仁十粒，去皮、尖　轻粉一字

上研杏仁细调匀，临卧敷疮上，少顷吐之，勿咽。

玉池散　治风虫牙疼，肿痒动摇，牙龈溃烂，宣露出血，口气等疾。

地骨皮　香白芷　川升麻　防风　细辛　川芎　槐花　当归　藁本　甘草

上等分为末，每用一字许，揩牙。或大段痛①，即取二钱，水一盏半，黑豆半合，生姜三片，煎至一盏，稍温漱，候冷吐之，殊效。或用金沸草散熏嗽，亦佳。

神仙齿药方

西岳莲花峰神传

猪牙皂角及生姜，西国升麻熟地黄。

木律旱莲槐角子，细辛荷叶要相当。荷叶剪心用

青盐等分同烧煅，研细将来使最良。

揩齿牢牙髭鬓黑，谁知世上有仙方。

二圣散　治口疮，涂足心。

嘉禾老张太医传，云屡试得效，其理难晓。

大川乌　吴茱萸

上各半两，为细末，每用药末五钱匕，面五钱，以醋调涂两脚心，油单隔片帛系定，临卧用，次日便见效。

---

① 大段痛，甚痛之也。

蒲黄散　治舌肿。

有一士人沿汴东归，夜泊村步，其妻撼之，问何事，不答；又撼之，妻惊起，视之舌肿满口，不能出声。急访医，得一叟负囊而至，用药掺，比晓复旧。问之，乃蒲黄也。

蒲黄

上为细末，掺之。

聚宝散　治一切风蛀牙疼不止者。

医僧慈云大师方，余少年用之见效。

露蜂房五两　荆芥三两

上为细末，每用五钱，乌梅三个，水二盏，煎一盏半，乘热呷漱，冷吐出。

耳鼻门

治耳诸病证候

肾虽寄窍于耳，当知耳为听会，主纳五音，外则宫商角徵羽，内则唏嘘呵吹呬。内关五脏，外合六淫。故风寒暑湿，使人聋聩耳鸣；忧思喜怒，多生内塞。其如劳逸，不言喻①。复有出血、生脓、聤耳、底耳，或耵聍上直庚切，下乃顶切，不出，飞走投入。诸证既殊，治各有法。

菖蒲散　治耳聋。

西外知宗赵士衎宾老传授此方，累用有效。

---

① 不言喻，当为"不言而喻"，疑阙一"而"字。

石菖蒲十两，一握九节者　苍术五两，事治净

上二味，剉成块子，置于瓶内，用米泔浸七日，取出，去苍术不用，只用菖蒲于甑上蒸三、两时，取出焙干，捣罗为细末。每服二钱，糯米饮调下，日进三服。或将蒸熟者作指面大块子，食后置口中，时时嚼动，咽津亦可。

补肾圆　治肾虚耳聋，或劳顿伤气，中风虚损，肾气升而不降，致耳内虚鸣。

山茱萸　干姜炮　巴戟　芍药　泽泻　桂心　菟丝子酒浸黄芪　远志去心　石斛　当归　干地黄　蛇床子　细辛　牡丹皮　人参　甘草　苁蓉酒浸　附子炮，以上各二两　菖蒲一两防风一两半　茯苓半两　羊肾二只①

上为末，以羊肾研细，酒煮面糊为圆，如梧子大，食前、盐酒任下三十九至五十丸。

红绵散　治聤②耳。

透明白矾火飞过　头色坯子

上等分，研细，先用绵杖子缠去耳中脓及黄水，令尽。别用绵杖子引药，或用鹅毛管子轻吹入耳内。入少麝香尤佳。

雄黄丹　治蚰蜒入耳。

雄黄　绿矾　白矾　半夏各一分

上件药，同捣为末，以醋调一字，灌入耳。兼治蜈蚣诸虫

---

① 此处底本阙"只"字。
② 聤，底本为"停"。

入耳。

菖蒲圆　治耳卒痛，及聋塞不闻声。

菖蒲　附子炮，去皮、脐，各等分

上为末，以醋圆如杏仁大，绵裹，内耳中，日二易之。

蜡弹圆　治耳虚聋。

白茯苓二两　山药炒，三两　杏仁去皮、尖，炒，一两半　黄蜡二两

上以前三味为末，研匀，熔蜡为丸，如弹子大，盐汤嚼下。有人只①以黄蜡细切，嚼，点好建茶送下，亦效。

麝香散　治聤耳、底耳，耳内脓出。

桑螵蛸一个，慢火炙及八分熟，存性　麝香一字，别研

上为末，研令匀，每用半字掺耳内。如有脓，先用绵捻，次以药掺之。

蝉壳散　治聤耳。

蝉壳半两，事治净，火烧存性　麝香抄半钱

上同研如尘，用绵先展耳内脓，令净，次入药。挂耳门不得动，追出恶物即愈。

治耳痛

杏仁炒焦黑，研成膏，以绵裹塞耳中。

---

① 只，底本为"止"，其义亦通。

吴内翰亲用之，效。

诸百虫入耳，用麻油灌之即效。

诸耳中出血，以龙骨末吹入即止。

治鼻中诸疾证候

鼻大衄者，由气虚热故也。肝藏血，肺主气，而开窍于鼻。血之与气相随而行，循于经络，荣于府脏。若劳伤过度，府脏生热，热乘血气，血性得热则流散妄行。从鼻出者，谓之衄。其云鼻大衄者，是因鼻衄而口、耳、鼻皆出血，故云鼻大衄也。

鼻齆者，肺主气，其经手太阴之脉也。其气通鼻。若肺脏调和，则鼻气通利，而知①臭香；若风冷伤于脏腑，而邪气乘于太阴之经，其气蕴积于鼻者，则津液壅塞，鼻气不宣调，故不知香臭，而为齆也。

鼻生疮者，鼻是肺之候，肺气通于鼻，其脏有热气冲于鼻，故生疮也。

辛夷膏　治脑尸受寒，浓涕结聚，关窍壅闭。

杨氏家藏。此方治鼻塞，无不取效。

辛夷　川芎　香白芷　莒草　通草以上各一钱　当归洗，焙细辛去粗土　肉桂去粗皮，以上各半两

上件细剉，以酒浸一宿，酒不须多，次日以猪、羊脑及猪脂少许，煎成油，入前件酒浸药同煎，令变色。却用绵滤去滓，盛瓷器内，每一粒米许，滴入鼻内，须要仰卧，其药不流

---

① 知，底本误为"和"。

出也。

瓜丁散　治齆鼻有息肉，不闻香臭。

富次律曾患此，息肉已垂出鼻外，用此药敷之，即化为黄水，点滴至尽，不三、四日遂愈，后不复作。

瓜丁即瓜蒂也　细辛

上二味，等分末之，以绵裹如豆许，塞鼻中，须臾即通。

鼻中息肉俗谓之鼻痔，治此疾方极多，但此取效耳。

乌尖散　治肺风，面赤鼻赤。

华宫使方。

草乌尖七个　大风油五十文　真麝香五十文

上以草乌尖为末，入麝香研匀，次同大风油，磁合子盛于火上调匀，先以生姜擦患处，次用药擦之，日三、两次，无不效。

又方兼服之，即除根本，同。

何首乌　防风　黑豆去皮　藁本　荆芥穗　地骨皮洗净，各一两　桑白皮　天仙藤　苦参　赤土各半两

上为细末，炼蜜为丸，如梧桐子大，每服三、四十丸，食后、茶清送下。

活人事证方后集卷之十八

疹痘门

治小儿斑①疮疹痘证候

凡小儿疮疹之候，乃天行时气，热不能解，蕴积于胃。而胃主肌肉，毒气熏发于肌肉，状如蚊子所啮，乃成斑毒也。赤者十生一死，黑者十死一生。此候五脏，各有所主：肝脏热而成水泡；肺脏脓泡；心脏发斑；脾脏细疹，俗为之肤疮也。肾脏黑色，此乃阳病，属火而归肾水，势已极矣，不可治。凡疮疹之疾，不问轻重，当先护目，免斑疮入眼而生翳障。余《经验方》备录于后。

钱氏云：睦亲宅一大王病疮疹，始用一李医，又召钱氏，钱留抱龙圆三服。李以药下之，其疹稠密。钱见大惊，曰若非转下，则为逆病。王言：李已用药下之。钱曰：疮疹始出，未有他证，不可下也。但当用平和药，频与乳食，不受风冷可也。

如疮疹三日不出，或出不快，即微发之。微发不出，即加药。加药不出，即大发之。如大发后不多，及脉平无证者，即疮本稀，不可更发也。

---

① 斑疹，底本为"班疹"，下同，不另出注。

有大热者，当利小便。小热者，当解毒。若出快，勿发勿下，故只①用抱龙圆治之。

疮痂若起，能食者，大黄圆下之一、二行即止。今先下一日，疮疹未能出尽而稠密甚，则难治，此误也。纵得安，其病有三：一者疥，二者痈，三者目赤。李不能治，经三日黑陷。复召钱。钱氏曰：幸不发寒，而病未困也。遂用百祥圆为药，以牛李圆为助，各一大服。至五日间，疮复红活，七日而愈。

盖黑者归肾也，肾旺胜脾，土不克水。故脾虚寒战则难治。所用百祥圆者，以泻膀胱之府。府若不实，脏自不盛也。何以不泻肾？曰：肾主虚，不受泻。故二服不效，即加寒而死。

抱龙圆　治一切风热，中暑惊悸，疮疹欲出，多睡，咳嗽涎盛，面赤，手足冷，发温，壮睡中惊，搐搦不宁，脉洪数。头痛呕吐，小便赤黄。

钱氏用此方大有神效。

天南星剉开，里白者生为末，腊月内取黄牛胆汁和为剂，却入胆内阴干，再为末，半斤　天竺黄二两，别研　朱砂二钱，研，水飞　雄黄半两，研，水飞　麝香好者一钱，别研　牛黄一字，别研

上同研极细，甘草水和圆鸡头大，窨干。二岁儿竹叶或薄荷汤化下一圆，不拘时候。

紫草散　治伏热在胃经，暴发痘疱、疮疹，一切恶候，出不快，小便赤涩，心腹胀满。

① 只，底本为"止"。

紫草去苗，一两　甘草生用，半两　木通去根节，细剉　枳壳
麸炒，去瓤　黄芪各半两，炙，剉

上为细末，每服二钱，水一盏，煎至六分，去滓，温，时
时呷之。

牛李圆　治疮疹、痘疱恶候，见于皮肤下，不出或出而不
长，及黑紫内陷，服之即顺。救危急候。愚小年病此，危恶殆
极，父母已不忍视。遇今太医丞钱公乙下此药得安，因恳求真
法。然此方得于世甚久，惟于收时不知早晚，故无全效。今并
收时载之，用者宜依此方。

牛李子九月后取，研，绢滤汁，不以多少，于银石器中熬成膏，
可圆，每膏二两，细研好麝香，入半钱

上每二岁儿服一圆，如桐子大，浆水煎杏胶汤化下。如疮
疱紫黑内陷者，不过再服，当取下恶血及鱼子相似。其已黑陷
于皮下者，即红大而出。神验。

胡荽酒　治痘疹快出，大有神效。

胡荽细切，四两，以好酒二盏煎一二①沸，入胡荽再煎少时，用物
合定放冷

上每吸一、两口，微喷，从顶至足匀遍，勿喷头面。病人
左右常令有胡荽，即能辟去汗气，疮疹出快。

疮疹忌外人，及秽浊②之③物。虽不可受风冷，然亦不可
拥遏，常令衣服得中，并虚凉处坐卧。

---

① 二，底本为"一"，
② 浊，底本为"触"。
③ 之，底本为"乏"。

四圣散　治疮疹出不快及倒㱸。

紫草茸　木通判　甘草判，炒　枳壳麸炒，去穰，秤　黄芪切，焙，等分

上同为粗末，每服一钱，水一中盏，煎八分，温服，无时。

黄蘗膏　治小儿疹①痘。

出后即须爱护面目，勿令沾染。欲用胡荽酒喷时，先用此方涂面上，然后方可喷四肢。大人、婴孩有此疾，悉宜用此方，甚妙。

黄蘗一两　绿豆一两半　甘草四两，生用

上件，捣罗为末，每研令细，后以生麻油调如膏，从耳前、眼眶并厚涂，日三、五遍。上涂面后，可用胡荽酒喷也。早用此方涂于面上，令不生疹痘也。如用此方涂迟，纵出疹痘亦少。

柿楂子散　治疮疹不透，干黑危困，神妙。

苏韬光云，其家累世用此，甚佳。

柿楂子图经本草名糖毬儿，惟徐州者入药

上为细末，每服二钱，紫草酒调下。小儿量大小加减，徐徐进三、两服即红活。

升麻汤　治大人、小儿伤风寒，温疫，头痛，寒热，体疼。斑疮已发、未发并可服。

升麻　干葛　甘草炙　芍药各等分

---

① 疹，底本为"胗"。下同，径改。

上为剉散，每服秤五钱重，水二盏，煎七分，去滓，热服。小儿量与。一法加紫草茸煎。

仙灵散 治斑疮入眼。

仙灵脾 威灵仙

上各等分，为末，每服二钱，食后、米汤调下。

大和散 治痘疮后，寒热往来，嗜卧，烦躁①，闷乱。杨氏方。

生地黄 川当归洗，去芦 地骨皮 人参去芦 甘草炙 赤芍药

上件等分，㕮咀，每服一钱，水半盏，煎至三分②，去滓，通口服。

消毒散 治疮疹未出，或已出未能匀遍。又治一切疮，凉膈去痰，治咽喉。

牛蒡子二两，炒 甘草半两，剉，炒 荆芥穗一分

上为粗末，每服三钱，水一盏半，煎至一盏，温服，不拘时候。

调肝散 治疮疹太盛，宜服此方，令不入眼。

生犀剉③ 草龙胆半钱 黄芪半两，切 大黄去皮，二钱 石

---

① 躁，底本为"燥"。

② 分，底本为"公"。

③ 锉，底本误为"错"。

膏半两　桑白皮自采，焙干　钓藤钩子　麻黄去节，各一分　栝蒌去皮　甘草炙，各等分

上为粗末，每服二钱，水一盏，煎半盏，食后，时时温服少许。

治疮疹入眼

马屁勃半两　皂角子十四个　　蛇皮半两

上入小罐子内，盐泥固济，烧存性，研细。温酒调下一、二钱，食后服。

又方，**治疮疹入眼成翳**

栝楼根半两　蛇皮二钱

上同为细末，用羊子肝一个，批开，入药末二钱，麻缠定，米泔煮熟，频与食之。未能食肝，令乳母多食。

治痘疮黑陷，药不能发，神验秘方：

川山甲

上一味，烧存性，为细末，入麝香当门子少许，一岁半钱，三岁一钱，只温酒调下，一服见效。虽遍身黑而欲绝，亦能暂苏而发红色。但目闭无魂者，不复生矣。

歌曰：

　　　未先五日颤如寒，不觉生惊又似痫。
　　　心热又同蚊子啮，眼睛赤色脸红鲜。
　　　发竖手心如火热，更兼睡里作狂言。
　　　躁热嫌人拨手睡，又加气急喘相连。

须知此候先宜表，迟却流传入脏间。

若得神仙真妙诀，定须七日自然安。

治疮疹之法，如伤寒一同，初当表发。其病在腑，则出细疹。失表，其热不退便出。其病在脏，必发痘疮。得其妙理，方不失一。

汤火门

紫雪　治汤烫、火烧，痛不可忍，或溃烂成恶疮。

松树皮剥下，阴干，为细末，入轻粉少许，生油调稀，敷。如敷不住，纱绢帛缚定即生痂。神效不可言。然宜预先合下，以备急。自剥落而薄者，尤妙。

治汤火疮　虽脓水出，皮肉溃烂者，不过敷三、两次即安。

上以蛇莓烂捣敷之，以瘥为度。钱文子佃客因遗漏烧灼，遍身皆溃。偶一道人传此，用之既安，更无疤痕。《本草》不言治汤火伤。

治汤火伤　疮脓烂痛，不可忍者。

李莫安抚方。

上用牛皮胶入少汤于火上，溶稠，狗毛剪碎，以胶和毛，摊软帛封之，直至痂脱不痛。吴内翰家婢夜炊米①，釜翻，伤腿膝。以夜不敢白此，晓已溃烂。用此治之，随手即愈。

---

① 米，底本与台湾故宫影宋抄本俱作"未"，据《医方类聚》改。

治汤火伤一宗五方①

又方：

以箬叶烧存性，灰敷。煮酒瓶头箬，尤妙。

又方：仍无疤痕。孙盈仲所传。

上以鸡子清涂之，神效。一方鸡子壳烧灰，油调敷。

又方：王仲杞传。

上以干甋筐烧存性，灰敷之。

又方：张德俊云，顷年和伡余杭人将赴官，因蒸降真木犀香，自开甋，面仆甋上，为热气所熏②，面即浮肿，口眼皆为之闭。更数医不能治，最后一医云：古无此证，请以意疗之。于是取僧寺久用炊布，烧灰存性，随敷随消，不半日而愈。盖以炊布受汤上气多，返用以出汤毒，亦犹以盐水取咸味耳。医者之智亦可喜。

又方：用白瓷器末，汤煮过，碾极细，以油调涂，立效。或又用炼银坩埚子捣细，调涂亦可。

治汤火烧已溃，脓出不已者

先以山栀子煎汤，放③温，洗净泄④干，以赤焦大油饼炭

---

① 此方名底本无，据目录及文义加。

② 熏，底本误为"董"。

③ 放，底本误为"枚"。

④ 泄，音 yì，水流下。泄干，即爽干的意思。

火上烧存性，灰研细，敷之。

又方：
上以大黄，用米醋调敷。或仓卒不能得末①，只于新净瓷、瓦器上，以醋磨敷亦可。

至圣膏　治汤火伤，无疤痕。
上以鸡子黄②一两，用银器内熬成自然油，调好粉敷之。

活人事证方后集卷之十九

杂　方

淋浴法

陈氏云：先公守赣，时年六十五，足弱，拜跪颇难。倅车郑显仲云，其叔司业公，字明仲，晚年亦如是。有人教以用此方，逾月步履轻便。先公即用之，旋即见效。每日一就浴，如是者四年。晚岁步履有力，日可行数里。

狲狲姜十余块，锤碎，《本草》谓之骨碎补　蒴藋草七八握

上约水六、七斗，入二药煎至三、四斗，正午入浴，不须脱上盖。用小木杓酌①汤浇脐腹间一千下，次以衲布二片，各三、四重，方一尺许，蘸热汤搭两膝头，各浇一百二十杓。用之月余，便见功效，行步便觉轻快也。

断乳画眉膏　治小儿年至四、五岁，当断乳而不肯断者。

山栀子三个，烧存性　雌黄少许　生硃砂少许

上三味，为细末，入生麻油、轻粉各少许，调匀。候儿睡着，浓抹于两眉上，醒来便不食乳。一服未效，再用即验。

此方得于浦江石亲周卿，屡试屡效。累扣②名医，殆不

---

① 酌，音 bó，本意为小瓜，名词。此处作动词。
② 扣，意同"叩"。

能晓。

祛蝇子法

陈氏云：余居雪川，暑月赴赵德言园，令飱[1]坐间全[2]无蝇子，咸切讶之。渠云，不独此也。因携手往庖所，亦无一蝇。扣[3]其所以，初秘而不言。力恳之，乃笑曰：小术耳。腊日市猪板[4]脂一斤或二斤，以罐贮，悬于厕上，次年举室绝无。余尝试用，果验。此理殆不可晓。去冬到此，原[5]未知蝇子之多，偶不记忆。今虽无及，然不可不使人知。因附其说于后，庶几人人知有此方，家家免点污之患，是亦方便之一端也。

獭肝散　治鬼疰者。

是五尸之一，疰又扶诸鬼邪为害。其病变动，乃有三十六种至九十九种。大略使人寒热淋沥，沉沉默默，不的知所苦，无处不恶。累年积月，渐就沉滞，以至于死。传与傍人，乃至灭门。觉如是候者，急治之。

獭肝一具，阴干

上杵为末，水服方寸匕，日三，未知再作。《肘后》云：此方神良。

---

① 飱坐间：飱，音fàn，同"饭"。飱坐间即餐厅。
② 全，台湾故宫影印宋抄本作"余"，误。
③ 扣，意同"叩"。
④ 板，底本为"版"。
⑤ 原，底本为"元"。

治食生米方　男子、妇人因食生、熟物，留滞于脾胃，遂至生虫。久则好食生米，否则终日不乐。至于肌肤憔悴，面色痿黄，不思饮食，以害其生。

益昌伶人刘清啸家一倡[①]，曰翠花川人谓之师家，年逾笄，病此三月余。监惠民局赵尹能医，以此方治之，两旬而愈。

苍术不拘多少，米泔水浸一宿，剉碎

上焙干，碾为细末，煮稀面糊为圆，如梧桐子大，每服五十粒，空心、食前、米饮下，日三服。

治刀刃伤

方恂留意医学，远来相访。因说以刀刃伤时，急以生姜和皮烂捣，盦[②]之，止痛截血，且无疤痕。仓卒易办。

治嵌甲　疼不可忍，有妨步履。

陈氏云：表姪[③]林震文得是方于德清陈宰，余平日所收之方，皆不逮此。

紫藤香半两，羊筒[④]骨大者　乳香半钱，针挑麻油灯上烧存性　古半两钱[⑤]半钱，炭火烧通红，醋淬烂　轻粉少许，痒即多入　麝香当门子少许

上为末，细绢罗过。每用少许，先以甘草汤洗患处，用旧

① 倡，此指家班中的歌女。
② 盦，音 ān，覆盖之义。
③ 姪：音 zhí，同“侄”。
④ 筒，底本为“同”。
⑤ 古半两钱，即半两面值的古钱。

绢挹①干，然后敷药，即以灯心草塞之，立瘥。

食猪脂法

腊日，空心，用蒸饼卷猪脂食之，一年不生疮，久服身体光滑。

神仙无瑕散　去油污颜色，绣作、衣物、书画。

龙骨一两半　滑石　海螵蛸各二两　白礓土一两

上为细末，以掺污处良久，揉之便落。如欲急用，以纸衬熨之。未净②，再用，以净为度。如衣物等油了多时，却用麻油涂在旧迹，过些小③不妨，如前法用，其效如神。

洗油墨污

苍术二两　黑牵牛一两　皂角三挺　赤小豆一升

上为细末，白水丸如弹子大，以滑石为衣，每洗用一丸，或只作末子，不丸亦得。久污衣裳，水浸一宿，然后洗。桐油之类所污，皆洗之如新。加零陵④香、香白芷在内，亦可作洗面梳头药。

又，洗油腻

告成观道士传云：造墨人以洗手极净，甚妙。亦可洗字。

杏仁去皮、尖，如欲洗字，压去油　茶茗子即食茶子也

---

① 挹，音 yì，舀，把液体盛出来，如挹取。
② 净，底本为"尽"。
③ 小，台湾故宫影宋抄本作"少"。
④ 陵，底本为"零"。

上二味，等分，如肥皂法洗手。如洗字，以药末安字上，以熨斗略熨，弹之即落。

煎①窗油法

韩御带提刑家方，甚奇。

麻油四两　　桐油三两　定粉一钱　蓖麻子一百粒

上件，先研定粉、蓖麻子，令细，将麻油同打，候匀熟，然后入桐油再打成油，使须猛。日中便干，方有光彩。

诗曰

　　　桐三麻四不须煎，百粒蓖麻细细研。

　　　定粉一钱相合和，太阳相射便光鲜。

治壁虱方

张彦亭监丞传，云甚好。

苍术一斤　木鳖子　雄黄各二两半

上为细末，蜜丸弹子大，床下烧一丸，或于蚊合时当门烧之，熏落如面净②尽。

乌髭药

赵太叔知县传。

蛤粉八两　韶粉　海螵蛸　黄丹各一两　腻粉半两　杏仁八个　石灰矿二两　乳香一块，皂子大

上各为末，和匀，将髭先用皂角汤洗过，不可见油。看白

---

① 煎，底本原为"油"，现据目录及文义改"煎"字。
② 净，底本为"静"。

髭有得多少，加减使用。河水调药如稀糊，黄昏时用篦子涂在髭上，将荷叶作片子盖之，以片帛包系定，至三更后用温汤洗去，更将少胡桃肉捻髭上。

又方　乌髭鬓常用揩牙药

沈丞相家方。亲曾见人用，甚有效。

青盐一两，别研　杏仁二两，去皮、尖　干地黄洗净　乌头各一两

上同为粗末，将瓜蒌去蒂顶并穰。入药在内，以麻线扎定。用蚯蚓粪固济，厚半寸以上，阴干。或有小裂缝，再用粪泥合。将熟炭火烧，候烟出，未尽一、二分间，用黄土覆之。至冷取出，去土，取药为细末。每日揩牙，或临睡更用以津咽之，尤妙。

刘郡王倒流油乌髭发神方

大诃①子十六个，湿纸裹，慢火煨熟，取皮

上碾罗为末，用糯米清粥饮调得所②，涂在熨斗内。麻油四两，灯心二十四条，点无风处合，熨斗在上，四边略通烟。频挑灯，熏尽油为度。放冷，刀子刮下乳钵中。灯上烧胡桃肉二十个，存六分性，杏仁八十个，如胡桃烧，更入百药煎二钱同研。针砂半两、醋一盏，浸一宿。煮尽醋，入干生姜四两同研。入诸药末，再研极细，要滋润如膏。恐硬，多入胡桃。磁合内收。如用，洗髭发净干，搽上药，以手指捻匀，皂纱、软

---

① 诃，底本为"呵"。

② 调得所，即调到适宜的程度。

帛拭之。两上如琴光色，一月中可一次染之。

玉粉圆 治哑中。

平江一士人如哑中状，医者云："速煮粥，病人才吃药了便索粥。"少顷，果然气噎索粥，病既愈。因问之，医者云："只是气厥，因而不食，脾胃愈困。"

上用雪糕圆作桐子大，以木香末为衣，点匀，气散进之尔。

醉效散 取寸白虫。

陈氏云：余少年曾病此，服之得效。

上用酸石榴东向根，三、五钱重，用水一碗半，煎八分。隔宿煎下，来早用半精半肥肉四两，炙，令病人闻之。少顷食其肉，次温暖所前药服。若气虚者，服了觉如醉梦，便就寝。至申未间，其虫下，甚不过两服。虫上旬头向上，五更服；若中、下旬则弗效。

草灵散 治金疮。

李中父晓药性，云：刀疮药无出于此。

韭菜 刺蓟草 试剑草

上于五月五日各取一斤，不用根。洗，择净，同捣烂如泥。次入绢筛石灰，不拘多少，再捣，令十分匀。捏作饼子，以瓦盆盛贮。安置净室中，至六月六日晒，令极干，收。如常用之。

活人事证方后集卷之二十

服饵门

服丹砂法

丹砂味甘无毒，主身体五脏百病。养精神，安魂魄，益气明目，通血脉，止烦满、消渴，益精神，悦泽人面，杀精魅邪恶鬼。久服通神明，不老轻身神仙。

三皇真人炼丹方

丹砂一斤，色发明者，研末。重绢筛之，令靡靡，以醇酒不见水者沃丹，挠之令如葑泥状。盛以铜盘中，置高阁上，勿令妇人见。曝之，身自起居数挠。燥复沃之，当令如泥。若阴雨疾风①，复藏之无人处，天晏出曝之。尽酒三斗而成，能长曝之三百日，当紫色，握之不汗手。如着手，未干可丸。欲服时，沐浴兰香，斋戒七日，勿令妇人近药过傍②。丸如麻子大，常以平旦向日吞三丸。服之一月，三虫出；服之五、六月，腹内诸病皆瘥；服之一年，眉发更黑。岁加一丸，服之三年，神人至。

---

① 疾，《医方类聚》作"疾风"，据补。
② 过傍，即从旁经过。

太清服炼灵砂法

丹砂外包入石，内含金精，先禀气于甲，受气于丙，出胎见玉，结魄成庚，增光归戊，阴阳升降，各本其原。如铈石五金，俱受五阴。神之气结，亦分为五类之形，形质顽嚚①，志性沉滞。

服雄黄法

雄黄，味苦、甘、平，② 大温。杀精物、恶鬼、邪气、百虫毒，胜五兵。杀诸蛇虺毒，解藜芦毒，悦泽人面。

炼食之，轻身神仙。饵服之，皆飞入人脑中，胜鬼神。延年益寿，保中不饥。

《抱朴子》云：饵之法，或以蒸煮，或以酒服，或以消石，化为水乃凝之。或以猪脂裹，蒸之于赤土下，或以松脂和之，或以三物炼之，引之如布，白如冰。服之皆令人长生，百病除，三尸下，疤痕灭，白发黑，堕齿生。千日玉女来侍，可使鬼神。

《太上八帝玄变经》小丹法：用雄黄、柏子，拘魂制魄方。柏子细筛，去滓。松脂十斤，以和柏子、雄黄各二斤，色如赤李，合药臼中复捣如蒸药一日。如饵，正坐北向，平旦顿服五丸。百日之后，与神人交见。

服黄精法

黄精，味甘平，无毒，主补中益气，除风湿，安五脏，久

---

① 嚚，音 yín，顽嚚，即嚚顽，愚悍而顽固。
② 此处底本多"寒"字，径去。

服轻身，延年不饥。

　　饵黄精能老不饥，其法：可取瓮子去底，釜上安置令得所。盛黄精令满，密①盖蒸之。令气溜即曝②之。第二遍蒸之亦如此，九蒸九曝③。凡生时有一硕④，熟有三、四斗，蒸之若生，则刺人咽喉。曝⑤使干，不尔朽坏。其生者，若初服，只可一寸半，渐渐增之。十日不食，能长服之，止三尺五升。服三百日后尽见鬼神，久⑥必升天。根、叶、花、实皆可食之。但相对者是，不对者名扁精。

　　昔黄帝问天老曰：天地所生，岂有食之令人不死乎？天老曰：太阳之草，名曰黄精，饵之可以长生。

服菖蒲法

　　菖蒲味辛温，无毒，主风寒湿痹，咳逆上气，开心孔，补五脏，通九窍，明耳目，出音声。久服轻身，聪耳目，不忘，不迷惑。延年益心智，高志不老。

　　五月五日采得紧小似鱼鳞者，治择一斤许，以水及米泔浸各一宿。又刮去皮，切，曝干。捣筛，以糯米粥和匀，更入熟蜜⑦搜丸，梧子大。绨⑧葛袋盛，置当风处令干。每旦酒饮，任下三十丸，临卧更服二十丸，久得效。

---

① 密，底本误为"蜜"。
② 曝，底本为"暴"。
③ 曝，底本为"暴"。
④ 硕，通"石"，量词。
⑤ 曝，底本为"暴"。
⑥ 久，底本作"饵"，据《食疗本草》改。
⑦ 蜜，底本为"密"。
⑧ 绨，音 chī，细葛布。

《汉武帝传》云：帝上嵩山，忽见仙人，长可二丈。问之，曰："吾九嶷山人也，闻中岳有石上菖蒲，一寸九节，食之长生，故来采之。"忽然不见。

《抱朴子》云：韩终[①]服菖蒲十三年，身上生毛，日视书万言，皆诵之。冬袒不寒。又，菖蒲须得石上寸九节，紫花尤善。

服天门冬法

天门冬，味苦、甘、平，大寒，无毒。主诸暴风湿偏痹，强骨髓，杀三虫，去伏尸。久服轻身，益气，延年不饥。

《修真秘旨》云：神仙，服天门冬三十斤，细切，阴干，捣末。每服三钱，酒调下。日五、六服。二百日后怡泰。拘急者缓，羸劣者强。三百日身轻，三年走及奔马。

《抱朴子》云：杜紫微服天门冬，御八十妾。有男，一百四十岁，日行三百里。

《神仙传》云：甘始者，太原人，服天门冬，在人间三百余年。

服杏仁法

杏核仁，味甘、苦，温。服之除百病，驻颜延年。

《左慈秘诀》云：五月杏熟，收取当月旬内自落者，去核取仁六斗。以热汤退皮，去双仁[②]。取南流水三石和研，取汁

---

① 终，底本为"蘽"，此据《抱朴子内编》卷十一改。

② 仁，底本为"人"。

两石八斗，去滓，并小美者亦得。取新铁釜，受三石已来，作
灶须具五岳三台形，用朱砂图画之。其灶通四脚，去地五寸，
著镣不得绝稠，恐下灰不得。其釜用酥三斤，以糠火及炭燃[1]
釜少少磨，三斤酥尽，即内汁釜中。釜上安盆，盆上钻孔，用
筝弦悬车辖至[2]釜底，其孔以纸缠塞，勿令泄气。初着糠火并
干牛粪火，一日三动车辖，以衮[3]其汁。五日有露液生，十日
白霜起。又三日白霜尽，即金花出。若见此候，即知丹霜成。
开盆，用炭火炙干。以雄鸡翎扫取，以枣肉和为丸，如梧桐子
大。釜中独角成者为上，其釜口次也。丹滓亦能治冷疾。服丹
法：如人吃一斗酒醉，即吃五升；吃一升者，只吃半升。下
药，取满日，空心、暖酒服三丸。至七日，万病皆除，愈。头
白却黑，齿落更生。张先师云：二两为一剂，一剂延八十年，
两剂延二百四十年，三剂通灵不死。

服豆法

生大豆，味甘、平。

仙方修制黄末，可以辟谷度饥岁。然多食令人体重，久则
如故矣。

《博物志》云：左元放荒年，择大豆粗细调匀，必生熟挼
之，令有光，暖气彻豆，则内先下食一日。以冷水顿服讫，其
鱼肉菜果不得复经口，渴即饮水。后不复思食。

---

① 燃，底本为"然"。
② 至，底本为"主"，误。
③ 衮，gǔn，通"滚"。

修养门

养生秘要

凡欲服气，先须得一高静密室，不在于大，务绝风隙。左右焚香，不用熏陆。床须厚软，脚稍令高。《真诰》曰：床高，鬼气不及。鬼物善因地气以吹人，为床高三尺可矣。衣服适寒温，冬宜稍暖。枕高四指余，令与背平。每夜半后生气时，或五更睡觉，先呵出腹内浊气，一、九止或五、六止。若要而言之，亦不在半夜与五更也。但无事闭坐，宽衣解带，腹空即为之。先定心闭目，叩齿三十六通，以集身神。然后以大拇指背拭目，大小九过，兼按鼻左右七过。以两手摩令极热，闭口鼻气，然后摩面，不以遍数。为真人起居之法。次以舌拄上腭，漱口中内外津液，满口作三咽下之，令入胃存，胃神承之。如此者三作，是三度九咽黄庭经曰：漱咽灵液，体不干，此之谓也。庶得灌溉五脏，面目乃光。此虽傍门，亦极有力，不可轻忽。为常闻之小法，便兀然放身，使心同太虚，身若委衣，万虑都遣。若能久久行之，则气血调畅，精神内守，疾病不生也。

修真秘诀

道经云：夫欲得长生，当修所生之本。始得精气结而为形，则知形为受气之本，气是有形之根，若气不得形，则无因而立；形不得气，则无因而成。原其所禀之时，伏母脐下，混沌三月，玄牝是也。玄牝既立，犹瓜在蒂、荫在母，胎始于此时也。母呼亦呼，母吸亦吸，绵绵十月，气足神备，遂解胎而出。母惟知贪悦于子，曾不知形耗体枯，分形减气，为子之用矣。既生七日，情见于外，变婴为儿，指颐为笑。况十五成童，二十弱冠。目眩五色，耳听五声，役智运神，机巧日变。如此淳朴之根，太和之气，荡而尽矣。故圣人以还元返本，握胎息之机，致长生久视。《中胎经》云：形中子母，何不相守？且形中以气为母，以神为子。夫形气先立，而后有神。神由气生，故为子也。夫至人①不思外物，不视外色，不听外声，常令神与气合，循环于脏腑之内，御呼吸以上下，久久修习，则神自明而气自和。神明则可照彻于五脏，气和则可使用于四肢。故黄帝三月内②视，注心一神，一神则神光化生，缠绵五脏。《黄庭经》云：仙人道士非有神，积精累炁③以成真，皆其用也。今世人神与气各行，子母不相守。气虽呼吸于内，神常运用于外，遂使气常秽浊而神不虚明，则元气渐散矣。夫人以身为宅，以神为主人。神不营于内而用于外，致使宅舍空虚，渐见危坏。叹夫学道之人，劳神役志，气无一息，住于形中，而欲求长生之道，不亦远乎！若知神气之所主，子母之相守，运行于内，则养生之渐可见矣。若气无所主，但任呼吸者为主，惟可通理脏腑、消化谷食而已。终不能还阴返阳，补填血脑。则知众人呼吸与圣人之呼吸异矣。

保精神论

精者，神之本；气者，神之主；形者，气之宅。故神太用

---

① 至人，《胎息精微论》作"圣人"。

② 此处台湾故宫影抄本阙两页，即自"故黄帝三月内视"至"故形归于地。人之"，凡433字。此底本不阙。

③ 炁，音qì，同"气"。

则歇，精太用则竭，气太劳则绝。是以人之生者，神也；形之托者，气也。若气衰则神耗，而欲长生者，未之闻也。夫有者，因无而生焉，形须神而立焉。有者无之馆，形者神之宅也。倘①不全宅以安生，修身以养神，则不免气散归空，游魂为变。譬之于烛，烛尽则火不居矣；譬之于堤，堤坏则水不存矣。身劳则神散，气劳则命终，形疲则神毙，神毙则精灵游矣。已逝者无返期，既朽者无生理。故神者魂也，魄者阴也。神能服气，形能食味，气清则神爽，形劳则气浊。服气者千百不死，故身飞于天；食谷者千百皆死，故形归于地。人之死也，魂飞于天，魄落于泉。水火分散，各归本原。生则同体，死则相捐②，飞沉各异，禀之自然。何者？譬如一根之木，以火焚之，烟则上升，灰则下沉，亦自然之理也。夫神明者，生化之本；精气者，万物之体。全其形则生，养其精气，则性命长存矣。

黄帝养生论

黄帝问于歧伯曰：余闻上古之人，春秋皆度百岁，而动作不衰。今时之人，年至半百而动作皆衰者。时代异耶？将人之失耶？歧伯对曰：上古之人，其知道者，法则阴阳，和于术数，食饮有节，起居有常，不妄作劳，故能形与神俱，而尽终其天年，度百岁方去。今时之人则不然，以酒为浆，以妄为常，以醉入房，以欲竭其精，以耗散其真。不知持③满，不时

---

① 倘，底本为"傥"。
② 捐，台湾故宫影宋抄本作"指"。
③ 持，底本作"待"，据台湾故宫影宋抄本改。

御神，务快其心，逆于生乐，起居无节，故半百而衰也。夫上古圣人之教下也，皆谓之虚邪贼风，避之有时；恬淡虚无，真气从之；精神内守，病安从来？是以志闲而少欲，心安而不惧，形劳而不倦。嗜欲不能劳其目，淫邪不能惑其心，愚、智、贤、不肖，不惧于物，故合于道。所以能年百岁而动作不衰，以其德全不危也。

纯阳吕真人抱一说

道生一，一生水，水生精。精者，一物也。抱一则与精合，脱一则与精离矣。精生而气全，气全而神全。神所以制魂定魄，为上士矣。夫精者，天地万物所以生成也。然精常啬人，而人常费之，窍漏无度，至于中干以死。则其离也，非精离之，人自离之耳。庄子曰：不离于精，谓之神人。故丧精则失灵，沉为下愚矣。人之初生，固精集神，本自纯全。而不能了者，常至于离析隳①散。其名曰"罔""两"，罔者，神不明；两者，精不一。庄子曰：无摇汝精，抱一之谓也。

《可惜歌》曰：

可惜许，可惜许，可惜元阳宫无主。

一点既随浓色妒，百神泣送精光去。

三尸喜，七魄怒，血败气衰将何补。

尺宅丹田属别人，玉炉丹灶阿谁主。

劝世人，休慕色，慕色贪淫终无益。

---

① 隳，huī，毁坏、动摇之意。

一神去后百神离，百神去后人不知。

几度待说说不得，临临下口泄天机。

休粮秘诀

以舌拄上腭，并料搅上下牙齿内外，取津液至半口或满口，即咽之。咽了又以舌拄上腭，并料搅上下牙齿内外，取津液至半口或满口，即咽之。如此一日一夜咽之三百度、四百度，则自然不饥矣。三日、五日前，稍费力及疲倦，若过七日之后，当自惯熟，渐觉身体轻健。初学时未甚有津液，频频呷一、二呷水。水能止饥，惟不可多吃，吃多令人肚疼。又不可吃白汤，吃白汤则令人饥。又不可吃盐、醋、咸、酸之物，令人少津液。一月、二月或半年、一年，遇饮食要吃，不妨须先吃少薄粥，渐渐吃硬饭。盖缘久①住饮食，肠肚窄狭，顿食恐致肚疼耳。

许真君方，武当山李道人传②，累试有验。

休粮绝食妙香圆

白胶香　乳香　朱砂　雄黄　蜡　茯苓

上等分，为细末，炼蜜为圆，如弹子大。临服之时，饱食面一腹，然后服此药，可永停食。身轻力健，气血愈壮。

天保辛卯花朝读　元坚

---

① 久，底本为"人"。据台湾故宫影抄本改。

② 传，此处底本字迹模糊不清，依文义并据残存笔画推知为"传"。

后　记

　　我从南京中医药大学毕业后即从事中医工作，倏忽已有四十载，先后在苏州市中医医院和苏州大学医院就职。无论是临床工作或撰写相关论文，都需要阅读和研究中医文献。久而久之，对中医典籍产生了一些兴趣。事实上，虽然中医药事业越来越得到重视，但大量中医典籍还处于深藏图书馆、束之高阁的状态，需要有人投入精力，进行整理研究。机缘巧合，因大学同学、今南京中医药大学王大妹教授的联络与支持，我在2002年获得了整理宋代名医刘信甫《活人事证方后集》的机会，并纳入"两宋名家方书精选丛书"于次年出版。

　　该书问世后，颇便学界利用。我一直想，刘氏尚有《活人事证方》传世，而信甫得名于当世，并为海内外医界推崇，在相当程度上是缘于《活人事证方》。故有将该书加以整理，与后集合璧梓行的愿望。但自上世纪90年代末，我担任了学校医院的一些行政工作，蹉跎十余年，这一愿望也就一直搁置着。正好前两年行政工作稍微轻松下来了，所巧的是《活人事证方》日本内阁文库收藏享和二年（1802）影宋抄本在国内可以寓目，这样便开始了日积月累点校整理该书的过程。

　　医学古籍整理工作是需要坐冷板凳的，青灯黄卷，字斟句酌；校雠勘误，集腋为裘，其中辛苦是每个从事这类工作的人都体会过的。当然，年近退休，已无职称晋升和荣誉获取的功利之心，所希望的就是为自己所毕生从事的中医事业留下一点印迹，为今天和后来的学生、学者提供一点学习、研究的方便，为中医临床提供一些借鉴。这是一种动力，缘此也就有了一些化苦为乐的快慰。

　　刘氏之《活人事证方》编著于前，收方较多，规模较大，所取药方来源甚广，在海内外医学界都产生过重要影响，其价值不言而喻。经过近三年的时间，我终于完成了该书的校勘整理工作，同时将过去点校的《活人事证方后集》重新调整底本，作进一步的整理、完善、提高。现在前后两集可以合璧并美，完整地呈现了，心中多少有一块"石头落地"的轻松感。由于水平问题，不足之处，乃至错误，定然难免，愿得到大家的批评指点。中医事业应当受到重视，也正面临着发展的机遇，能以此书之整理出版作出一点贡献，多年的辛苦也就值得了。

　　外子罗时进，系古代文学教学、研究者，对我进行这项整理工作非常理解和支持。尽管他的教学和研究工作很繁忙，在我完成本书全稿后仍抽空阅稿指瑕，颇有助益，在此特致谢忱。

　　中医古籍出版社刘从明先生和黄鑫女士在本书出版过程中非常支持和重视，因其精心编辑才使本书有了如此精良的面貌，我从内心深深地感谢他们。

李克夏

2016 年 5 月于苏州